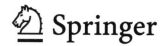
Springer

[美] 浮同贞（Tong-Jen Fu）
　　劳伦·S. 杰克逊（Lauren S. Jackson）
　　卡西拉万·克里希纳穆尔蒂（Kathiravan Krishnamurthy）　主编
　　温迪· 比代尔（Wendy Bedale）

食物过敏原
风险评估、管理与沟通的最佳实践

Food Allergens
Best Practices for Assessing, Managing and Communicating the Risks

◎ 李　熠　杨术鹏　主译

中国农业科学技术出版社

图书在版编目（CIP）数据

食物过敏原：风险评估、管理与沟通的最佳实践 /
李熠，杨术鹏主译；（美）浮同贞（Tong-Jen Fu）等主
编 . -- 北京：中国农业科学技术出版社，2023.11
书名原文：Food Allergens: Best Practices for
Assessing, Managing and Communicating the Risks
ISBN 978-7-5116-6455-6

Ⅰ.①食…　Ⅱ.①李…②杨…③浮…　Ⅲ.①食物过
敏—研究　Ⅳ.① R593.1

中国国家版本馆 CIP 数据核字（2023）第 189603 号

First published in English under the title
Food Allergens: Best Practices for Assessing, Managing and Communicating the Risks
edited by Tong-Jen Fu, Lauren S. Jackson, Kathiravan Krishnamurthy and Wendy
Bedale, edition: 1
Copyright © Springer International Publishing AG, 2018
This edition has been translated and published under licence from
Springer Nature Switzerland AG.

责任编辑　金　迪
责任校对　王　彦
责任印制　姜义伟　王思文

出 版 者　中国农业科学技术出版社
　　　　　北京市中关村南大街 12 号　　邮编：100081
电　　话　（010）82106625（编辑室）　（010）82109702（发行部）
　　　　　（010）82109709（读者服务部）
传　　真　（010）82106643
网　　址　https:// castp.caas.cn
经 销 者　各地新华书店
印 刷 者　北京建宏印刷有限公司
开　　本　185 mm × 260 mm　1/16
印　　张　13.75
字　　数　320 千字
版　　次　2023 年 11 月第 1 版　2023 年 11 月第 1 次印刷
定　　价　138.00 元

《食物过敏原——风险评估、管理与沟通的最佳实践》

译者名单

主　　译：李　熠　　杨术鹏

参译人员（按姓氏拼音排序）：

陈京京	李若涵	林浩鹏	孟俊宏
申成英男	谭海广	徐静菲	杨沛洁
张春晓	赵　晗	赵雨萌	周美珍

译者的话

食物过敏是影响全球公共卫生和食品安全的重要新兴问题，影响着5%～8%的儿童和2%～4%的成人，且发病率持续上升。食物过敏患者通常仅需摄入极少量的过敏原就可能引发严重反应，对其健康、生活和社交均造成巨大影响。过去，食物过敏常被视为个人问题而非社会问题，国民普遍低估了食物过敏对社会和家庭的影响。但考虑到食物过敏受影响群体巨大，事实上已成为公共卫生和食品安全的突出问题。目前尚无有效的根治食物过敏的方法，部分严重患者在发生过敏反应时还需要立即注射肾上腺素，因此严格的饮食规避仍是最关键的预防措施。

随着加工食品越来越多地进入人们的餐桌，消费者难以辨别食品中是否含有过敏原。食品工业在收储和加工环节也存在交叉污染的风险。因此，食物过敏的防控面临诸多挑战。鉴于食物过敏的危害，欧美澳新等发达国家早在21世纪初就建立了系统的食物过敏原防控体系，并实施了严格的过敏原标识制度。日本、韩国和中国台湾等地也相继推行了严格标识制度。相比之下，我国在食物过敏的科学研究和风险防控方面起步较晚。但我国已于2019年就食品过敏原的强制性标识征求意见，显示食物过敏将成为我国食品安全监测的重要内容。因此，发达国家在这一领域的经验对我国开展研究和防控具有重要借鉴作用。

本书由具有丰富经验的美国食品安全和加工专家共同撰写，全面介绍了美国在食物过敏原管理、沟通和风险评估等方面的最佳实践。读者可以系统了解美国的食品工业、餐饮服务业、学校和家庭等如何运用新知识和手段，降低食物过敏患者的过敏风险。这些细节描绘了美国社会各界防控食物过敏的真实写照，希望我国从事食物过敏防控相关的政府部门、高校科研院所、企事业单位等的工作人员从中有所借鉴。

  本书由中国农业科学院农产品加工研究所多位食品安全和风险评估专家合力翻译。笔者从事食品安全研究十几年，深感国内普遍缺乏对发达国家食物过敏防控现状的了解。在翻译的过程中，我们获得了许多实用知识，并拓宽了视野。我们期待读者也能从中受益，促使我国的食物过敏防控措施和研究尽快与国际接轨，造福民众。

中国农业科学院农产品加工研究所

李熠
杨术鹏

2023 年 10 月

　　食物过敏作为一个严峻的公共卫生问题，已经影响到 1 500 多万美国人，而且食物过敏的发病率还在不断上升。为了保护食物过敏者，我们需要实施一种覆盖食品产业各个环节的全面策略，并动员所有参与食品加工、制作和服务的人员践行该策略。只有充分认识到食物过敏的危害、明确了解风险因素，并实施过敏原管理的最佳实践，该策略才能取得成效。在过去二十年里，我们在认识食物过敏原和制定控制措施以将其相关公共卫生风险最小化的方面有了重大进展（例如，发布过敏原标签法规、制定管理食品生产和食品服务操作中过敏原的指南，并在社区和学校制定食物过敏政策）。然而，我们仍然需要广泛和有效地执行过敏原管理措施。目前对于以上举措还存在许多不足，包括缺乏针对特定类型操作需求的危害分析和风险管理方法，缺乏关于最佳实践的详细文件，向利益相关者传递的可用信息和资源不足，以及缺乏培训员工的工具和计划。

　　基于这些挑战，2015 年 10 月 14 日至 15 日在伊利诺伊州伯里奇举行了名为"食物过敏原风险评估、管理和沟通的最佳实践"的研讨会。这次研讨会将来自政府、包装食品和食品服务行业、学术机构和消费者团体的研究人员、临床医生和主题专家聚集在一起分享信息，探讨当前的工作，并对解决食物过敏原相关的公共卫生问题的方法提出了建议。

　　本书汇集了研讨会上发表的论文，介绍了过敏原风险因素的最新研究和适用于食品链各个环节的创新控制策略，涵盖了包装食品制造、餐饮和其他食品服务机构以及家庭消费者，重点介绍了对联邦、州和社区各级处于不同发展和实施阶段的关键立法倡议。本书所提供的资源和分享的经验将有助于利益相关者建立最佳实践，以满足其评估、管理和沟通食品过敏原风险的具体操作需求。为了有效地向食品链的所有利益相关者传达过敏原管理的信息，需要加强国家的教育和宣传基础设施，并建立识别食物过敏风险和制定过敏原控制措施的专业知识体系。现有法规的强制执行在确保过敏原控制有效实施方面发挥着重要作用。因此，对州和地方检查员进行适当的培训是必不可少的。本书中提供的信息将有助于为食品生产和服务人员、推广专家和政府检查员开发教育材料和过敏原管理培训计划。本书中提供的信息也将使消费者和其他食品安全专业人员受益，可以帮助其更好地认识和理解食品链上实施的过敏原控制措施。

我们对作者在本书的编写中所做出的努力和合作表示衷心的感谢。我们也要感谢美国农业部国家农业研究中心的会议资助（资助编号：2015-68003-23310），这使得本次研讨会得以顺利举行。此外，我们还要感谢 EcoLab、Emport LLC、Grantek、IEH Laboratories、Kerry Group、Kikkoman、Marshfield food safety LLC、Neogen Corporation、Northland Laboratories、PepsiCo 和 QualySense 的赞助。我们还要感谢威斯康星大学食品研究所的 Charles Czuprynski 博士、内布拉斯加州大学食品过敏研究和资源项目的 Stephen Taylor 博士和 Joseph Baumert 博士、Steve Gendel 博士（IEH 实验室和咨询集团）、David Crownover（国家餐馆协会）、Susan Estes（百事公司，已退休）、Jon DeVries 博士（通用磨坊，已退休）和 Jennifer Jobrack（FARE），他们在筹备研讨会的过程中提供了宝贵的帮助和建议。

Bedford Park，IL，USA   Tong-Jen Fu

Bedford Park，IL，USA   Lauren S. Jackson

Bedford Park，IL，USA   Kathiravan Krishnamurthy

Madison，WI，USA   Wendy Bedale

CONTENTS 目录

第 1 章
总论：食物过敏原风险评估、管理与沟通的最佳实践

Tong-Jen Fu, Lauren S. Jackson,
Kathiravan Krishnamurthy

1.1　引言

　　食物过敏是指机体重复暴露于某一特定食物时，由特异性免疫反应介导的不良健康反应（Boyce 等，2010）。食物过敏可能影响身体的各个部位，引起胃肠不适（如恶心、呕吐、腹痛、腹泻）、皮肤过敏（如荨麻疹、特应性皮炎、面部肿胀）、呼吸障碍（如哮喘、鼻塞、呼吸困难）或心血管疾病（如心律失常、血压骤降）。症状的程度从轻微到严重，甚至会有过敏性休克的风险（FDA，2017）。若不及时治疗，过敏性休克可能会致命。一旦发生严重的过敏反应，立即使用肾上腺素治疗是关键，因此，死亡事件的发生与肾上腺素的延迟给药息息相关。（Bock 等，2001，2007；Muñoz-Furlong 和 Weiss，2009）。

　　食物过敏是一个重大的公共卫生问题，影响着美国 5% 的儿童和 4% 的青少年及成年人（Boyce 等，2010）。有迹象表明，食物过敏的患病率正在持续上升。1997—2011 年，美国 0～17 岁儿童食物过敏的患病率上升了约 50%（Jackson 等，2013）。食物过敏对社会经济的负面影响也不容忽视，在美国，每年照顾食物过敏儿童所需的总成本（包括医疗费用和家庭负担费用）约为 248 亿美元（Gupta 等，2013）。

　　食物过敏原是指食物中能够诱发机体产生免疫系统异常反应的物质（Boyce 等，

T.-J. Fu, L.S. Jackson
Division of Food Processing Science and Technology, U.S. Food and Drug Administration,
Bedford Park, IL 60501, USA
e-mail: tongjen.fu@fda.hhs.gov

K. Krishnamurthy
Department of Food Science and Nutrition, Institute for Food Safety and Health, Illinois Institute of Technology, Bedford Park, IL 60501, USA

© Springer International Publishing AG 2018
T.-J. Fu et al. (eds.), *Food Allergens*, Food Microbiology and Food Safety, DOI 10.1007/978-3-319-66586-3_1

2010；NASEM，2016）。据报道，已有超过160种食物会引起过敏反应（Hefle等，1996）。其中，有8类食物（牛奶、鸡蛋、鱼类、甲壳类、坚果、花生、小麦和大豆）占美国食物过敏病例的90%（U.S.Code，2004）。牛奶和鸡蛋过敏在幼儿中更为普遍，而海鲜（鱼类和贝类）过敏则更常发生在成人身上（Boyce等，2010）。另外，大部分儿童会随着年龄的增长而摆脱对牛奶和鸡蛋的过敏，但对花生或坚果的过敏则往往伴随终生（Sampson，2004）。

迄今为止，食物过敏尚无有效的治疗方法，严格避免食用过敏性食物仍然是预防过敏反应的唯一有效方法。由于过敏者食用的食物通常由他人生产、制备或提供，因此很难避免摄入过敏原。消费者可能会通过多种不同途径接触到食物过敏原，包括在杂货店或零售店购买的包装食品、在餐厅或其他餐饮场所消费的餐点，或在学校、社区活动或家庭中准备的食品。一旦发生意外接触，可能就会导致严重后果。Bock和Atkins（1989）的研究报告显示，在研究开始后的第1年和第5年，分别有50%和75%的2～14岁花生过敏儿童因意外接触花生引起过敏反应。在加拿大，一项涉及1941名花生过敏儿童的最新研究显示，每年有12.4%的儿童会因为意外接触花生而引发过敏（Cherkaoui等，2015）。

根据对1994—2006年报告给食物过敏和过敏性休克网络注册处的63例死亡病例的分析，导致这些致命反应的主要因素有以下几个（Muñoz-Furlong和Weiss，2009；Bock等，2001，2007）：①11～30岁的儿童或青壮年占据死亡人数的3/4。②87%的过敏致死案例是由花生或坚果引起的。③几乎一半（46%）涉及的食品来自餐馆或其他餐饮场所。④包装食品造成了27%的过敏致死案例。⑤大约16%的过敏致死案例发生在学校、托儿所或大学。其他可能致命反应发生的地点也包括家庭和社区环境，如营地、嘉年华会、办公室或工作场所。

英国1992—2012年的过敏性休克统计数据显示了与此相似的趋势（Turner等，2014）。在这期间，有124例因食物过敏而致死的案例，平均年龄为25岁。在已知食物过敏原的95例死亡案例中，有73%是由花生或坚果引发的。27%的死亡是由于患者在家中摄入了过敏原，另有20%是在餐馆发生的。在能够确定食品来源的100个案例中，有27%是由于食用了预包装食品而引起的，而59%的过敏反应是由餐饮场所提供的食品引起的。

过敏原可以通过多种途径引入食品中。它们可以作为食品成分有意添加，也可因标签错误、生产失误或交叉污染等原因无意掺进食品中（Jackson等，2008）。在餐馆或其他餐饮场所和家中供应的食品也可能因为类似的原因在无意中受到过敏原污染。此外，过敏原也可以通过现代生物技术方法潜在地引入食品之中（Nordlee等，1996）。

从公共卫生的角度来看，管理食物过敏原风险的核心原则是避免对易过敏的人群造成无意的接触。这需要采取一系列的措施，包括在包装食品上准确地标明食物过敏原的信息，在餐厅和其他食品提供场所明确地告知消费者食物中是否含有过敏原，以及在食品的生产、储存、制作和提供过程中实施适当的控制措施，防止过敏原发生交叉污染。对于转基因食品，可以通过市场前评估和评估新引入蛋白质的潜在致敏风险来进行风险管理（FAO/WHO，2001；Codex，2003）。

　　近二十年来，我们在对食物过敏原的认识和其相关的风险因素的识别以及减轻这些风险的控制措施方面取得了显著进展。我们整个社会也在管理食物过敏方面有了显著的提高，例如提高了识别食物过敏反应的能力和增加了学校和其他公共场所的肾上腺素的供应。下面概括了在食品生产、餐饮场所、其他社区环境和家庭中管理过敏原方面取得的关键进展和所面临的挑战。

1.2　食物过敏管理的现状

1.2.1　食品包装工业的食物过敏管理

　　消费者依靠准确的食品标签来判断是否含有致敏成分。《食品过敏原标识和消费者保护法》（Food Allergen Labeling and Consumer Protection Act，FALCPA）要求食品制造商必须在包装上清楚地标明食品中八大过敏原（美国法典，2004）。其他国家也颁布了类似的食品过敏原标签法规，但主要标注的过敏原清单、修改此清单的流程以及标签声明的方法可能存在差异（Gendel，2012）。

　　尽管 FALCPA 已生效十多年，但未标注过敏原仍是美国食品召回的主要原因（Gendel 和 Zhu，2013）。在 2007—2012 年的财政年度报告中，美国食品药品监督管理局（Food and Drug Administration，FDA）监管的食品过敏原召回事件数量增加了一倍以上（从 78 次增加到 189 次）（Gendel 和 Zhu，2013）。由未标注过敏原引发的过敏案例，从 2010 年的 30% 升至 2014 年的 47%（FDA，2016a）。烘焙产品是最常被召回的食品类型，牛奶是最常被召回的未标注的主要食品过敏原，这可能是由于包装食品中使用了多种形式的牛奶和牛奶衍生成分（Gendel 和 Zhu，2013）。

　　研究表明，因食品过敏原标签管理不当是召回的主要原因，占所有已知根源召回的 67%（Gendel 和 Zhu，2013）。未标明主要食物过敏原、使用错误的包装或标签、术语问题或缺乏对一种成分携带过敏原的标明是标签错误的主要原因。对受美国食品安全检验局（Food Safety and Inspection Service，FSIS）监管的产品（肉类、家禽和某些蛋类制品）进行的召回事件分析也得出了相似结论（Hale，2017）。在 2005—2015 年发生的 263 起召回事件中，大多数（63%）的食品召回是由标签错误（标签、包装或成分说明错误、缺少成分说明或省略已知存在的过敏原）导致的。这些结果突出表明食品行业亟须研究开发并实施有效的标签管理方案以确保过敏原标签的准确及恰当。

　　目前的标签法规只针对已知的作为配料添加的过敏原，但没有涵盖由于生产失误或制造和储存过程中的交叉污染而导致的过敏原意外引入食物中的情况。过敏原交叉污染是上述 8% 的 FDA 和 10% 的 FSIS 召回的原因。食品制造设施中可能发生过敏原交叉污染的途径包括：在生产过程中或之后发生的交叉污染，返工操作不当、不合理的生产顺序造成的后续产品污染，以及在改变工作方式时进行的不充分或无效的设备清洁或卫生程序（Jackson 等，2008）。因此，制造商必须制定并执行一系列预防控制措施，包括供应商管理、生产排序、物理隔离、清洁和卫生以及工艺设计等，以避免过敏原被无意地混入食品中（Gendel 和 Zhu，2013）。

美国政府早已意识到实施食品过敏原管理计划的重要性，并于 2011 年颁布了《食品安全现代化法案》（Food Safety Modernization Act，FSMA）。FSMA 中《人类食品预防控制措施法规》（Preventive Controls for Human Food Rule）（FDA，2016b）规定，各食品制造商应制定并执行一份食品安全计划书，说明如何控制食品安全隐患及针对过敏原的预防控制，以便在食品生产、贮藏等阶段有效地降低或消除过敏原的危害。

虽然《人类食品预防控制措施法规》未规定过敏原控制计划（Allergen Control Plan，ACP）需要包括哪些因素，但阐述了过敏原控制的要点（Taylor 和 Hefle，2005），以及在食品生产过程中成功管理过敏原所涉及的关键原则和因素（Stone 和 Yeung，2010）。为协助食品生产商制定自身过敏原控制方案而涉及的资料还包括由食品制造商协会出版的《食品加工机构中的过敏原管理》（GMA，2009）和由内布拉斯加大学食品过敏研究和资源组织出版的《有效过敏原控制计划的组成部分：食品加工商框架》（FARRP，2009）。

食品包装行业虽然可以利用这些资源来控制过敏原，但在这方面的实践仍然缺乏。最近一项关于美国食品过敏原控制的调查显示，在过去十年中，人们对过敏原控制的认识和应用已经显著提高，但仍存在很大差距（Gendel 等，2013）。约有 20% 的工厂没有标注使用的所有主要食品过敏原，有 30% 的工厂没有采取有效的措施防止产品在生产过程中受到交叉污染，而且大多数小型食品制造工厂缺乏防止交叉污染的必要控制措施。虽然所有大型工厂都应使用书面程序和记录，但只有 40% 的小型工厂有书面清洁程序，28% 的小型工厂有书面记录。该报告建议通过制订指导方针和教育计划来弥补这些不足（Gendel 等，2013）。

小型食品生产工厂应该根据自己的设施条件、生产流程、设备情况、操作规范和培训需求，制订适合自己的过敏原管理计划。ACP 模型的可用性以及食品制造每个阶段的最佳实践演示（例如通过宣传和其他教育计划），包括危害分析、供应商管控、过敏原标签管控、交叉污染管控和员工培训，对于小型工厂能够实施并有效执行过敏原管理计划至关重要。

根据第 8 章和第 10 章的内容，即使在共用设备、工具或加工线上采取了去除过敏原的措施，但如果使用了设计不合理的设备或清洁方法不够有效，仍有可能发生过敏原交叉污染的情况，例如，在生产巧克力时，使用了干清洁的方式，而不是更有效的湿洗的方式（Jackson 等，2008）。此外，食品制造商也只是自愿使用预防性过敏原标签（Precautionary Allergen Labeling，PAL）或警示标签，如"可能包含"或"用同一设备生产"等字样，来提醒消费者食品中可能含有过敏原。FDA 建议警示标签应该真实、不具有误导性，不应取代现行的良好生产规范（FDA，2006）。

PAL 已经被广泛用于食品包装中。一项针对美国超市销售的两万多种不同产品的调查发现，只有 17% 的产品使用了 PAL 警示标签，其中超过 50% 的巧克力糖果和饼干含有 PAL（Pieretti 等，2009）。这些产品中有 98 个使用了 25 种不同的警示语（Pieretti 等，2009）。因此人们对目前实行的 PAL 警示消费者食物过敏风险的有效性提出了质疑（NASEM，2016；DunnGalvin 等，2015；Marchisotto 等，2017）。多项分析食品中过敏原成分的研究发现，PAL 的存在与否与健康风险无关。含有 PAL 标签的食品通常不含有可测量的过敏原残留，而没有 PAL 标签的食品可能含有相当数量的过敏原（Crotty 和 Taylor，2010；Ford 等，2010；Khuda 等，2016；Bedford 等，2017）。同样，可检测到的过敏原水平与 PAL 中使用的声明类型之间也不存在关联（Crotty 和 Taylor，2010；Bedford 等，2017）。由于 PAL 与过敏原风险之间缺乏相关性，因此建议过敏性消费者应避免购买带有预警标签的产品（Taylor 和 Hefle，2006；Ford 等，2010）。

PAL 在食品包装上使用的不一致性已经给消费者带来了诸多混淆和误解。它不必要地限制了许多过敏体质者的食品选择，也导致了经常忽视 PAL 的过敏性消费者的避险行为减少和过敏风险增加（Hefle 等，2007；DunnGalvin 等，2015；Marchisotto 等，2017）。一项关于消费者对 PAL 的了解及其对美国和加拿大食物过敏者和护理人员购买习惯的影响的调查报告显示，高达 40% 的受访者购买过带有 PAL 的产品，并且购买行为取决于使用的 PAL 类型。超过 1/3 的消费者认为不同的 PAL 声明表示不同含量的过敏原（Marchisotto 等，2017）。

因此，有必要对 PAL 进行标准化，以帮助消费者做出明智的食品选择（Marchisotto 等，2017）。利益相关者认为，PAL 应是基于风险，表明过敏原可能存在于参考剂量或以上的潜在风险，并且应在各种食品产品中保持一致。决策标准应该透明，明确传达给所有利益相关者（DunnGalvin 等，2015）。目前，人们利用定量风险评估方法来确定过敏原阈值剂量，从而制定尚无达成一致的参考剂量（NASEM，2016）。成功实现 PAL 计划的另一个关键挑战是围绕检测食品中过敏原的现有分析方法有限。许多研究表明，不同的过敏原检测试剂盒检测同一食品样本可能会产生不同分析结果（Khuda 等，2016；Bedford 等，2017）。为了正确量化相对于目标参考剂量的食品中的过敏原残留，亟须解决由于诸多因素导致不同测试工具之间的过敏原定量不同的问题（Fu 和 Maks，2013）。

1.2.2　食品服务业的食物过敏管理

据估计，美国家庭将近 44% 的食品开支用于外出就餐（ERS，2017）。美国餐饮业每天为超过 1.3 亿顾客提供服务，并在大约 100 万个地点雇佣了 1470 万人（NRA，2017）。

对过敏者而言，外出用餐是一项严峻挑战，因为他们有很大概率会在餐馆里无意中接触到食物过敏原。一项最新的研究发现，在 110 名接受调查的餐厅员工中有 21.8% 的人称他们所在的餐厅在过去一年中发生过食物过敏事件（Lee 和 Xu，2015）。在 1994—2006 年发生的 63 起致命性食物过敏反应中，有 29 起（46%）是由在餐馆或其他食品场所提供的食物引起的，这些场所包括正式餐厅、快餐店、大学餐厅、学校自助餐厅、冰激凌店和宴会（Weiss 和 Muñoz-Furlong，2008）。

根据由公共场所购买的含花生、坚果食物导致的 156 起过敏反应案例分析，亚洲餐厅（19%）、冰激凌店（14%）和面包或甜甜圈店（13%）是最常见的涉及场所。而在餐饮项目中，甜点（蛋糕和冰激凌）是最容易引发过敏反应的（43%）。在这些案例中，有106名参与者之前已经被诊断出食物过敏，但只有45%的人事先告知了相关人员他们的过敏情况。并且，78%的工作人员虽然知道食物里含有花生或坚果，却没有主动告知消费者。在导致过敏反应的致敏原中，有50%是存在于酱料、调味料、蛋卷等食品中的，还有22%是由于使用同一炊具或服务造成的过敏原交叉污染（Furlong等，2001）。

显然，由于食物过敏者不主动告知其过敏原、缺乏了解食物过敏的危害、服务人员不能清晰传达过敏原信息、缺乏避免交叉污染的合理食品制备方法等，都增加了过敏者无意接触到过敏原的风险。因此，为了预防意外暴露和不幸事件的发生，餐饮企业必须提高对食物过敏和过敏原的认识，更好地了解过敏原的风险因素，开发能促进向顾客和员工清晰传达过敏原信息的工具和方案，并制定相应控制措施以防止过敏原交叉污染。此外，还需要建立有效的员工培训计划。

对餐饮从业者的多项调查显示，餐饮行业在食物过敏的认知和过敏原控制方面存在很大欠缺。一项对纽约市100家不同菜系和服务类型（全面服务、快餐和外卖）的餐饮公司的100名食品管理人员（经理、服务员和厨师）的调查发现，虽然大多数（72%）受访者对过敏人群提供了高水平的安全饮食服务，但他们对食物过敏的认识仍存在不足。例如，24%的受访者未能意识到微量食物也可能引发过敏反应，54%的受访者未能认识到食物交叉污染的常见方式（Ahuja和Sicherer，2007）。

CDC环境健康专家网络（EHS-Net）在2014—2015年调查了位于6个地点的278家餐馆的工作人员，报告显示只有44.4%的餐馆经理、40.8%的食品工人和33.3%的服务员接受过食物过敏相关培训（Radke等，2017）。Lee和Xu（2015）在一项评估餐厅管理人员对食物过敏知识、态度和准备情况的在线调查中发现，尽管110名参与者中有80%接受过有关食物过敏的培训，约70%的参与者为其员工提供了食物过敏培训，但参与者对食物过敏知识的了解仍存在很大差异。40%的参与者不能指出大豆和鱼是主要的过敏原之一。超过80%的参与者不知道FALCPA的食物过敏原标签要求。在对16名来自提供全面服务的餐厅的经理进行的调查中，发现连锁餐厅或位于连锁酒店内的独立餐厅的经理更有可能接受过培训并拥有过敏原培训材料。但也发现在前台和后台工作人员之间或餐厅工作人员和有食物过敏的顾客之间缺乏关于过敏原风险沟通的培训（Wen和Kwon，2016）。这些调查结果突出表明，应对餐厅经营者进行适当和充分的培训，并提供基于风险和结构化的培训材料，以便餐厅可以用来培训他们的员工。

监管机构也意识到提高对食物过敏及过敏原认识以及要确保餐饮服务人员接受适当培训的重要性。在美国，餐馆和其他食品场所由州和地方政府机构监管。FDA通过食品保护协会和制定《食品法典》（Food Code）范本进行管理（Gendel，2014）。《食品法典》为预防食源性疾病的风险提供了可实践的、科学的指导和规定，并作为地方、州和其他司法机构采用的示范法典，适用于所有直接向消费者出售食品的食品机构。近十年来，FDA数次修订《食品法典》，增加有关食物过敏原的资料和控制措施。于2005年修订的《食品法典》包含了"主要食物过敏原"的定义，规定食品机构的负责人应了解被确定为主要食物过敏原的食品，以及敏感个体接触食物过敏原后出现的症状。其他增加的信息包括将 FALCPA 的标签规定整合到零售层面的食品包装上。并且该法典还建议使用严格的卫生制度，以防止致敏成分和非致敏成分的交叉污染。2009 年修订的《食品法典》中增加了一项要求，即要求员工接受与其职责有关的食物过敏知识的适当培训（FDA，2015）。目前，美国的多数地区已经采用了最新版本的《食品法典》，其中更新了过敏原要求（见第 3 章）。

在美国，在餐馆或其他餐饮场所提供的餐点除在已采用最新 FDA 食品法规的州直接销售的包装食品外，不受 FACLPA 食品过敏原标签要求的限制，所以过敏消费者依赖服务员准确地告知菜单中的过敏原信息。然而，在受访的 110 名餐厅经理中，大多数人（82%）认为告知服务员他们的特殊需求是顾客的责任，约 38% 的受访者不赞成或强烈反对餐厅应负责询问顾客的食物过敏需求（Lee 和 Xu，2015）。这一发现表明，在沟通不畅或缺乏沟通的情况下，过敏者可能会发生意外暴露。为解决这一问题，部分州政府已立法规定，食品提供场所应在菜单注明过敏原信息，以供消费者选择（参见第 3 章）。在欧洲，新的食品信息法规 1169/2011 增加了一项规定，要求在欧盟销售的非预包装食品必须提供过敏原信息，包括在零售、餐饮中销售的食品和店内预包装用于直接销售的食品（EU，2011；Hattersley 和 King，2014），该法规也允许每个成员国制定有关如何展示过敏原信息的规则，例如，在标志、菜单上，或在有要求时通过服务器传达（Leitch 和 McIntosh，2014）。

虽然新修订的《食品法典》中纳入了关于食物过敏意识、员工培训以及过敏原清洁和卫生的条例，但目前依旧缺乏适用于餐饮行业评估、管理和传达食物过敏风险信息的国家性指导方针，仅依靠消费者权益保护组织和贸易团体提供的信息咨询十分有限。食品过敏和过敏性休克网络〔FAAN，现在是食品过敏研究与教育组织（FARE）的一部分〕编写的小册子"欢迎有食物过敏的客人"（FAAN，2010）提供了有关食物过敏的一般信息，并为管理人员、前台工作人员和后台工作人员提供了一些策略，以确保有食物过敏的客人的安全用餐体验。还包括制订处理食物过敏客人的书面计划、员工培训和应对过敏紧急情况的考虑。而且，全美餐馆协会（National Restaurant Association，NRA）也编写了培训材料并制定计划，旨在教育餐厅和餐饮工作者全方位掌握过敏原管控。ServSafe 过敏原在线课程涵盖了定义食物过敏、识别过敏原、与客人沟通、预防交叉污染、正确的食品准备和清洁方法、食品标签以及处理紧急情况等内容，该课程是经批准的培训资源，可满足密歇根州和罗得岛州的过敏原培训要求（见第 9 章）。

尽管联邦和州政府已经加强了对食物过敏原的管理，将其纳入食源性疾病的预防范围，但是仍然缺乏广泛适用的方案，特别是针对小型和独立的餐饮服务机构。在 EHS-Net 的调查中发现，只有 55.2% 的经理表示他们的餐厅菜单有成分表，而 25.3% 的经理表示没有成分表。大多数餐厅经理（78.0%）表示，他们的餐厅没有使用专用的餐具或设备来准备无过敏原的食物。只有 7.6% 的餐厅在厨房中预留了准备无过敏原食品的区域，且只有 10.1% 的餐厅有专门的油炸锅用于烹饪无过敏原食品（Radke 等，2017）。

餐饮业包括许多不同的运营模式场所（全面服务、快餐、外卖等），提供广泛的膳食选择。这些运营场所，尤其是小型和独立企业，都需要专业指导和明确的步骤演示如何将现有的最佳过敏原控制方法纳入他们自己的过敏原管理计划，包括成分或菜单控制、成分或食品的储存和准备控制、清洁或卫生控制以及经理和所有员工的教育。要使措施得到普遍应用，需要开展相关的教育和宣传计划，并向所有类型的企业有效传播现有的过敏原管理信息和工具。

1.2.3　社区和家庭中的食物过敏原管理

食物过敏原的意外接触可能发生在任何食物供应和消费的场所，包括在过敏者自己的家中。据一项调查，有37%的花生过敏儿童前一年在家中意外接触到了花生（Cherkaoui等，2015）。在1994—2006年，因食物过敏反应导致的63例死亡案例中，有13例（20%）是发生在患者家中（Bock等，2001，2007）。在英国，也有27%的死亡案例是由于在家中摄入过敏原造成的（Turner等，2014）。为了预防这种情况，FARE等消费者组织提供了帮助过敏者及其护理人员避免在家中意外接触食物过敏原的指南，例如，禁止过敏原进入家中、仔细阅读食品标签、采取适当的食物制备措施以防止交叉污染、分开存放含有过敏原的食物，以及如何消除厨房中交叉污染的风险等（FARE，2017a）。这些资料已经被证明对于过敏儿童的父母制订和执行家庭食物过敏管理计划非常有帮助（见第13章）。

食物过敏反应不仅可能发生在家庭和餐馆，也可能发生在中小学、大学和其他教育机构。根据研究，超过15%的食物过敏儿童曾经在学校或日托机构中经历过敏反应（Nowak-Wegrzyn等，2001；Sicherer等，2001a，2001b），其主要原因是接触了含有牛奶、花生或鸡蛋的食物（Nowak-Wegrzyn等，2001）。为了减少过敏反应的发生，提高美国学校应对紧急食物过敏反应的能力，CDC于2013年发布了第一个学校食物过敏管理的国家级指南——《学校和早期教育机构管理食物过敏的自愿指南》（Voluntary Guidelines for Managing Food Allergies in Schools and Early Care and Education Programs），呼吁制订食物过敏管理和预防计划，涵盖了五个方面：①确保个别过敏儿童的食物过敏日常管理；②应对食物过敏紧急情况；③对从业人员进行食品过敏专业培训；④对儿童及家人进行食物过敏知识教育；⑤营造和维护健康安全的教育环境（CDC，2013）。

FARE与各级学校和社区合作，开展针对食物过敏的教育和培训项目。《学校对食物过敏学生的管理指南》概述了家长、学校和学生的责任，以便将危险降到最低，并为过敏学生提供安全环境。该报告建议家长应主动告知学校孩子的过敏情况，与学校合作制订适应孩子需求的计划，并教育孩子自我规避食物过敏事件发生。学校需要确保所有与学生接触的员工了解食物过敏常识，识别症状，如何处理紧急情况，并在过敏学生的餐食、教学工具和其他校内活动中屏蔽过敏原的存在。同时，学生也应该根据自己的年龄和能力，主动注意和预防过敏原，防止发生过敏事故（FARE，2017b）。

然而，这些指南没有为餐饮服务人员提供如何预防过敏学生意外接触过敏原的建议。为了解决这个问题，儿童营养研究所开发了一项培训计划（《学校营养计划中的食物过敏管理》），旨在帮助学校营养专业人员照顾过敏学生。该计划涵盖了食物过敏的基本知识、食品标签的阅读和管理、过敏学生的护理、避免交叉污染以及加强学校食物过敏管理等方面（ICN，2014）。

相比其他年龄段，少年和青壮年是食物过敏致死的高危人群，他们的死亡风险更高（Muñoz-Furlong 和 Weiss，2009；Turner 等，2014）。在 1994—2006 年发生的 63 起致命过敏反应事件中，有 25% 的受害者是 18～22 岁的大学生，其中 50% 的死亡发生在校园内（Bock 等，2001，2007）。这可能与大学过敏患者第一次离开家庭、缺乏父母的照料有关，因此他们需要得到更多的关注。此外，患有食物过敏的少年和青壮年经常表现出冒险行为。在对 174 名食物过敏青少年的调查中，有 54% 的人表示他们曾有意食用可能引发过敏反应的食物（Sampson 等，2006）。FARE 于 2015 年发布了《高等教育中管理食物过敏的试点指南》（Pilot Guidelines for Managing Food Allergies in Higher Education），为美国高等学校提供了一份可供参考的食品安全措施（FARE，2017c），该指南涵盖了校园食物过敏管理、政策制订、紧急应对和培训等方面，提供了关于大学餐饮服务、标签阅读、后台和前台政策以及学生责任等方面的建议。目前，这些指南已被大学采纳，用于制订食品过敏管理计划（见第 14 章）。

据估计，每年有超过 1 100 万儿童和成人参加夏令营（例如日营、住宿营、运动营或旅行营）。对美国和加拿大 170 个夏令营的健康记录进行研究发现，122 424 名夏令营参加者中有 2.5% 报告有食物过敏史。花生或坚果（81%）、海鲜（17.4%）和鸡蛋（8.5%）是报告中最多的前三种过敏原（Schellpfeffer 等，2017）。因此，为了保护食物过敏患儿的安全，夏令营需要制定食物过敏管理政策。目前，FARE 已经发布了夏令营指南，提出了家长、夏令营工作人员和夏令营参加者应该遵循的预防和应对措施，以降低意外接触过敏原的可能性，并建议准备药物和应急计划以处理意外暴露事件（FARE，2017d）。

目前已有大部分旨在保护社区中过敏个体的指南，主要关注于意外暴露时的食物过敏管理。然而，在食物准备和供应过程中，防止意外暴露措施的制订和实施仍存在巨大空白，包括：是否存在需要了解的其他风险因素，如何与餐饮业者共享食物过敏原信息，如何实施最佳的过敏原控制方案（成分控制、准确传递过敏原信息、防止交叉污染、过敏原清洁等），项目工作人员、临时工和志愿者在准备和供应食物之前应接受哪些培训，如何进行恰当的风险沟通和采取预防措施。此外，学校、托儿所、营地和其他社区环境中的过敏原管理方案应简明易懂、循序渐进，其中许多问题都可以通过包装食品和餐饮服务行业实施最佳管理实践来解决。

1.3　食物过敏的管理：严重过敏反应的紧急治疗

虽然人们已经开始关注食物链中的各个环节，加强对过敏原的监管，但过敏者仍然有可能偶尔接触到过敏原（Bock 和 Atkins，1989；Sicherer 等，2001a，2001b；Fleischer 等，2012；Cherkaoui 等，2015）。食物过敏者必须时刻准备好应对意外摄入过敏原可能导致的严重反应。同样重要的是，提供餐饮的人员和负责照顾过敏者的人员应该能够及时识别食物过敏的症状。上述的现行指南都强调了培训餐饮服务人员、护理人员、学校或营地工作人员快速识别食物过敏的症状并有效应对食物过敏紧急情况的重要性。

及时使用肾上腺素可以挽救生命。由于过敏反应引发的 63 起死亡事件中，约 70% 的人没有及时接受肾上腺素治疗（Muñoz-Furlong 和 Weiss，2009）。在英国进行的一项研究中，只有 19% 的患者正确、及时地使用了肾上腺素（Turner 等，2014）。在经历了严重的过敏反应的 15 个月至 3 岁的儿童中，只有 29.9% 接受了肾上腺素的治疗（Fleischer 等，2012）。导致治疗不及时的因素包括缺乏对严重性的认识、无法获得肾上腺素以及对肾上腺素使用的恐惧（Fleischer 等，2012）。

为了提高学校肾上腺素的供应，美国各州都通过了法律，要求义务教育学校储备非指定的肾上腺素自动注射器（FARE，2017e）。但是，学校工作人员在识别过敏症状和使用肾上腺素自动注射器的培训方面仍然不足（White 等，2016）。DeSantiago-Cardenas 等（2015）研究了芝加哥公立学校在 2012—2013 学年使用肾上腺素自动注射器的情况，发现超过一半（55.0%）的注射器用于首次过敏事件，说明过敏反应可能发生在任何人身上，因此学校需要储备非指定的肾上腺素（见第 2 章）。

过敏反应可能发生在任何就餐的地方，对于没有携带肾上腺素的过敏患者，获得非指定肾上腺素自动注射器来挽救生命就异常关键。消费者权益保护组织（例如 FARE）已与国家和州政府一级立法机构合作，增加了非指定肾上腺素自动注射器的可用性，并确保公共场所肾上腺素的应急使用（见第 4 章）。目前，许多州政府已通过法律准许公共机构（例如营地、餐厅、游乐园和体育馆等）储备非指定肾上腺素自动注射器进行紧急使用，并要求培训工作人员识别过敏的全身反应症状、正确注射肾上腺素（McEnrue 和 Procopio，2016；ACA，2017）。

1.4 评估、管理和沟通食品过敏原风险的最佳实践

保护有食物过敏的消费者需要参与食品生产、准备和供应的每个人都保持警惕。近年来，人们对食品中的过敏原及管理方法的研究取得了很大进展，尤其是在食品包装方面。但是，对于小型食品制造商来说，仍然缺乏如何有效实施过敏原控制的具体指导和操作示例。在其他食品制备和服务的场所，如餐厅、社区或家庭，也需要根据各自的操作特点，开发适合的危害分析和过敏原管理的工具或模板。

本书提供了适用于食物链各个阶段的过敏原控制的最新信息。提供的资源和分享的经验将帮助所有利益相关者建立评估、管理和沟通与食物过敏原有关的风险的最佳做法。第 2～4 章概述了食物过敏对公共卫生的影响，以及正在进行的改善行业各部门和许多社区的食物过敏和过敏原管理的立法举措。通过对召回数据或行业实践的调查分析也有助于确定亟须解决的风险因素和差距。第 5 章检视了有效的召回数据库，并讨论了回收数据的应用，以支持食品安全危害分析并辨识趋势和新兴问题。

第 6～8 章讨论了可在食品制造厂实行的最佳过敏原管理方案。第 6 章介绍了有效的过敏原标签管理程序的主要内容和考虑因素。第 7 章描述过敏原管理的主要特点，侧重于防止食品生产操作中各个阶段的过敏原交叉污染，也涵盖了过敏原卫生验证和检验策略。第 8 章深入探讨了食品生产环境中过敏原清洁和卫生的最佳实践。

第 9 章讨论了国家餐馆协会开展的一项调查结果，该调查旨在评估餐饮业的食物过敏防范意识和培训政策。第 10 章概述餐厅切实可行的食物过敏管理方案要点，从而保证过敏原信息的正确共享和交叉污染的最小化。此外，该章还讨论了准确清洁的方法和因素。第 11 章着重于快餐店管理食物过敏的最佳实践，讨论了在整个运营过程中预防食物过敏反应的关键问题，包括控制供应链和原料、管理餐厅运营以及与客户沟通。

第 12 章介绍了为餐厅和其他餐饮业务评估、管理和沟通过敏风险而开发培训计划的最佳实践。最后，第 13、14 章分别讨论在为家庭和大学校园用餐服务制订过敏管理计划时需要考虑的关键点。

1.5　总结

要解决与食物过敏原有关的公共卫生问题，只能采取综合的方法，让食品链的所有部门参与进来，包括包装食品行业、餐饮业、社区团体和消费者。并且，必须广泛认识到食物过敏反应的严重性，了解风险因素，并准确实施过敏原控制的最佳做法。对相关人员的有效培训以及改善与食物过敏消费者的沟通也是至关重要的。

本书记录了需向利益相关者传达的在食品产业链中各个阶段过敏原风险管理的最佳策略。大学推广服务以及州和地方公共卫生机构在向小型食品生产设施和食品企业提供有关食品安全问题和控制措施的教育和宣传方面历来发挥着关键作用。但重要的是在全美国范围内发展一个推广和宣传服务的专家网络，这将使准确和完整的过敏原管理信息传播到所有规模的食品生产和餐饮服务企业，并最终实现在整个食物链中广泛和成功地实施有效的过敏原控制计划。

为了推动最佳实践的落实，政府已经制定了旨在降低食品包装和餐饮服务环境中过敏风险的法规，强化执法将保障食物过敏原管理的有效执行。对州或地方检查员进行识别和验证正确的食物过敏原管理方法的培训，是实现这些目标的关键因素。

本书中提供的信息为利益相关者设计结构化的、基于风险的培训方案提供了有价值的参考，消费者和其他食品安全专业人士也可以从中受益，并能够了解和认识整个食品产业链上所采取的食物过敏原控制措施。

参考文献

ACA (American Camp Association). 2017. Epinephrine auto-injectors accessibility laws and camps. Available at: https://www.acacamps.org/resource-library/public-policy/epinephrine-auto-injectors-accessibility-laws-camps. Accessed 22 June 2017.

Ahuja, R., and S.H. Sicherer. 2007. Food allergy management from the perspective of restaurant and food establishment personnel. *Annals of Allergy, Asthma & Immunology.* 98: 344–348.

Bedford, B., Y. Yu, X. Wang, et al., 2017. A limited survey of dark chocolate bars obtained in the United States for undeclared milk and peanut allergens. *Journal of Food Protection.* 80: 692–702.

Bock, S.A., and F.M. Atkins. 1989. The natural history of peanut allergy. *Journal of Allergy and Clinical Immunology.* 83: 900–904.

Bock, S.A., A. Munoz-Furlong, and H.A. Sampson. 2001. Fatalities due to anaphylactic reactions to foods. *Journal of Allergy and Clinical Immunology.* 107: 191–193.

Bock, S.A., A. Muñoz-Furlong, and H.A. Sampson. 2007. Further fatalities caused by anaphylactic reactions to food, 2001‒2006. *Journal of Allergy and Clinical Immunology.* 119: 1016–1018.

Boyce, J.A., A. Assa'ad, W. Burks, et al., 2010. Guidelines for the diagnosis and management of food allergy in the United States: Report of the NIAID-sponsored expert panel. *Journal of Allergy and Clinical Immunology.* 126: S1–58.

CDC (Centers for Disease Control and Prevention). 2013. Voluntary guidelines for managing food allergies in schools and early care and education programs. Available at: https://www.cdc.gov/ healthyyouth/foodallergies/pdf/13_243135_a_food_allergy_web_508.pdf. Accessed 20 March 2017.

Cherkaoui, S., M. Ben-Shoshan, R. Alizadehfar, et al., 2015. Accidental exposures to peanut in a large cohort of Canadian children with peanut allergy. *Clinical and Translational Allergy.* 5: 16.

Codex Alimentarious Commission. 2003. Guideline for the conduct of food safety assessment of foods derived from recombinant-DNA plants. Annex 1: Assessment of possible allergenicity. Available at: www.fao.org/input/download/standards/10021/CXG_045e.pdf. Accessed 20 March 2017.

Crotty, M.P., and S.L. Taylor. 2010. Risks associated with foods having advisory milk labeling. *Journal of Allergy and Clinical Immunology.* 125: 935–937.

DeSantiago-Cardenas, L., V.R. Rivkina, S.A. Whyte, et al., Emergency epinephrine use for food allergy reactions in Chicago Public Schools. *American Journal of Preventive Medicine.* 48: 170–173.

DunnGalvin, A., C.H. Chan, R. Crevel, et al., 2015. Precautionary allergen labelling: perspectives from key stakeholder groups. *Allergy.* 70: 1039–1051.

ERS (Economic Research Service). 2017. Food expenditure. Available at: https://www.ers.usda.gov/data-products/food-expenditures/food-expenditures/#Food%20Expenditures. Accessed 20 March 2017.

EU (European Union). 2011. Regulation (EU) No 1169/2011 of the European Parliament and of the council of 25 October 2011 on the provision of food information to consumers. *Official Journal of the European Union*. L304: 18–63.

FAAN (Food Allergy & Anaphylaxis Network). 2010. Welcoming guests with food allergies. Available at: https://www.foodallergy.org/file/welcoming-guests-faan.pdf. Accessed 20 March 2017.

FAO/WHO (Food and Agricultural Organization/Word Health Organization). 2001. Evaluation of allergenicity of genetically modified foods. Report of a joint FAO/WHO expert consultation on allergenicity of foods derived from biotechnology. January 22–25, Rome, Italy.

FARE (Food Allergy Research and Education). 2017a. Managing food allergies at home. Available at: https://www.foodallergy.org/managing-food-allergies/at-home. Accessed 20 March 2017.

FARE. 2017b. School guidelines for managing students with food allergies. Available at: https://www.foodallergy.org/file/school-guidelines-faan.pdf. Accessed 20 March 2017.

FARE. 2017c. Pilot guidelines for managing food allergies in higher education. Available at: https://www.foodallergy.org/file/college-pilot-guidelines.pdf. Accessed 20 March 2017.

FARE. 2017d. Managing food allergies at camp. Available at: https://www.foodallergy.org/managing-food-allergies/at-camp. Accessed 20 March 2017.

FARE. 2017e. Epinephrine at school. Available at: https://www.foodallergy.org/advocacy/epinephrine-at-school. Accessed 20 March 2017.

FARRP (Food Allergy Research and Resource Program). 2009. Components of an effective allergen control plan: A framework for food processors. Available at: http://farrp.unl.edu/3fcc9e7c-9430-4988-99a0-96248e5a28f7.pdf. Accessed 20 March 2017.

FDA (Food and Drug Administration). 2006. Guidance for industry: Questions and answers regarding food allergens, including the Food Allergen Labeling and Consumer Protection Act of 2004. Available at: https://www.fda.gov/food/guidanceregulation/guidancedocumentsregu‐latoryinformation/allergens/ucm059116.htm. Accessed 30 April 2017.

FDA. 2015. FDA Food Code. http://www.fda.gov/Food/GuidanceRegulation/RetailFoodProtection/FoodCode/default.htm. Accessed 2 December 2016.

FDA. 2016a. The repor table food registry: A five year overview of targeting inspection resources and identifying patterns of adulteration, September 8, 2009-September 7, 2014. Available at: https://www.fda.gov/downloads/Food/ComplianceEnforcement/RFR/UCM502117.pdf. Accessed 20 March 2017.

FDA. 2016b. Current good manufacturing practice, hazard analysis, and risk-based preventive controls for human food. Available at: https://www.fda.gov/food/guidanceregulation/fsma/

ucm334115.htm. Accessed 2 December 2016.

FDA. 2017. Food allergies: What you need to know. Available at: https://www.fda.gov/down-loads/Food/ResourcesForYou/Consumers/UCM220117.pdf. Accessed 20 April 2017.

Fleischer, D.M., T.T. Perry, D. Atkins, et al., 2012. Allergic reactions to foods in preschool-aged children in a prospective observational food allergy study. *Pediatrics*. 130: e25–e32.

Ford, L.S., S.L. Taylor, R. Pacenza, et al., 2010. Food allergen advisory labeling and product contamination with egg, milk, and peanut. *Journal of Allergy and Clinical Immunology*. 126: 384–385.

Fu, T.J., and N. Maks. 2013. Impact of thermal processing on ELISA detection of peanut allergens. *Journal of Agricultural and Food Chemistry*. 61: 5649–5658.

Furlong, T.J., J. DeSimone, and S.H. Sicherer. 2001. Peanut and tree nut allergic reactions in restaurants and other food establishments. *Journal of Allergy and Clinical Immunology*. 108: 867–870.

Gendel, S.M. 2012. Comparison of international food allergen labeling regulations. *Regulatory Toxicology and Pharmacology*. 63: 279–285.

Gendel, S.M. 2014. Food allergen risk management in the United States and Canada. In *Risk manage- ment for food allergy*, ed. C.B. Madsen, R.W.R. Crevel, C. Mills, and S.L. Taylor, 145–165. Waltham, NJ: Academic Press.

Gendel, S.M., and J. Zhu. 2013. Analysis of U.S. Food and Drug Administration food allergen recalls after implementation of the food allergen labeling and consumer protection act. *Journal of Food Protection*. 76: 1933–1938.

Gendel, S.M., N. Khan, and M. Yajnik. 2013. A survey of food allergen control practices in the U.S. food industry. *Journal of Food Protection*. 76: 302–306.

GMA (Grocery Manufacturers Association). 2009. Managing allergens in food processing establishments. Available at: http://americanbakers.org/wp-content/uploads/2012/10/GMA-ManagingAllergens9_09.pdf. Accessed 20 March 2017.

Gupta, R., D. Holdford, L. Bilaver, et al., 2013. The economic impact of childhood food allergy in the United States. *JAMA Pediatrics*. 167: 1026–1031.

Hale, K. R. 2017. Undeclared allergens in FSIS-regulated products: Analysis of voluntary product recalls. Food Safety and Inspection Service allergen public meeting, March 16, 2017. Available at: https://www.fsis.usda.gov/wps/wcm/connect/e1eefd31-08a8-4e33-940f-a81fbf74c84a/ Allergens-Slides-RobertsonHale-Seys-031617.pdf?MOD=AJPERES. Accessed 20 March 2017.

Hattersley, S., and R. King. 2014. How to keep allergic consumers happy and safe. In *Risk manage-ment for food allergy*, ed. C.B. Madsen, R.W.R. Crevel, C. Mills, and S.L. Taylor, 189–200. Waltham, NJ: Academic Press.

Hefle, S.L., J. Nordlee, and S.L. Taylor. 1996. Allergenic foods. *Critical Reviews in Food*

Science and Nutrition. 36: 69–89.

Hefle, S.L., T.J. Furlong, L. Niemann, et al., 2007. Consumer attitudes and risks associated with packaged foods having advisory labeling regard–ing the presence of peanuts. *Journal of Allergy and Clinical Immunology.* 120: 171–176.

ICN (Institute of Child Nutrition). 2014. Managing food allergies in school nutrition programs. Available at: http://www.theicn.org/ResourceOverview.aspx?ID=507. Accessed 20 April 2017.

Jackson, L., F. Al-Taher, M. Moorman, et al., 2008. Cleaning and other control and valida-tion strategies to prevent allergen cross-contact in food-processing operations. *Journal of Food Protection.* 71: 445–458.

Jackson, K. D., L. D. Howie, and L. J. Akinbami. 2013. Trends in allergic conditions among chil– dren: United States, 1997–2011. National Center for Health Statistics data brief. Available at: https://www.cdc.gov/nchs/data/databriefs/db121.pdf. Accessed 20 March 2017.

Khuda, S.E., G.M. Sharma, D. Gaines, et al., 2016. Survey of undeclared egg allergen levels in the most frequently recalled food types (including products bearing precautionary labelling). *Food Additives and Contaminants: Part A.* 33: 1265–1273.

Lee, M.Y., and H. Xu. 2015. Food allergy knowledge, attitudes, and preparedness among restau-rant managerial staff. *Journal of Foodservice Business Research.* 18: 454–468.

Leitch, I.S., and J. McIntosh. 2014. The importance of food allergy training for environmen– tal health service professionals. In *Risk management for food allergy*, ed. C.B. Madsen, R.W.R. Crevel, C. Mills, and S.L. Taylor, 207–213. Waltham, NJ: Academic Press.

Marchisotto, M.J., L. Harada, O. Kamdar, et al., 2017. Food allergen labeling and purchasing habits in the United States and Canada. *Journal of Allergy and Clinical Immunology: In Practice.* 5: 345–351.

McEnrue, M., and V. Procopio. 2016. Survey of state epinephrine entity stocking laws. Available at: https://www.networkforphl.org/_asset/tmdxgd/50-State-Survey-Epinephrine-Entity-Stocking-Laws.pdf. Accessed 20 March 2017.

Muñoz-Furlong, A., and C.C. Weiss. 2009. Characteristics of food-allergic patients placing them at risk for a fatal anaphylactic episode. *Current Allergy and Asthma Reports.* 9: 57–63.

NASEM (National Academy of Sciences, Engineering and Medicine). 2016. Finding a path to safety in food allergy: Assessment of the global burden, causes, prevention, management, and public policy. Available at: http://www.nationalacademies.org/hmd/Reports/2016/finding-a-path-to-safety-in-food-allergy.aspx. Accessed 20 March 2017.

Nordlee, J.A., S.L. Taylor, J.A. Townsend, et al., 1996. Identification of a Brazil-nut allergen in transgenic soybeans. *The New England Journal of Medicine.* 334: 688–692.

Nowak-Wegrzyn, A., M.K. Conover-Walker, and R.A. Wood. 2001. Food-allergic reactions in schools and preschools. *Archives of Pediatrics and Adolescent Medicine.* 155: 790–795.

NRA (National Restaurant Association). 2014. Restaurant industry forecast 2014. Available at: http://www.restaurant.org/Downloads/PDFs/News-Research/research/ Restaurant Industry Forecast 2014.pdf. Accessed 20 March 2017.

NRA. 2017. ServSafe allergen training. Available at: https://www.servsafe.com/allergens/the-course. Accessed 20 March 2017.

Pieretti, M.M., D. Chung, R. Pacenza, et al., 2009. Audit of manufactured products: Use of allergen advisory labels and identification of labeling ambiguities. *Journal of Allergy and Clinical Immunology.* 124: 337–341.

Radke, T.J., L.G. Brown, B. Faw, et al., 2017. Restaurant food allergy practices-Six selected sites, United States, 2014. *Morbidity and Mortality Weekly Report.* 66: 404–407.

Sampson, H.A. 2004. Update on food allergy. *Journal of Allergy and Clinical Immunology.* 113: 805–819.

Sampson, M.A., A. Muñoz-Furlong, and S.H. Sicherer. 2006. Risk-taking and coping strategies of adolescents and young adults with food allergy. *Journal of Allergy and Clinical Immunology.* 117: 1440–1445.

Schellpfeffer, N.R., H.L. Leo, M. Ambrose, et al., 2017. Food allergy trends and epinephrine autoinjector presence in summer camps. *Journal of Allergy and Clinical Immunology: In Practice.* 5: 358–362.

Sicherer, S.H., T.J. Furlong, J. DeSimone, et al., 2001a. The US peanut and tree nut allergy registry: Characteristics of reactions in schools and day care. *Journal of Pediatrics.* 138: 560–565.

Sicherer, S.H., T.J. Furlong, A. Muñoz-Furlong, et al., 2001b. A voluntary registry for peanut and tree nut allergy: Characteristics of the first 5149 registrants. *Journal of Allergy and Clinical Immunology.* 108: 128–132.

Stone, W.E., and J.M. Yeung. 2010. Principles and practices for allergen management and control in processing. In *Allergen management in the food industry*, ed. J.I. Boye and S.B. Godefroy, 145–165. Hoboken, NJ: John Wiley & Sons, Inc.

Taylor, S.L., and S.L. Hefle. 2005. Allergen control. *Food Technology.* 59 (40–43): 75.

Taylor. 2006. Food allergen labeling in the USA and Europe. *Current Opinion in Allergy and Clinical Immunology.* 6: 186–190.

Turner, P.J., M.H. Gowland, V. Sharma, et al., 2014. Increase in anaphylaxis-related hospitalizations but no increase in fatalities: An analysis of United Kingdom national anaphylaxis data, 1992–2012. *Journal of Allergy and Clinical Immunology.* 135: 956–963.

US Code. 2004. FoodAllergen Labeling and Consumer ProtectionAct of 2004 (Title II of Public Law 108–282, Title II). Available at: https://www.fda.gov/downloads/Food/ GuidanceRegulation/ UCM179394.pdf. Accessed 20 March 2017.

Weiss, C.C., and A. Muñoz-Furlong. 2008. Fatal food allergy reactions in restaurants and foodservice establishments: Strategies for prevention. *Food Protection Trends*. 28: 657–661.

Wen, H., and J. Kwon. 2016. Food allergy risk communication in restaurants. *Food Protection Trends*. 36: 372–383.

White, M.V., S.L. Hogue, D. Odom, et al., 2016. Anaphylaxis in schools: Results of the EPIPEN4SCHOOLS survey combined analysis. *Pediatric Allergy, Immunology, and Pulmonology*. 29: 149–154.

第 2 章
食物过敏的流行率和经济损失综述

Ruchi S. Gupta, Alexander M. Mitts,
Madeline M. Walkner， and Alana Otto

2.1 引言

食物过敏是一种需要医学界和社会关注的重要疾病。它影响了 8% 的美国儿童（Gupta 等，2011），目前还没有确定的食物过敏的治疗方法。此外，潜在的过敏原暴露和严重过敏反应的风险是日常生活的一部分。肾上腺素自动注射器（EAI）是唯一被批准用于治疗严重过敏反应的药物，但食物过敏儿童获得这些设备仍有一定困难。食物过敏者及其看护人被迫不断提高警惕，因此，往往需要承受巨大的精神压力和经济代价。

与白人儿童相比，食物过敏更容易发生在非裔儿童和亚裔儿童身上，而需要到急诊室（ED）就诊或住院的反应率在西班牙裔儿童中增长最快（Dyer 等，2015）。重要的是，与白种儿童相比，少数种族或民族儿童更难获得正规诊断和治疗。低收入家庭也往往无法采取防范措施，但其因食物过敏紧急就医的费用是高收入家庭的两倍以上。城市儿童罹患食物过敏的人数和急诊就诊率也高于郊区儿童。这些差异，加上受影响人口众多，使儿童食物过敏成为严重的公共卫生问题。综上，增加公众对食物过敏及其治疗信息的获取是至关重要的。

根据研究，食物过敏儿童的父母比无过敏儿童的父母生活质量更低。即使是对孩子食物过敏管控感到满意的家长，也存在这种差异。然而，如何改善食物过敏儿童及其照顾者的生活质量还缺乏有效的方法。此外，消费者面临包装食品中过敏原警告的监管和

R.S. Gupta, A.M. Mitts
Northwestern University Feinberg School of Medicine, 750 N. Lake Shore Drive 6th FL, Chicago, IL 60611, USA
e-mail: r-gupta@northwestern.edu

M.M. Walkner
Ann & Robert H. Lurie Children's Hospital of Chicago, Chicago, IL 60611, USA

A. Otto
Northwestern University Feinberg School of Medicine, 750 N. Lake Shore Drive 6th FL, Chicago, IL 60611, USA

Ann & Robert H. Lurie Children's Hospital of Chicago, Chicago, IL 60611, USA

© Springer International Publishing AG 2018
T.-J. Fu et al. (eds.), *Food Allergens*, Food Microbiology and Food Safety, DOI 10.1007/978-3-319-66586-3_2

含义不明确的问题，可能导致购买错误或危险的食品。从经济学角度看，食物过敏每年给美国带来 248 亿美元的损失（Gupta 等，2013）；这些损失大部分由食物过敏儿童的家庭承担（Gupta 等，2013）。

学校是一个可以改善全国范围内食物过敏儿童状况的重要场所，因为它们涉及上述多个领域。芝加哥公立学校（CPS）是目前计划为所有发生过敏性休克的学生提供未指定的肾上腺素注射器（EAIs）的最大的学校系统。该计划可能挽救了数十条生命，且使人们对获得肾上腺素的差异性和必要性有了清晰的认识。从 CPS 计划中收集到的数据应该促使我们提高对食物过敏安全的认识。

本章旨在阐明食物过敏在美国的状况以及该疾病的负担落在哪些方面。所讨论的研究旨在收集和整理关于食物过敏的流行率、分布和成本的人口信息，从而了解应对食物过敏挑战的一些社会和心理反应。

2.2　美国儿童食物过敏的患病率、严重程度和分布

在美国，对于食物过敏儿童的数量和特征缺乏全面的数据。这是因为研究样本太小，不具有代表性，以及诊断方法不统一（Gupta 等，2011）。为了准确地了解美国儿童食物过敏的发病率和严重程度，我们进行了一项基于 38 480 名美国儿童的代表性横断面研究。我们采用了双重样本的方法，先从一个基于概率的随机样本中选取了有儿童的美国家庭，然后用一个更大的、可选择的在线样本来校正可能存在的采样偏差和非采样偏差（Gupta 等，2011）。在本次调查中，我们根据两种标准估计了食物过敏的患病率：①证实性过敏，即参与者报告了食物过敏并有一种或多种常见症状。②确诊性过敏，即参与者满足证实性过敏的条件，并且有医生通过血清 IgE 检测、皮肤点刺试验（SPT）或口服食物激发试验（OFC）进行的诊断。

2.2.1　患病率

根据表 2.1 所示的初步研究数据，美国儿童中有 8% 的人对食物过敏。其中，有 34% 的过敏儿童，相当于总人口的 2.5%，对多种食物过敏，因此面临严重的过敏危险。另外，3.1% 的儿童和 39% 的过敏儿童患有严重的食物过敏症，表现为至少有一次出现过敏性休克、低血压、呼吸困难或哮喘等症状的过敏史。调查发现，男孩比女孩更容易患有严重的过敏症，但是在食物过敏或确诊食物过敏的发生率上，男女之间没有显著差别。

2.2.1.1　患病率的年龄

根据年龄段的不同，食物过敏的患病率有显著差异。3～5 岁的儿童是最易患食物过敏的群体，患病率达到 9.2%（表 2.1）。花生、贝类、坚果、小麦和鸡蛋过敏的发病情况也随着年龄的变化而不同。青少年比 0～2 岁的儿童更容易出现严重的过敏反应［优势比（OR）=2.1］。但是，确诊为食物过敏的风险并不随年龄而显著改变（Gupta 等，2011）。

表 2.1 常见过敏食物在不同年龄人群中的患病率

儿童患病率的调查

患病率，%（95% 置信区间）

年龄分布	所有过敏原 (n=3 339)	花生 (n=767)	牛奶 (n=702)	贝类 (n=509)	坚果 (n=430)	鸡蛋 (n=304)	鱼类 (n=188)	草莓 (n=189)	小麦 (n=170)	大豆 (n=162)
所有年龄段 (n=38 480)	8.0 (7.7~8.3)	2.0 (1.8~2.2)	1.7 (1.5~1.8)	1.4 (1.2~1.5)	1.0 (0.9~1.2)	0.8 (0.7~0.9)	0.5 (0.4~0.6)	0.4 (0.4~0.5)	0.4 (0.3~0.5)	0.4 (0.3~0.4)
0~2岁 (n=5 429)	6.3 (5.6~7.0)	1.4 (1.1~1.8)	2.0 (1.6~2.4)	0.5 (0.3~0.8)	0.2 (0.2~0.5)	1.0 (0.7~1.3)	0.3 (0.1~0.4)	0.5 (0.3~0.7)	0.3 (0.1~0.5)	0.3 (0.2~0.4)
3~5岁 (n=5 910)	9.2 (8.3~10.1)	2.8 (2.3~3.4)	2.0 (1.7~2.5)	1.2 (0.8~1.6)	1.3 (1.0~1.7)	1.3 (0.9~1.7)	0.5 (0.3~0.8)	0.5 (0.3~0.8)	0.5 (0.3~0.7)	0.5 (0.3~0.7)
6~10岁 (n=9 911)	7.6 (7.0~8.2)	1.9 (1.6~2.3)	1.5 (1.2~1.8)	1.3 (1.1~1.6)	1.1 (0.87~1.4)	0.8 (0.6~1.1)	0.5 (0.3~0.7)	0.4 (0.3~0.5)	0.4 (0.3~0.5)	0.3 (0.2~0.5)
11~13岁 (n=6 716)	8.2 (7.4~9.0)	2.3 (1.9~2.8)	1.4 (1.1~1.8)	1.7 (1.3~2.1)	1.2 (1.0~1.6)	0.5 (0.4~0.8)	0.6 (0.4~0.8)	0.4 (0.3~0.6)	0.7 (0.5~0.9)	0.6 (0.4~0.8)
2~14岁 (n=10 514)	8.6 (7.9~9.3)	1.7 (1.4~2.1)	1.6 (1.3~1.9)	2.0 (1.7~2.5)	1.2 (0.9~1.5)	0.4 (0.2~0.5)	0.6 (0.4~0.9)	0.4 (0.3~0.6)	0.3 (0.2~0.4)	0.3 (0.2~0.4)
P	0.000 0	0.000 1	0.050 4	0.000 0	0.000 0	0.000 0	0.104 5	0.770 0	0.008 9	0.050 9

续表

患病率，%（95% 置信区间）

食物过敏儿童患病率的调查

年龄分布	所有过敏原 (n=3 339)	花生 (n=767)	牛奶 (n=702)	贝类 (n=509)	坚果 (n=430)	鸡蛋 (n=304)	鱼类 (n=188)	草莓 (n=189)	小麦 (n=170)	大豆 (n=162)
所有年龄段 (n=3 339)	—	25.2 (23.3~27.1)	21.1 (19.4~22.8)	17.2 (15.6~18.9)	13.1 (11.7~14.6)	9.8 (8.5~11.1)	6.2 (5.2~7.3)	5.3 (4.4~6.3)	5.0 (4.2~6.0)	4.6 (3.8~5.6)
0~2 岁 (n=469)	—	22.2 (17.4~27.8)	31.5 (26.6~36.8)	7.5 (4.7~11.9)	5.4 (3.6~8.1)	15.8 (12.0~20.4)	4.0 (2.3~6.9)	7.5 (5.2~8.2)	4.0 (2.2~7.2)	4.2 (2.7~6.5)
3~5 岁 (n=539)	—	30.3 (25.8~35.3)	22.1 (18.3~26.5)	12.9 (9.7~16.9)	14.3 (11.1~18.2)	13.7 (10.5~17.6)	5.7 (3.8~8.6)	5.5 (3.6~8.2)	5.0 (3.2~7.7)	5.1 (3.3~7.8)
6~10 岁 (n=847)	—	25.5 (22.0~29.5)	19.6 (16.6~23.0)	17.1 (14.0~20.6)	14.3 (11.6~17.5)	11.1 (8.6~14.3)	6.2 (4.5~8.5)	4.8 (3.4~6.9)	5.0 (3.5~7.1)	4.0 (2.6~6.2)
11~13 岁 (n=584)	—	28.1 (23.7~32.9)	17.7 (14.2~22.0)	20.4 (16.8~24.7)	15.2 (12.0~19.2)	6.6 (4.4~9.9)	7.0 (4.8~10.1)	4.6 (3.1~6.8)	8.2 (5.9~11.2)	6.9 (4.7~10.0)
2~14 岁 (n=900)	—	20.2 (17.0~23.7)	18.4 (15.3~22.1)	23.8 (20.1~27.9)	13.4 (10.7~16.6)	4.1 (2.9~5.9)	7.2 (5.2~9.8)	4.9 (3.3~7.3)	3.3 (2.1~5.0)	0.3 (0.2~0.4)
P	—	0.005 0	0.000 1	0.000 0	0.001 0	0.000 0	0.464 6	0.448 6	0.017 4	0.129 6

注：常见过敏食物的发生率 $n>150$ Gupta 等，2011。

2.2.1.2 过敏原导致的患病率

根据本次调查，花生是最常见的食物过敏原，花生过敏人数在全体儿童中占比 2%，在过敏儿童中占比 25%。这一比例是加拿大一项研究的两倍（Ben-Shoshan 等，2010）。鱼类过敏的发生率（0.5%）也高于先前报道的儿童和成人的 0.3%（Ben-Shoshan 等，2010）。其他常见的食物过敏原的患病率与以往的研究相似（Gupta 等，2011）。儿童对坚果、花生、贝类、大豆和鱼类的严重过敏反应最为普遍（Gupta 等，2011）。

2.2.1.3 种族 / 民族的患病率差异

根据 Gupta 等（2011）的研究，非裔美国儿童和亚裔儿童比白人儿童更容易出现食物过敏反应（OR=1.8 和 OR=1.4），但他们得到医生确诊的概率却较低（OR=0.8 和 OR=0.7）。相比之下，西班牙裔儿童得到医生确诊的几率也低于白人儿童（OR=0.8）。

2.2.1.4 社会经济地位对食物过敏患病率的影响

根据 Gupta 等（2011）的研究，家庭年收入少于 5 万美元的儿童，其过敏发生率比年收入超过或等于 5 万美元的家庭的儿童低很多（OR=0.5）。然而，这些低收入家庭的儿童确诊（OR=0.5）和严重过敏（OR=0.8）的可能性也显著降低（Gupta 等，2011）。

2.2.1.5 地理位置对食物过敏的患病率影响

根据 Gupta 等（2012）的研究，美国东北部（OR=1.3）、南部（OR=1.5）和西部（OR=1.3）地区的儿童相比中西部地区的儿童，更容易患有食物过敏。但是，各地区在过敏是否被确诊或过敏是否严重方面，并没有显著的差异。

2.2.2 儿童食物过敏的患病率、严重程度和分布所传达的信息

本研究发现，美国有 8% 的儿童患有食物过敏，约 590 万人，远超过以往的估计，凸显了食物过敏的公共卫生重要性。我们还发现，39% 的食物过敏儿童有严重的反应，34% 的儿童对多种食物过敏。这是首次在美国儿童代表性样本中报告严重食物过敏的患病率。此外，食物过敏在种族、社会经济和地理方面有显著差异。非裔美国儿童和亚裔儿童的食物过敏率更高，但他们比白人儿童更难获得医生诊断。这可能与这些群体之间获取和利用医疗保健的差异有关。因此，我们需要探讨生物因素、社会因素和经济因素如何影响不同人类群体的食物过敏发生、诊断和治疗（Gupta 等，2011）。

2.3 美国食物过敏反应的地理关异

为了研究美国食物过敏反应的地域分布，我们使用了与 Gupta 等（2012）相同的基于人口的横截面调查方法，分析了 38 465 名儿童的数据。我们评估了州、纬度、邮政编

码和城乡类型等地理特征。纬度按邮编分为北部（≥41.8°N）、中部（34.3°N～41.7°N）和南部（≤34.2°N）三个区域。城乡类型根据邮政编码确定，并按人口密度从高到低分为：城市中心、大都市、城市郊区、郊区、小城镇和农村地区。我们主要关注食物过敏的发病率，以及严重食物过敏（定义见 2.2.1 节）的发病率。我们使用多元逻辑回归模型来评估地理变量与食物过敏的存在和严重程度之间的关系，同时控制了种族或民族、性别、年龄、家庭收入和纬度等因素。

2.3.1　纬度对食物过敏反应的影响

根据我们的调查结果，南纬和中纬地区的食物过敏概率比北纬地区的多（OR=1.5 和 OR=1.3）。这表明食物过敏反应的患病率随着从北到南而增加，但是地域差异并不影响食物过敏反应的严重程度（Gupta 等，2012）。

2.3.2　城乡情况对食物过敏的影响

根据表 2.2 和表 2.3，食物过敏反应的发病率在城乡地区有明显的差别。城市化程度越高，食物过敏反应的发病率也越高，从农村地区的 6.2% 到城市中心的 9.8%。除了牛奶和大豆导致的过敏反应，其他的特异性过敏症的发病率都与人口密度有关。在农村地区，牛奶是最常见的过敏原，而在其他地区，主要过敏原则是两大常见过敏食物之一的花生。虽然城市地区的食物过敏患者比例高于农村地区，但城乡差异对于食物过敏反应的严重程度没有显著的影响。

表 2.2　按地理区域分类的食物过敏患病率：总体和常见过敏原的情况

地区	频率，%（95% 置信区间）								
	所有过敏原	花生	贝类	牛奶	鱼类	鸡蛋	坚果	小麦	大豆
城市中心	9.8（8.6～11.0）	2.8（2.2～3.5）	2.4（1.8～3.0）	1.8（1.4～2.4）	1.8（1.4～2.3）	1.3（0.9～1.8）	1.2（0.8～1.6）	0.8（0.5～1.1）	0.6（0.3～0.9）
大都市	9.2（8.4～10.1）	2.4（2.0～2.9）	1.4（1.1～1.8）	1.8（1.5～2.2）	0.9（0.6～1.2）	1.0（0.7～1.3）	1.3（1.0～1.7）	0.9（0.7～1.2）	0.4（0.3～0.6）
城市郊区	7.8（7.0～8.6）	1.8（1.5～2.3）	1.5（1.2～2.0）	1.4（1.1～1.7）	0.8（0.5～1.1）	0.5（0.4～0.8）	1.0（0.8～1.3）	0.4（0.3～0.6）	0.4（0.2～0.6）
郊区地区	7.6（6.9～8.2）	2.0（1.7～2.4）	1.2（1.0～1.5）	1.5（1.2～1.8）	0.7（0.5～0.9）	0.7（0.5～0.9）	1.2（0.9～1.5）	0.8（0.6～1.0）	0.3（0.2～0.5）
小城镇	7.2（5.7～8.6）	1.6（1.0～2.6）	1.0（0.6～1.7）	1.4（0.9～2.3）	0.5（0.3～1.0）	0.7（0.4～1.4）	0.9（0.6～1.6）	1.1（0.7～1.9）	0.5（0.2～0.9）

地区	频率，%（95% 置信区间）								
	所有 过敏原	花生	贝类	牛奶	鱼类	鸡蛋	坚果	小麦	大豆
农村 地区	6.2 （5.6～ 6.8）	1.3 （1.0～ 1.6）	0.8 （0.6～ 1.1）	1.5 （1.2～ 1.8）	0.2 （0.1～ 0.4）	0.5 （0.3～ 0.7）	0.6 （0.4～ 0.8）	0.5 （0.3～ 0.7）	0.2 （0.1～ 0.4）
P	<0.000 1	<0.000 1	<0.000 1	0.399 3	<0.000 1	0.004 5	0.000 1	0.004 0	0.265 8

注：根据《农村城市通勤地区代码》（Rural-Urban Commuting Area Codes，RUCA）（RUCA）第 2
版，使用邮政编码分配城市/农村地区的状态，该代码由 Gupta 等（2012）编写。

表 2.3　根据种族或民族、性别、年龄、家庭收入和纬度因素进行调整，按地理区域划分的
严重与轻度或中度食物过敏的发生概率

地区	食物过敏的概率		严重食物过敏的概率	
	未调整的	调整后的	未调整的	调整后的
城市中心	1.7（1.5～2.0）	1.5（1.3～1.8）	1.4（1.0～1.8）	1.3（0.9～1.8）
大都市	1.5（1.3～1.7）	1.4（1.2～1.6）	1.1（0.9～1.5）	1.1（0.8～1.4）
城市郊区	1.3（1.1～1.5）	1.2（1.1～1.4）	1.0（0.8～1.3）	1.0（0.8～1.3）
郊区地区	1.2（1.1～1.4）	1.2（1.0～1.3）	1.1（0.9～1.4）	1.0（0.8～1.3）
小城镇	1.2（0.9～1.4）	1.2（0.9～1.5）	1.2（0.8～1.8）	1.1（0.7～1.7）

资料来源：Gupta 等（2012）。

2.3.3　美国食物过敏反应的地理分布告诉我们什么？

美国城乡食物过敏反应的发病率是否有差异，目前尚无报道。然而，这一信息对于
了解食物过敏反应的发生机制和影响有重要的人口统计学意义，也可能有助于未来治疗
方法的研发。值得注意的是，城乡地区的过敏患者比例可能不同，但并不意味着过敏发
作的频率有差异（Gupta 等，2012）。

2.4　食物过敏儿童中兄弟姐妹的食物过敏敏感性和表现

针对食物过敏的儿童，其家长往往会关心他们的同胞是否也有同样的风险，因此会
希望对没有出现过敏症状的孩子进行食物过敏测试。然而，目前对于食物过敏儿童的同
胞在过敏原方面的敏感程度、实际发病率，以及对无症状同胞进行常见过敏原测试的必
要性和有效性还缺乏足够的了解。为此，本研究计划通过对已确诊为食物过敏的儿童
（n=478）及其兄弟姐妹（n=642）进行评估，来推断食物过敏儿童的同胞的敏感性和实

际发病率（Gupta 等，2015）。本研究采用总 IgE 和特异性血清 IgE 以及 SPT，来检测兄弟姐妹对九种常见过敏原的实验室过敏反应。敏感性指的是 IgE 和（或）SPT 结果为阳性，但没有食物过敏的临床表现。实际食物过敏指的是 IgE 和（或）SPT 结果为阳性，并且有符合食物过敏特征的临床症状。

2.4.1　食物过敏儿童兄弟姐妹的敏感性和真实过敏患病率

根据测试结果，食物过敏儿童的兄弟姐妹中，有 1/3（33.4%）对任何食物都没有敏感性或临床反应。另有一半（53%）对至少一种食物过敏原表现出敏感性，其中以小麦（37%）、牛奶（35%）和鸡蛋（35%）最为常见。还有 13% 被确诊为食物过敏，其中最常见的过敏原是牛奶（5.9%）、鸡蛋（4.4%）和花生（3.7%）。

2.4.2　食物过敏儿童兄弟姐妹中的流行病学和致敏率告诉我们什么？

本研究表明，食物过敏儿童的兄弟姐妹实际上患有食物过敏的比例很低。因此，我们不建议对没有出现过敏反应的兄弟姐妹进行食物限制或过敏原检测。这样做可能会导致误诊和不必要的饮食干预（Gupta 等，2015）。

2.5　伊利诺伊州食物诱发过敏反应的儿科急诊就诊和住院治疗情况

我们对食物过敏儿童的医疗需求缺乏了解，尤其是急诊和住院的情况。我们也不清楚种族、民族和社会经济地位如何影响食物过敏相关的医疗服务。为了填补这一空白，我们利用了伊利诺伊州 2008—2012 年的医疗记录数据，分析了不同背景的过敏儿童在急诊和住院方面的差异（Dyer 等，2015）。

2.5.1　儿科急诊就诊和住院情况的时间分析

在为期 5 年的伊利诺伊州儿童研究中，食物过敏的平均年急诊就诊率和住院率近10 万之 10.9（有关人口统计的详细信息请参见表 2.4），11% 儿童因食物过敏被送往急诊住院治疗。在 2008—2012 年，食物过敏的急诊就诊率从每 10 万人的 6.3 例上升到 17.2 例（$P<0.001$），年增长率为 29%。过敏住院率由 2008 年每 10 万人 0.8 例上升到 2012 年的1.5 例，这一比例以每年 19% 的速度递增。并且，在不同年龄、性别、种族或民族、保险类型和都市化水平的儿童中，急诊就诊率和住院率都有所增加。其中，西班牙裔儿童（44%，$P<0.01$）、参加公共保险的儿童（30%，$P<0.01$）和来自芝加哥以外的城市社区儿童（49%，$P<0.01$）的年增长率最高（Dyer 等，2015）。

2.5.2　按患者人口统计学分类的儿科急诊就诊和住院情况

根据急诊就诊率和住院率，0～4 岁儿童是食物过敏的高危人群（每 10 万人中有12～30.5 人）。然而，5～9 岁儿童的急诊就诊次数在近年来增长最快（40%）。食物过敏导致的住院婴儿（42%）明显多于 1 岁以上儿童（18%，*P*=0.02）（表 2.4）。住院时间与年龄无显著关联（Dyer 等，2015）。

表 2.4　伊利诺伊州 2008—2012 年食物诱导性过敏反应的急诊就诊率和住院率

变量	每 10 万名儿童中因食物引起的过敏反应就诊率和住院率（95% 置信区间）				
	2008（*n*=226）	2009（*n*=279）	2010（*n*=319）	2011（*n*=481）	2012（*n*=590）
总体	6.3（5.5～7.2）	7.8（6.9～8.8）	9.1（8.2～10.2）	13.9（12.7～15.2）	17.2（15.9～18.7）
年龄组，岁					
0～4（*n*=840）	11.9（9.7～14.4）	15.0（12.6～17.8）	16.8（14.1～19.8）	25.5（22.1～29.2）	30.5（26.9～34.5）
5～9（*n*=419）	4.6（3.3～6.2）	6.5（4.9～8.4）	7.2（5.5～9.2）	12.8（10.5～15.4）	17.7（15.0～20.7）
10～14（*n*=284）	3.4（2.3～4.9）	5.1（3.7～6.9）	5.7（4.2～7.5）	8.5（6.7～10.7）	9.9（8.0～12.2）
15～19（*n*=351）	5.3（4.0～7.1）	4.8（3.5～6.4）	7.3（5.6～9.2）	9.4（7.5～11.6）	11.8（9.7～14.2）
性别					
男性（*n*=1 117）	7.2（6.1～8.6）	9.9（8.5～11.5）	11.4（9.9～13.1）	15.2（13.5～17.2）	18.9（17.0～21.1）
女性（*n*=777）	5.4（4.4～6.6）	5.6（4.6～6.9）	6.7（5.6～8.1）	12.5（10.8～14.3）	15.5（13.7～17.5）
种族／民族					
亚洲人，非西班牙裔（*n*=124）	12.9（7.8～20.2）	11.6（6.7～18.5）	15.2（9.8～22.7）	22.4（15.3～31.6）	24.1（16.9～33.3）
黑人，非西班牙裔（*n*=369）	8.0（5.9～10.6）	9.4（7.1～12.2）	9.2（6.9～12.0）	17.5（14.2～21.3）	20.2（16.8～24.4）
白人，非西班牙裔（*n*=1 009）	6.0（5.0～7.3）	7.6（6.4～8.9）	10.1（8.7～11.7）	14.2（12.5～16.0）	16.8（15.0～18.8）
西班牙裔（*n*=248）	2.8（1.8～4.2）	3.8（2.6～5.3）	4.5（3.1～6.2）	7.4（5.6～9.5）	12.5（10.2～15.2）
保险类型					
私人保险（*n*=1374）	7.7（6.6～8.9）	8.3（7.2～9.6）	11.0（9.7～11.2）	16.9（15.3～18.8）	18.8（17.1～20.8）
公共保险（*n*=519）	3.9（2.9～5.1）	7.0（5.6～8.6）	6.0（4.7～7.5）	9.2（7.7～10.9）	14.8（12.8～17.0）

变量	每 10 万名儿童中因食物引起的过敏反应就诊率和住院率（95% 置信区间）				
	2008（n=226）	2009（n=279）	2010（n=319）	2011（n=481）	2012（n=590）
都市状态					
芝加哥市区，都市（n=639）	11.0（8.7～13.8）	14.0（11.4～17.1）	14.0（11.4～17.8）	24.7（21.2～28.7）	27.6（23.9～31.7）
芝加哥市区，非都市（n=978）	7.4（6.2～8.9）	8.5（7.2～10.0）	10.4（9.0～12.1）	13.5（11.8～15.4）	17.8（15.9～19.9）
芝加哥外，都市（n=125）	3.2（1.8～5.9）	2.7（1.3～4.9）	5.3（3.2～8.2）	9.8（6.9～13.5）	12.2（9.1～16.2）
芝加哥外，非都市（n=142）	1.4（0.7～2.5）	3.7（2.5～5.4）	3.3（2.1～4.9）	5.2（3.7～7.2）	5.9（4.3～7.9）
住院状态					
从急诊出院（n=1 753）	6.0（5.3～6.9）	7.1（6.2～8.0）	8.5（7.5～9.5）	12.8（11.6～14.0）	16.0（14.7～17.4）
入院（n=203）	0.8（0.5～1.0）	1.0（0.7～1.3）	1.2（0.9～1.6）	1.4（1.1～1.9）	1.5（1.1～1.9）
食物过敏原					
花生（n=649）	2.2（1.8～2.8）	2.2（1.8～2.8）	3.7（3.1～4.4）	4.8（4.1～5.6）	5.6（4.9～6.5）
坚果（n=318）	0.9（0.6～1.3）	1.5（1.2～2.0）	1.5（1.1～1.9）	2.3（1.9～2.9）	2.9（2.4～3.5）
鳞翅类鱼（n=123）	0.4（0.3～0.8）	0.7（0.5～1.0）	0.4（0.2～0.7）	0.9（0.6～1.3）	1.1（0.7～1.4）
牛奶（n=103）	0.4（0.2～0.7）	0.4（0.3～0.7）	0.3（0.1～0.5）	0.8（1.5～1.2）	1.0（0.7～1.4）
其他食物（n=452）	1.8（1.4～2.3）	2.0（1.6～2.5）	2.0（1.5～2.9）	3.1（2.5～3.7）	4.1（2.5～4.9）
未知食物（n=259）	0.6（0.4～0.9）	1.0（0.7～1.3）	1.3（0.9～1.7）	2.0（1.5～2.5）	2.6（2.1～3.2）
医院类型					
专门的儿科医院（n=771）	2.6（2.1～3.2）	3.5（3.0～4.2）	3.4（2.9～4.1）	5.7（5.0～6.6）	6.8（6.0～7.7）
带 PICU 的综合成人和儿科医院（n=349）	1.5（1.3～1.9）	1.2（0.9～1.6）	1.9（1.5～2.5）	2.3（1.8～2.8）	3.1（2.5～3.7）
不带 PICU 的综合成人和儿科医院（n=773）	2.2（1.8～2.8）	3.1（2.5～3.7）	3.7（3.1～4.4）	5.8（5.1～6.7）	7.4（6.5～8.3）

资料来源：Dyer 等（2015）。

根据种族或民族的不同，儿童的急诊就诊率和住院率也有所不同。亚裔儿童的就诊率和住院率最高，西班牙裔儿童的最低。然而，正如前文所述，西班牙裔儿童的就诊率年增长最快（44%），亚裔儿童的增长最慢（21%）（表 2.4）。白人儿童和非裔美国儿童的就诊率和住院率及其年增长率相近。住院时间与种族或民族无显著关联（Dyer 等，2015）。

根据社会经济和城市地位的不同，儿童的急诊就诊率和住院率也有所差异。相比于公共保险患者（每 10 万人中 3.9～14.8 人），私人保险患者（每 10 万人中 7.7～18.8 人）的就诊率更高，且私人保险儿童的年增长率更快（39% vs. 30%）。芝加哥市区儿童的就诊率最高，而芝加哥郊区的儿童就诊率最低（表 2.4）。在所有城市地区，不同就诊类型的年增长率都有显著提升，其中芝加哥郊区儿童的年增长率最高（49%）。芝加哥郊区的儿童住院率最高。保险类型和城市状况与住院时间并无显著关系（Dyer 等，2015）。

对于不同的过敏原，儿童的急诊就诊率和住院率也有所差异。总体来看，花生过敏的儿童急诊就诊率和住院率最高（表 2.4），而牛奶过敏的儿童住院率最高（Dyer 等，2015）。坚果过敏的儿童每年急诊就诊率和住院率增长最快。此外，过敏原对住院时间没有显著影响（Dyer 等，2015）。

2.5.3　食物引起的过敏性休克导致的儿科急诊和住院数据告诉我们什么？

为了更好地预防食物过敏，我们需要了解不同社会、民族或族裔人群中食物过敏的急诊就诊和住院治疗的发展趋势。我们的调查显示，食物过敏的流行病学可能正在变化，因为以前急诊就诊率和住院率最低的儿童人群，却在调查期间出现了最高的年就诊增加率。这些结果可能反映了疾病患病率或医疗保健接触和利用方面的变化，目前还不清楚具体原因。我们还发现，来自芝加哥市区的儿童食物过敏就诊频率最高，而来自城外郊区的儿童则有最高的年度百分比增长率。这与我们之前在 2.2 节的研究结论一致，即城市状况与食物过敏的患病率呈正相关。此外，我们也证实了之前的文献报道，即花生和坚果过敏的儿童更容易出现严重反应，因此更需要急诊治疗（Dyer 等，2015）。

2.6　食物过敏儿童的父母在赋权和生活质量方面的差异

为鉴于食物过敏原通常很难避免，而且治疗手段有限，食物过敏会使家庭关系紧张，并明显降低过敏儿童及其家人的生活质量。因此，本研究旨在探索 876 名食物过敏儿童的父母照顾过敏儿童和其相关生活质量（FAQOL）方面的差异（Warren 等，2015）。我们使用了两个量表来评估父母的赋权感和生活质量。一个是家庭赋权量表（Koren 等，1992），它包含了 16 个项目，涉及父母信心、参与度、感知行动能力和食物过敏知识。另一个是食物过敏相关生活质量 - 父母负担量表（Cohen 等，2004），它包含了 15 个项目，反映了食物过敏对父母日常生活的影响。表 2.5 采用了消极措辞，也就是说，分数越低，表示赋权或生活质量越高。我们还试图分析了生活质量与感知支持水平和资源获取之间的关系。这些关系在表 2.6 中进行了介绍。

表 2.5　不同儿童食物过敏类型对家长食物过敏相关赋能和生活质量的影响

项目	花生过敏儿童			牛奶过敏儿童			鸡蛋过敏儿童			坚果过敏儿童		
	父亲	母亲	P值（父亲 vs. 母亲）	父亲	母亲	P值（父亲 vs. 母亲）	父亲	母亲	P值（父亲 vs. 母亲）	父亲	母亲	P值（父亲 vs. 母亲）
改编的家庭赋权量表：	1.96	1.73	0.016 8	2.01	1.85	0.037 5	2.05	1.75	0.025 1	2.04	1.85	0.258 2
当我遇到与孩子相关的问题时，我能够处理得相当好	2.41	2.18	0.004 5	2.51	2.23	0.008 9	2.44	2.23	0.012 0	2.40	2.14	0.078 6
我知道当孩子出现问题时该怎么做	2.08	1.96	0.171 4	2.12	2.09	0.583 8	2.23	2.07	0.275 0	2.17	1.94	0.080 7
我感觉我的家庭生活是可控的	2.03	1.61	0.000 0	2.17	1.64	0.000 0	2.19	1.60	0.000 0	2.04	1.62	0.001 5
我能够对孩子的医疗需求做出决策	2.81	1.59	0.000 0	2.94	1.61	0.000 0	2.75	1.52	0.000 0	2.55	1.61	0.000 0
我确保与为我的孩子提供护理的医生保持定期联系	2.10	1.72	0.000 0	2.18	1.81	0.000 6	2.24	1.64	0.000 0	2.09	1.71	0.001 7
我相信我能够在出现与孩子相关问题时解决它们	1.87	1.64	0.031 8	1.86	1.66	0.029 5	1.94	1.63	0.004 3	1.91	1.60	0.007 8
在与孩子相处时，我专注于好的事情	1.75	1.65	0.526 5	1.76	1.60	0.121 8	1.79	1.63	0.326 6	1.81	1.62	0.108 4
我觉得自己是一个好父母，可以冷静地处理涉及孩子的危机情况	1.93	1.92	0.092 6	1.93	2.02	0.036 6	2.00	1.92	0.753 3	2.09	1.99	0.931 1
我有信心保护孩子免受危险	1.69	1.65	0.598 3	1.74	1.72	0.880 9	1.75	1.70	0.937 7	1.72	1.74	0.992 8
我信任我的医生，果断并迅速行动	1.91	1.65	0.001 1	2.06	1.74	0.000 0	1.95	1.70	0.007 4	1.95	1.74	0.098 8

续表

项目	花生过敏儿童			牛奶过敏儿童			鸡蛋过敏儿童			坚果过敏儿童		
	父亲	母亲	P值（父亲 vs. 母亲）	父亲	母亲	P值（父亲 vs. 母亲）	父亲	母亲	P值（父亲 vs. 母亲）	父亲	母亲	P值（父亲 vs. 母亲）
我果断，行动迅速	2.03	1.97	0.4728	2.11	2.08	0.4816	2.11	1.95	0.3541	2.13	2.04	0.8025
我有信心处理孩子的医疗问题	2.02	1.67	0.0002	2.08	1.76	0.0001	2.17	1.74	0.0008	2.08	1.71	0.0474
我知道当孩子出现过敏反应时该采取的措施	1.80	1.47	0.0000	1.86	1.55	0.0000	1.87	1.45	0.0000	1.81	1.52	0.0482
我努力学习新的方法来帮助孩子应对他/她的医疗情况	2.38	1.61	0.0000	2.36	1.51	0.0000	2.32	1.51	0.0000	2.50	1.55	0.0000
我对孩子的疾病有很好的了解	2.03	1.61	0.0000	2.09	1.62	0.0000	2.10	1.65	0.0000	2.15	1.58	0.0000
综合得分	32.67	27.13	0.0000	33.70	28.26	0.0002	33.95	27.25	0.0000	33.43	27.41	0.0012
食物过敏相关生活质量－父母负担表	2.85	3.40	0.0000	3.43	4.30	0.0000	3.16	3.94	0.0000	2.65	3.01	0.0061
如果您和您的家人计划去度假，您的选择会因为孩子的食物过敏而受到多大限制？	4.24	4.50	0.0013	4.58	5.16	0.0000	4.44	4.95	0.0000	3.70	4.14	0.0036
如果您和您的家人计划去餐厅，您的选择会因为孩子的食物过敏而受到多大限制？	3.49	3.56	0.4568	3.72	4.06	0.0015	3.64	3.91	0.0704	3.18	3.30	0.3374
如果您和您的家人计划参加涉及食物的社交活动，因为孩子的食物过敏，您会受到多大限制？	1.96	2.38	0.0000	2.33	3.18	0.0000	2.22	2.87	0.0000	1.90	2.49	0.0000

续表

项目	花生过敏儿童			牛奶过敏儿童			鸡蛋过敏儿童			坚果过敏儿童		
	父亲	母亲	P值（父亲 vs. 母亲）	父亲	母亲	P值（父亲 vs. 母亲）	父亲	母亲	P值（父亲 vs. 母亲）	父亲	母亲	P值（父亲 vs. 母亲）
在过去的一周里，由于您的孩子食物过敏，您需要额外花费时间准备食物（如阅读标签、额外购物等），这给您带来了多大的困扰？	2.11	2.42	0.000 1	2.37	3.08	0.000 0	2.33	2.79	0.000 0	2.05	2.56	0.001 0
在过去的一周里，由于您的孩子食物过敏，您需要在带孩子出门前采取特殊预防措施，这给您带来了多大的困扰？	2.01	2.54	0.000 0	2.28	2.95	0.000 0	2.17	2.79	0.000 0	1.97	2.52	0.000 0
在过去的一周里，您是否一直担心您的孩子可能无法克服他们的食物过敏问题，这给您带来了多大的困扰？	2.29	2.72	0.000 5	2.74	3.29	0.000 1	2.57	3.00	0.004 0	2.30	2.54	0.129 7
在过去的一周中，由于孩子的食物过敏，你有多担心实际上让别人照顾孩子而可能离开他们？	2.59	2.98	0.000 1	2.93	3.38	0.002 5	2.83	3.22	0.012 8	2.48	3.02	0.000 2
在过去的一周中，你在多大程度上为他人对食物过敏的严重性缺乏认识而感到沮丧？	2.53	2.94	0.000 9	2.91	3.34	0.011 6	2.72	3.02	0.135 0	2.55	2.99	0.024 5

续表

项目	花生过敏儿童			牛奶过敏儿童			鸡蛋过敏儿童			坚果过敏儿童		
	父亲	母亲	P值（父亲 vs. 母亲）	父亲	母亲	P值（父亲 vs. 母亲）	父亲	母亲	P值（父亲 vs. 母亲）	父亲	母亲	P值（父亲 vs. 母亲）
在过去的一周中，由于孩子的食物过敏而担心他们因此承担的负担而感到多么苦恼？	2.24	2.70	0.000 6	2.55	2.98	0.000 4	2.37	2.80	0.002 2	2.19	2.70	0.006 4
在过去的一周中，由于孩子的食物过敏，你有多担心他们参加学校、营地、托儿所或其他儿童团体活动？	2.44	3.01	0.000 0	2.73	3.25	0.000 5	2.61	3.11	0.000 5	2.38	2.96	0.000 6
在过去的一周中，由于孩子的食物过敏，您有多担心他们的健康问题？	2.34	2.62	0.012 3	2.59	3.03	0.000 6	2.50	2.84	0.022 5	2.27	2.60	0.021 1
在过去的一周中，您有多担心，如果您孩子对食物过敏有反应，自己将无法帮助孩子？	2.10	2.32	0.041 3	2.28	2.49	0.393 8	2.20	2.33	0.559 1	1.92	2.33	0.014 5
在过去的一周中，由于孩子的食物过敏，您有多担心他们在他人吃东西时的接触问题？	2.48	2.70	0.022 9	2.76	3.09	0.048 7	2.57	2.80	0.348 7	2.29	2.55	0.047 4
在过去的一周中，您有多担心您孩子会有食物过敏反应让您感到害怕？	2.32	2.74	0.000 0	2.64	3.01	0.019 0	2.47	2.77	0.057 4	2.25	2.80	0.000 8
综合得分	37.81	43.59	0.000 0	42.80	50.60	0.000 0	40.56	47.35	0.000 0	36.13	42.21	0.000 5

资料来源：Warren 等（2015）。

表 2.6　家长与儿童食物过敏相关生活质量的预测因素

因变量：患有食物过敏儿童的父母的生活质量	母亲（n=801）		父亲（n=723）	
	系数（95% 置信区间）	P 值	系数（95% CI）	P 值（95% 置信区间）
赋权综合得分	0.008（−0.083，0.010）	0.862	0.002（−0.066 6，0.071）	0.946
食物过敏严重程度	3.729（0.856，6.602）	0.011	4.476（1.726，7.225）	0.001
其他慢性疾病	5.559（2.418，8.699）	0.001	1.364（−1.553，4.281）	0.359
年龄（与 0～1 岁相比）				
2～5 岁	−7.233（−12.313，−2.152）	0.005	−2.282（−7.102，2.538）	0.353
6～10 岁	−11.250（−17.959，−4.521）	0.001	−2.926（−9.143，3.291）	0.356
11～13 岁	−12.295（−20.263，−4.327）	0.003	−3.082（−11.369，5.205）	0.465
≥14 岁	5.032（−9.587，19.651）	0.499	−8.146（−22.073，5.782）	0.251
男性	1.139（−1.580，3.858）	0.411	2.697（0.127，5.266）	0.040
种族或族裔（与其他人相比）				
非西班牙裔白人	−17.663（−24.871，−10.456）	0.000	−7.881（−15.039，−0.722）	0.031
非西班牙裔黑人	−0.723（−5.306，3.860）	0.757	2.678（−1.727，7.082）	0.233
西班牙裔	1.372（−7.187，9.931）	0.753	9.218（0.905，17.531）	0.030
亚裔	−1.212（−5.947，3.522）	0.615	2.747（−1.863，7.357）	0.242
兄弟姐妹数量	−0.102（−1.854，1.65）	0.909	−1.437（−3.085 4，0.212）	0.087
健康保险（与公共保险相比）				
私人保险	−0.704（−7.102，5.694）	0.829	2.188（−4.377，8.753）	0.513
其他	1.725（−9.413，12.863）	0.761	1.805（−8.522，12.132）	0.732
父母教育程度（与未上大学相比）				
大学毕业	−3.753（−7.929，0.422）	0.078	−0.818（−4.756，3.121）	0.684
收入（与＜50 000 美元相比）				
50 000～99 999 美元	−1.950（−8.286，4.386）	0.546	1.293（−5.265，7.851）	0.699

因变量：患有食物过敏儿童的父母的生活质量	母亲（n=801）		父亲（n=723）	
	系数（95% 置信区间）	P 值	系数（95% CI）	P 值（95% 置信区间）
≥100 000 美元	−1.487（−7.798，4.823）	0.644	−2.052（−8.557，4.453）	0.536
未知	−5.111（−13.812，3.590）	0.249	−3.700（−12.413，5.012）	0.405
家庭和朋友的支持	−14.769（−19.835，−9.703）	0.000	−10.145（−15.104，−5.186）	0.000
照顾孩子所需的资源	−17.773（−26.064，−9.483）	0.000	−11.458（−21.612，−1.303）	0.027

资料来源：Warren 等（2015）。

2.6.1 父母赋权和家庭生活质量

根据本研究，母亲和父亲在赋权和 FAQOL 方面有显著的差异。母亲的赋权水平高于父亲（P＜0.001），而家庭生活质量则低于父亲（P＜0.001），这与孩子的过敏严重程度、过敏原种类或合并症无关。赋权和 FAQOL 之间没有显著的相关性。父母的家庭生活质量受到朋友和家人的支持以及照顾孩子所需资源的影响，这对母亲尤为重要（Warren 等，2015）。非西班牙裔白人父母的家庭生活质量高于其他族裔，而西班牙裔父亲的家庭生活质量则较低。孩子的年龄对父亲没有影响，但 2~13 岁的孩子的母亲的家庭生活质量较高。合并症只与母亲的家庭生活质量降低有关，而不影响赋权或父亲的家庭生活质量。相比于轻 / 中度食物过敏儿童父母来说，有食物过敏史儿童的父母的家庭生活质量较低，而花生、牛奶、鸡蛋和坚果过敏儿童的母亲与患有这些特定过敏症的儿童的父亲相比则同时表现出高赋权和低家庭生活质量。乳蛋过敏儿童的父母虽然赋权水平与其他患儿父母相当，但其家庭生活质量却显著较差，即使考虑到乳蛋过敏儿童年龄较小的因素也是如此。

2.6.2 家长的担忧和潜在的干预措施，以改善其家庭生活质量

食物过敏是一种慢性疾病，但与其他疾病不同的是，它存在着持续的真实风险或感知的风险，可能导致致命的后果。这给过敏儿童的父母带来了沉重的负担，也给研究人员和决策者提出了挑战。在评估过敏儿童父母的生活质量（QOL）时，发现他们最担心的是孩子在家外接触到过敏原。对于在家外发生过敏反应的风险，他们的关注程度与他们的 QOL 和自我效能感有关；在这种情况下，了解过敏反应的风险可能会增加父母的压力。因此，需要采取综合性的措施来改善过敏儿童父母的 QOL，尤其是普遍较低的QOL。理想情况下，增加对食物过敏的知识会提高 QOL，但由于存在许多变量，不能期望所有父母都能在短时间内达到这一目标。同样，自我效能感也应该与 QOL 呈正相关。

过敏儿童父母之间 QOL 的差异也在其他慢性疾病中有所体现，如哮喘（Hederos 等，2007）、发育障碍（Yamada 等，2012）和其他慢性疾病（Goldbeck，2006）。然而，还需要进一步探究造成这种差异的原因。我们的研究结果显示了社交网络对过敏儿童父母，尤其是母亲的重要性。建立互助的社交网络可以提高家长的家庭 QOL（Warren 等，2015）。

2.7　美国和加拿大的食品过敏标签和购买习惯

美国和加拿大实施了强制性的食物过敏原标识制度，以保护食品过敏者的安全。但是，一些没有标准化和监管的预防性标签（如"可能含有""在同一设备生产"）也越来越多，它们对过敏人群的购买和饮食行为有什么影响还不清楚。为此，本研究对 6684 名来自美国和加拿大的食物过敏患者或其护理者的购买习惯进行了描述性分析（Marchisotto 等，2016）。

2.7.1　标签知识和购买行为

根据调查结果，有 29% 的受访者不了解法律规定的主要过敏原标注要求。此外，还有 46% 的受访者对于指示性或预防性标签的使用准则不清楚或有误解。本研究还评估了标签类型、过敏反应的严重程度和国家对消费者购买行为的影响。结果表明，有 12% 的受访者曾经购买过"可能含有"其过敏原的食品，有 40% 的受访者曾经购买过与其过敏原"在同一生产线上加工"的食品（Marchisotto 等，2016）。

2.7.2　标签实践和购买行为的影响

根据目前的法律规定，没有对预防性标签进行评估的要求，这导致消费者无法获得可靠的安全信息。对于那些难以获得新鲜食品、主要依赖包装食品的儿童和家庭来说，这种非标准化的标签可能带来更大的潜在风险。这一现象可能导致不同社会经济地位的儿童在食物过敏方面的结果差异（Marchisotto 等，2016）。那些生活中更多使用包装食品的家庭的孩子，可能更容易受到标签不清晰或不准确的影响。

2.8　美国儿童食物过敏的经济影响

在评估美国食物过敏的经济负担时，我们面临着联邦诊断编码数据的局限性，这些数据可能无法覆盖所有的过敏病例，也没有反映家庭的直接和间接成本。为了量化照顾过敏儿童的成本，我们对过敏儿童的父母和护理人员进行了一项横断面调查（n=1 643）（Gupta 等，2013）。我们考虑了以下几种成本：直接医疗费用（如医生费用、急诊访问费用和住院费用）、自付费用（如安全食品、诊所或急诊的自行垫付支付、药物费用）、劳动力成本损失（如因过敏相关原因请假）和机会成本（如离职或更换工作）。此外，我们还询问了护理人员是否愿意为有效的食物过敏治疗付出一定的费用。我们分析了不同人口统计学类别家庭中的费用分布情况。我们估计，美国食物过敏的总成本为每年248亿美元（Gupta 等，2013）。

2.8.1　儿童食物过敏的直接医疗成本

直接医疗成本是指儿童食物过敏所需的诊断、治疗和预防措施的医疗保健系统支出。我们通过调查食物过敏儿童的照顾者在一年内的门诊、急诊和住院就诊次数和费用来收集数据。我们从多个来源获取每种就诊类型的成本数据，包括医疗保险数据库、医疗保健成本和可采用的全国急诊样本数据以及医疗保健成本和可采用的全国住院病人样本数据。根据我们的估算，直接医疗成本每年约为43亿美元（表2.7）。其中，住院费用占总成本的近一半，急诊就诊费用占总成本的18%。其他专科门诊费用占总成本的其余部分。

表 2.7　儿童食物过敏的直接医疗费用

特征	就诊的儿童，%（SE）	儿童就诊次数，平均（SE）	费用，美元		全年（以百万美元计）
			就诊	儿童	
就诊次数					
儿科医生	42（2）	0.82（0.05）	112	92	543
过敏专家	41（2）	0.79（0.05）	175	138	819
肺科医生	14（1）	0.07（0.01）	175	12	71
营养师	17（1）	0.16（0.04）	100	16	96
替代疗法提供者	17（1）	0.23（0.05）	100	23	136
急诊科	13（1）	0.18（0.02）	711	129	764
住院治疗	4（1）	0.05（0.01）	6269	314	1 863
直接医疗费用总额				724	4 292

资料来源：Gupta 等（2013）。

2.8.2　家庭承担的成本

家庭承担的成本包括个人支付的费用、失去的劳动生产力和机会成本。照顾者承担的总成本为每年205亿美元。

2.8.3　个人支付费用

家庭的总自付费用为每年55亿美元（表2.8）。非过敏性食品占比最大，近30%以上。儿童看护和学校变动共占自付费用的27%。

表 2.8　儿童食物过敏的自费费用

变量	报告费用 %（标准误差）	平均每个孩子的直接个人支付费用，美元（标准误差）	每个孩子的总费用，美元	总年费用（以百万美元计）
医生诊所或健康诊所的就诊次数（包括医疗保健费用）	52.5（2.2）	160（14）	84	499
急诊室就诊次数（包括医疗保健费用）	16.1（1.6）	247（42）	40	235
住院治疗	10（1.4）	411（182）	41	244
前往医疗就诊的交通费用（包括救护车使用和停车费）	27.7（1.8）	91（14）	25	149
肾上腺素注射器（Epipen，Epipen Jr.）	35.9（1.9）	87（4）	31	184
抗组胺药物（Allegra，Benadryl，Claritin，Zyrtec）	50.8（2.2）	62（4）	32	188
其他处方药/非处方药	29.3（1.9）	122（13）	36	211
非传统药物（如草药产品）	15（1.6）	123（30）	19	110
特殊饮食和无过敏原食品的成本	37.7（2.0）	756（59）	285	1 689
额外/更改的儿童看护	6.7（0.8）	2 158（323）	145	857
法律指导	2.3（0.6）	402（122）	9	55
咨询或心理健康服务	4.5（0.7）	571（123）	26	152
特殊夏令营	3（0.7）	702（183）	21	125
由于孩子的食物过敏而需要更换学校	4.2（0.7）	2 611（497）	110	650
其他的个人支出（例如清洁用品、皮肤护理产品、交通费用）	9.2（1.1）	396（86）	36	216
任何个人支付的费用	74.3（2.1）	1 252（90）	931	5 516

资料来源：Gupta 等（2013）。

2.8.4　家庭损失的劳动成本

劳动力损失是指因过敏就医而导致的工作时间缩短，按照全国平均每小时劳工报酬的标准，这一损失的总额约为 7.73 亿美元（Gupta 等，2013）。

2.8.5　家庭的机会成本

本研究分析了 9.1% 的照顾者因食物过敏而承担的工作机会成本。这些成本包括职业发展受阻、辞职、寻找新工作或无法就业。根据护理人员失业率、平均机会成本和美国食物过敏儿童的总数，我们估算出全国家庭的机会成本约为 140 亿美元（表 2.9）。

表 2.9 食物过敏儿童的机会成本

特征	报告，%（标准误差）	机会成本，平均值（标准误差）	每个孩子的费用，美元	总年费用（以十亿美元计）
职业选择受限	5.7（0.9）	15 655（2 471）	892	5.3
被迫辞职	4.9（0.7）	29 657（4 151）	1453	8.6
因解雇而无工作	1.9（0.6）	14 849（7 479）	282	1.7
需要换工作	2.5（0.6）	10 605（3 161）	265	1.6
任何与工作相关的机会成本（总额）	9.1（1.0）	32 719（4 166）	2 977	17.6
任何与工作相关的机会成本（最高额）	9.1（1.0）	26 363（2 545）	2 399	14.2

资料来源：Gupta 等（2013）。

2.8.6 支付意愿

支付意愿（Willingness to Pay，WTP）是指照顾者愿意为一种假设的食物过敏治疗方法（让其子女可以自由食用任何食物）支付的金额。根据调查，这种治疗方法的年度 WTP 为 208 亿美元。这个金额不包括他们目前的医疗费用，而是基于一种理想的情况，即孩子不会因为食物过敏而受到限制。

2.8.7 美国儿童食物过敏的经济影响告诉我们什么？

根据我们的了解，这是第一项全面评估美国食物过敏经济影响的研究。我们发现，食物过敏给家庭带来了沉重的经济负担。食物过敏的总成本每年约为 248 亿美元，其中超过 80% 的成本由家庭自己承担。为了便于比较，我们将食物过敏的数据与患有哮喘的人数（Fox 等，2013）进行了对照，哮喘的患病率与食物过敏相近。据估计，哮喘的直接医疗费用为每人（不分年龄）每年 3 259 美元，是每个食物过敏儿童的费用（每个儿童为 724 美元）的近 5 倍（Barnett 和 Nurmagambetov，2011）。处方药占了哮喘直接医疗费用的一半以上（Fox 等，2013）。然而，几乎没有处方药可以治疗食物过敏。相反，食物过敏要求家庭在许多方面做出改变，这些改变都会给家庭造成显著的经济损失。与处方药费用不同，看护者时间的机会成本很少能得到医疗保险的报销。对于那些难以负担特殊食品或减少工作时间的低收入家庭来说，这些成本更加沉重。

WTP 大约为每年 208 亿美元。这个数字与看护者每年承担的费用（205 亿美元）相近，因此似乎证实了我们采用的两种分析方法的有效性和一致性。也就是说，WTP 与实际家庭支出非常接近，表明了我们测量 WTP 的方法是一个可靠的模型（Gupta 等，2013）。

2.9　美国食物过敏儿童对经济影响的社会经济差异

本项目旨在量化社会经济和种族或族裔群体对过敏儿童直接费用和自付费用的影响（Bilaver 等，2016）。本项目基于对 1 643 名美国过敏儿童的护理者进行的横断面调查数据进行分析。调查的变量包括直接医疗费用（根据家长申报的门诊、急诊和住院治疗数据计算）和自付费用（根据家长申报的药品、保险自付费、心理健康服务、法律服务、特殊学校、儿童保育、夏令营学费和特殊食品支出金额计算）。本项目对比了 5 个种族（非裔美国人、亚洲人、西班牙裔、白人、其他）和 3 个社会经济群体（家庭收入：<5 万美元，5 万~9.9 万美元，≥10 万美元）（Bilaver 等，2016）。

2.9.1　按社会经济地位（SES）和种族 / 族裔审查医疗机会

我们之前已经指出，非裔美国人和西班牙裔儿童被官方诊断为食物过敏的比例显著低于其他群体（见 2.2.1.3 节）。然而，目前还没有研究证实种族或族裔与食物过敏的严重程度有关。据了解，高收入家庭的孩子更容易获得肾上腺素自动注射器的处方（Coombs 等，2011）。因此，高收入家庭也更可能在急诊之前为孩子注射肾上腺素，以应对食物引起的过敏反应（Huang 等，2012）。高收入家庭的孩子并不是唯一使用处方药和肾上腺素的群体；正如前文所述，持有公共保险的儿童因食物过敏而送急诊的年度就诊率高于持有私人保险的儿童，这可能反映了富裕家庭更易获取医疗资源的现状。

2.9.1.1　按社会经济地位分类的医疗费用

根据表 2.10 的数据，年收入低于 5 万美元的家庭在食物过敏导致的急诊和住院方面的花费是高收入家庭的 2.5 倍。而高收入家庭则在医生咨询和药物治疗方面的支出远高于低收入家庭，其中药物治疗的费用是低收入家庭的 2 倍多。

表 2.10　按社会经济地位（以美元计算的家庭收入）划分的直接和个人支付的平均年度费用（上）以及按种族或族裔划分的费用（下）

按家庭收入划分的直接和个人支付的平均年度费用（标准误差），以美元计算		
费用类型	<5 万美元	5 万~9.9 万美元	≥10 万美元
由医疗保健系统承担的总直接成本	1 374（274）	1 024（125）	940（128）
急诊和住院费用 *	1 021（209）	434（106）	416（94）
专科医生费用 **	228（21）	330（27）	311（18）
由家庭承担的总个人支付成本	3 174（858）	3 434（658）	5 062（1 168）
药物费用 ***	171（26）	275（30）	366（44）
特殊食品费用	744（216）	941（230）	1 545（347）

*P<0.05，**P<0.01，***P<0.001 用于 F 检验各组平均值是否相等

Bilaver 等（2016）

费用类型	白人	非裔美国	西班牙裔	亚洲人
由医疗保健系统承担的总直接成本 ***	999（104）	493（109）	643（224）	885（514）
急诊和住院费用 ***	504（79）	108（60）	395（220）	1 271（630）
专科医生费用 ***	310（13）	157（40）	127（37）	101（36）
由家庭承担的总个人支付成本	4 203（750）	395（452）	1 093（856）	1 327（1 948）
药物费用 ***	312（28）	52（18）	148（78）	87（37）
特殊食品费用 ***	1 213（200）	177（501）	219（281）	148（290）

$*P<0.05$，$**P<0.01$，$***P<0.001$ 用于 F 检验各组平均值是否相等

Bilaver 等（2016）

2.9.1.2 根据种族或民族划分的医疗费用

根据种族或民族的不同，医疗支出也有很大的差异。我们用 F 检验来比较 5 个种族或民族的平均收入，发现医疗系统所承担的总直接成本在这些群体之间有显著差异（$P>0.001$）。我们还发现自付费用总额在这些群体之间也有显著差异。白种家庭相比其他种族或民族的家庭，在专科医生、药物和特殊食品上的支出更高。非裔美国儿童的直接医疗费用和自付费用则是最低的（表 2.10）。

2.9.1.3 儿童食物过敏导致的社会经济差异告诉我们什么？

根据我们的研究结果，我们认为低收入、非白人家庭的孩子在预防性医疗和专科医疗方面存在明显的不平等，更多地依赖于急诊治疗来应对食物过敏的严重反应。因此，我们建议加强专科医疗服务、食品安全和肾上腺素的普及和可获取性。同时，我们呼吁提高公共场所肾上腺素的配备和食物过敏治疗的公平性（Bilaver 等，2016）。

2.10 芝加哥公立学校的哮喘和食物过敏管理以及食物过敏反应的紧急肾上腺素使用情况

现在，人们正在积极讨论是否应该在学校和其他公共场所提供备用或非指定的肾上腺素自动注射器（EAIs）。芝加哥公立学校（CPS）在 2012—2013 学年开始向各区学校提供非指定的肾上腺素。我们在学年结束时收集了自动注射器的使用数据，以了解它们对食物过敏反应的影响（Gupta 等，2014）。据我们所知，这是第一个关于大型城市学区内哮喘、食物过敏的情况和处理方法，以及肾上腺素供应对食物过敏反应的影响的研究。

2.10.1 肾上腺素自动注射器在芝加哥公立学校的分布情况

在该项目实施的第一年中，我们使用了 38 个由地区提供的 EAIs，主要是为小学生服务。EAIs 的使用情况在芝加哥不同地区有所差异，西北偏北地区使用的最多（37%），而远南区使用的最少（10%）。这与各地区食物过敏确诊的比例并不一致，例如，远南区的确诊比例高达 47%，而西北偏北地区只有 8%。我们发现，有一半以上的 EAIs 是用于首次出现过敏症状的学生。此外，我们分析了引起过敏反应的原因，发现超过一半是由食物导致的，而有 1/3 以上的原因尚不明确（表 2.11）。

表 2.11 行政区发放的肾上腺素自动注射器的特征和触发因素

变量	频率，%（n）
有过敏反应的人	
芝加哥公立学校学生	92.1（35）
芝加哥公立学校职工	7.9（3）
学校类型	
小学	63.2（24）
高中	36.8（14）
地理上的合作	
远南地区	26.3（10）
西北偏北地区	36.8（14）
南区	13.2（5）
西南地区	10.5（4）
西区	13.2（5）
初次发生的事件	
是	55.0（21）
否	45.0（17）
管理者	
学校护士	76.3（29）
学校的其他工作人员	18.4（7）
自我管理	5.3（2）
肾上腺素的注射剂量	
成人	57.9（22）
青少年	23.7（9）
数据缺失的	18.4（7）
911 呼救	
是	81.6（31）
否	2.6（1）

续表

变量	频率，%（n）
数据缺失的	15.8（6）
过敏诱因 - 食物	55.3（21）
花生	18.4（7）
树状坚果	2.6（1）
贝类	2.6（1）
鱼类	13.2（5）
食品 - 其他	13.2（5）
食物 - 未知	5.3（2）
过敏诱因 - 其他	10.5（4）
昆虫毒液	5.3（2）
动物	2.6（1）
草类	2.6（1）
过敏诱因 - 未知	34.2（13）

资料来源：DeSantiago-Cardenas 等（2015）。

2.10.2 根据种族、社会经济地位和地理区域分类的 CPS 食物过敏数据

根据我们的研究，非裔美国学生和亚洲学生比白种学生更容易患有食物过敏，其比值分别为 1.1 和 1.4。在所有食物过敏的学生中，非裔美国和西班牙裔学生占了很大一部分（表 2.12 显示了食物过敏和哮喘的发病率）。我们还发现，领取免费或减价的午餐的学生比没有领取的学生食物过敏的比值要低得多，分别为 0.3 和 0.5。此外，与该市西北偏北地区相比，其他地区的学校食物过敏的发生率也明显较低。

表 2.12　CPS 学生哮喘和食物过敏诊断的调整后概率比

变量	哮喘	食物过敏
年龄（与 3～5 岁相比）		
6～10 岁	10.4（5.7～19.2）**	1.3（1.2～1.4）**
11～13 岁	12.9（7.0～23.8）**	1.0（0.9～1.1）
14 岁	11.0（6.0～20.2）**	0.7（0.6～0.8）**
性别		
男性对女性	1.4（1.4～1.5）**	1.3（1.2～1.4）**
种族 / 族裔（对白人）		
黑人	2.3（2.2～2.4）**	1.1（1.0～1.3）*

续表

变量	哮喘	食物过敏
西班牙裔	1.3（1.2～1.4）**	0.8（0.7～0.9）**
亚洲人	0.8（0.7～0.9）**	1.4（1.2～1.6）**
多种族所有	1.7（1.5～2.0）**	1.5（1.3～1.9）**
其他	1.1（0.9～1.3）	1.0（0.7～1.3）
免费 / 减免午餐计划（与未申请相比）		
免费	1.1（0.9～1.1）	0.3（0.3～0.4）**
减价的	1.0（0.9～1.0）	0.5（0.4～0.5）**
限时 45 天免费的	1.0（0.8～1.3）	0.5（0.4～0.8）**
未申请的	1.1（1.0～1.2）*	0.8（0.8～0.9）**
地理区域（与北区 - 西北区相比）		
远南地区	0.7（0.7～0.8）**	0.7（0.6～0.7）**
南区	0.7（0.7～0.8）**	0.6（0.6～0.7）**
西南地区	0.7（0.7～0.8）**	0.5（0.5～0.6）**
西区	0.9（0.9～0.9）**	0.6（0.6～0.7）**

数据展示为 OR（95% CI），*$P<0.05$，**$P<0.001$。

资料来源：Gupta 等（2014）。

2.10.3　芝加哥公立学校的紧急行动计划数据

"504 计划"是一种由家长和学校协商制定的紧急应对方案，目的是在出现过敏性休克或哮喘急性发作时能够及时采取正确的措施。在 CPS 的学生中，有 51% 的食物过敏者在上一学年的档案中有"504 计划"。在同时患有食物过敏和哮喘的学生中，随着年级的提高，"504 计划"的使用率呈下降趋势。总体来说，男生、非洲裔和西班牙裔学生、享受免费或减价午餐的学生及芝加哥其他地区的学生相比于女生、白人学生、不享受午餐补助的学生及西北偏北地区的学生更少使用"504 计划"。食物过敏者和哮喘患者的"504 计划"使用率大致相当。但是，有 40% 的食物过敏者同时也患有哮喘，而只有 9% 的哮喘患者同时也有食物过敏。这种差异是由于疾病发病率的变化，还是由于 CPS 报告中慢性病信息的不完整导致的，目前还不清楚，"504 计划"的发病率见表 2.13。

表 2.13　芝加哥公立学校学生在哮喘和食物过敏诊断方面拥有学校健康管理计划（504 计划）的调整后概率比率

变量	哮喘	食物过敏
年龄（与 3～5 岁相比）		
6～10 岁	1.2（1.0～1.3）*	1.1（0.9～1.3）
11～13 岁	0.8（0.7～0.8）**	0.7（0.5～0.9）*
14 岁	0.5（0.4～0.6）**	0.5（0.4～0.6）**
性别		
男性对女性	0.8（0.7～0.8）**	0.7（0.7～0.9）*
种族 / 族裔（对白人）		
黑人	0.5（0.4～0.6）**	0.6（0.5～0.7）**
西班牙裔	0.8（0.7～0.9）*	0.9（0.7～1.2）
亚洲人	1.0（0.8～1.3）	0.9（0.6～1.2）
多种族所有	1.0（0.8～1.4）	1.0（0.7～1.6）
其他	0.9（0.6～1.4）	0.8（0.4～1.5）
免费或减免午餐计划（与未申请相比）		
免费	0.6（0.5～0.7）**	0.5（0.4～0.6）**
减价的	0.8（0.6～0.9）*	0.7（0.5～0.9）*
限时 45 天免费的	0.7（0.4～1.2）	0.4（0.2～0.9）*
未申请的	1.0（0.8～1.2）	0.9（0.7～1.1）
免疫状况		
符合与不符合	1.4（1.1～1.8）*	1.7（1.1～2.7）*
地理区域（与西北偏北地区相比）		
远南地区	0.6（0.5～0.7）**	0.4（0.3～0.6）**
南区	0.6（0.5～0.6）**	0.5（0.4～0.7）**
西南地区	0.6（0.5～0.6）**	0.5（0.4～0.6）**
西区	0.5（0.5～0.6）**	0.6（0.5～0.7）**
慢性病		
哮喘	—	1.9（1.7～2.2）**
食物过敏	4.1（3.7～4.6）**	—

数据展示为 OR（95% CI），*$P<0.05$，**$P<0.001$。

资料来源：Gupta 等（2014）。

2.10.4　基于 EAI 和 CPS 应急行动计划数据的结论和建议

作为美国最大的校区，CPS 面临着为学校提供非指定 EAI 用于过敏反应的紧急救治的挑战。我们分析了 CPS 中食物过敏和 EAI 使用的记录数据，发现了两者之间的不一致。这些结果进一步支持了先前的研究，即低收入和少数族裔人群中食物过敏的诊断不足，因此需要非指定 EAI。有研究表明，20%～25% 的儿童在学校发生了首次过敏反应。此外，30% 的护士表示，他们曾经用一个孩子的 EAI 来救助另一个孩子。这些事实都强调了非指定 EAI 和 "504 计划" 的重要性。

我们的数据显示，在 CPS 的学生中，"504 计划" 的使用率很低。最近的文献也普遍反映了管理计划的使用不足，说明这是一个普遍存在的问题。此外，尽管非裔美国学生和西班牙裔学生在哮喘和食物过敏方面受到了更大的影响，但与白人 CPS 学生相比，他们拥有学校健康管理计划的可能性明显较低。同样，与经济状况较好的学生相比，低收入学生（类似于参加免费 / 减价午餐计划的学生）也更不可能有 "504 计划"。食物过敏在种族和社会经济差异中是否存在内在差异尚不清楚；然而，这种差异可能部分源于种族或少数民族以及经济弱势家庭在获得诊断和护理方面的障碍。考虑到芝加哥医疗保健提供者的分布不均以及低收入家庭在获取医疗资源方面的困难，食物过敏诊断与发病率不匹配也就不奇怪了。

由于本研究使用了 CPS 数据，因此仅包括经医生验证的食物过敏和哮喘患者，这些疾病的真实发病率可能高于 CPS 内低收入人群报告的发病率。目前，CPS 学生需要医生证明才能获得 "504 计划"，这可能导致那些依赖学校支持计划的低收入学生因为医疗资源有限而无法获得。一个可行的低成本解决方案是在无须医生证明食物过敏诊断的情况下提供 "504 计划"（Gupta 等，2014）。

2.11　结论

本文概述了食物过敏的公共卫生问题，包括食物过敏流行率、地理分布和对不同群体的影响。我们发现，贫困人口面临更大的食物过敏负担。鉴于食物过敏对经济、社会和心理方面的巨大影响，我们需要更有效的解决策略。随着食物过敏诊断的增加，相关成本也会增加。目前，虽然治疗方法还在研究中，但我们可以通过提高食物过敏的教育和非指定肾上腺素的普及来减轻食物过敏的危害。此外，我们还需要加强对食物过敏最佳实践和紧急处理方法的认识。最后，我们要努力实现这些能够挽救生命的资源的公平分配。

参考文献

Barnett, S.B.L., and T.A. Nurmagambetov. 2011. Costs of asthma in the United States: 2002–2007. *Journal of Allergy and Clinical Immunology* 127: 145–152.

Ben-Shoshan, M., D.W. Harrington, L. Soller, et al., 2010. A population-based study on peanut, tree nut, fish, shellfish, and sesame allergy prevalence in Canada. *Journal of Allergy and Clinical Immunology*. 125: 1327–1335.

Bilaver, L.A., K.M. Kester, B.M. Smith, et al., 2016. Socioeconomic disparities in the economic impact of childhood food allergy. *Pediatrics*. 137: e20153678.

Cohen, B.L., S. Noone, A. Muñoz-Furlong, et al., 2004. Development of a question– naire to measure quality of life in families with a child with food allergy. *Journal of Allergy and Clinical Immunology*. 114: 1159–1163.

Coombs, R., E. Simons, R.G. Foty, et al., 2011. Socioeconomic factors and epinephrine prescription in children with peanut allergy. *Paediatrics and Child Health*. 16: 341–344.

DeSantiago-Cardenas, L., V. Rivkina, S.A. Whyte, et al., 2015. Emergency epinephrine use for food allergy reactions in Chicago public schools. *American Journal of Preventive Medicine*. 48: 170–173.

Dyer, A.A., C.H. Lau, T.L. Smith, et al., 2015. Pediatric emergency depart– ment visits and hospitalizations due to food-induced anaphylaxis in Illinois. *Annals of Allergy, Asthma and Immunology*. 115: 56–62.

Fox, M., M. Mugford, J. Voordouw, J. et al., 2013. Health sector costs of self-reported food allergy in Europe: A patient-based cost of illness study. *The European Journal of Public Health*. 23: 757–762.

Goldbeck, L. 2006. The impact of newly diagnosed chronic paediatric conditions on parental qual– ity of life. *Quality of Life Research*. 15: 1121–1131.

Gupta, R.S., E.E. Springston, M.R. Warrier, et al., 2011. The prevalence, severity, and distribution of childhood food allergy in the United States. *Pediatrics*. 128: e9–e17.

Gupta, R.S., E.E. Springston, B. Smith, et al., 2012. Geographic variability of childhood food allergy in the United States. *Clinical Pediatrics*. 51: 856–861.

Gupta, R., D. Holdford, L. Bilaver, et al., 2013. The economic impact of childhood food allergy in the United States. *JAMA Pediatrics*. 167: 1026–1031.

Gupta, R.S., V. Rivkina, L. DeSantiago-Cardenas, et al., 2014. Asthma and food allergy management in Chicago public schools. *Pediatrics*. 134: 729–736.

Gupta, R., M.M. Walkner, C. Lau, et al., 2015. Food allergy sensitization and presentation in siblings of food allergic children. *Annals of Allergy Asthma and Immunology*. 115: A27–A27.

Hederos, C.A., S. Janson, and G. Hedlin. 2007. A gender perspective on parents' answers to a questionnaire on children's asthma. *Respiratory medicine*. 101: 554–560.

Huang, F., K. Chawla, K.M. Järvinen, et al., 2012. Anaphylaxis in a New York City pediatric emergency department: Triggers, treatments, and outcomes. *Journal of Allergy and Clinical Immunology*. 129: 162–168.

Koren, P.E., N. DeChillo, and B.J. Friesen. 1992. Measuring empowerment in families whose children have emotional disabilities: A brief questionnaire. *Rehabilitation Psychology*. 37: 305. Marchisotto, M.J., L. Harada, O. Kamdar, et al., 2016. Food allergen labeling and pur-chasing habits in the US and Canada. *Journal of Allergy and Clinical Immunology*. 137: AB81.

Warren, C.M., R.S. Gupta, M.W. Sohn, et al., 2015. Differences in empowerment and quality of life among parents of chil- dren with food allergy. *Annals of Allergy, Asthma and Immunology*. 114: 117–125.

Yamada, A., M. Kato, M. Suzuki, M. et al., 2012. Quality of life of parents raising children with pervasive developmental disorders. *BMC Psychiatry*. 12: 1.

第 3 章
当前美国各州与食品过敏原管理有关的立法

Wendy Bedale

3.1 引言

  食物过敏原和过敏反应的有效管理对于餐厅、学校、托儿所、高等教育机构和其他可能提供食物的场所至关重要。因此，有关过敏原意外暴露的预防和过敏反应的有效治疗策略是食物过敏原管理的重要基石。这对于食品管理者尤其重要，因为许多严重的过敏性反应发生在餐馆或家庭以外的地方。通过提高人们对食物过敏原的认识和理解，可以减少意外暴露（或成分标示错误）的风险（Eigenmann 和 Zamora，2002；Weiss 和 Munoz-Furlong，2008）。肾上腺素是治疗过敏性反应的首选药物，可以挽救生命（Xu等，2014）并降低住院率（Fleming 等，2015）。由于肾上腺素的高效性和相对安全性（Manivannan 等，2014），一些法律倡议旨在增加在学校和其他可能发生食物过敏反应的公共场所提供肌内注射（自动注射器）肾上腺素的可行性。

  然而，由于公众可能将食物过敏归类于食物不耐症（Yee Ming 和 Hui，2015）或因生活方式选择的主观性饮食限制，导致食物供应者没有充分意识到食物过敏的严重性（Gupta 等，2009）。因此，提高对食物过敏的认识有助于防止交叉污染和意外接触，并确保负责准备和供应食物的人知道如何做到这一点。同时，了解食物过敏后果及其管理方法也有助于在发生暴露事件时进行迅速有效的干预。

  为了提高对食物过敏的认知和管理水平，制订指南等指导性的措施是行之有效的，但如果通过法律进行约束也许更加高效。加拿大安大略省早在 2005 年就制定了《萨布琳娜法》（Sabrina's Law），以改善学校内过敏性反应的管理（Cicutto 等，2012）。2003 年，萨布琳娜·香农在学校内发生过敏反应去世（Gregory，2012）。为了纪念她，《萨布琳娜法》要求学校董事会制订过敏性反应管理计划，并为学校工作人员提供关于肾上腺素注射的培训（Food Allergy Canada，2017）。最近的一项研究比较了安大略省的学校和加拿大其他省份的学校的政策，得出结论：在立法环境下的学校更能有效地帮助有食物过敏

W. Bedale

Food Research Institute, University of Wisconsin-Madison, Madison, WI 53706, USA

e-mail: bedale@wisc.edu

© Springer International Publishing AG 2018

T.-J. Fu et al.（eds.），*Food Allergens*, Food Microbiology and Food Safety, DOI 10.1007/978-3-319-66586-3_3

风险的学生（Cicutto 等，2012）。

因此，法律可以对食物过敏或过敏原管理产生影响。这类法律可以采取法律要求或命令进行某些行动的形式，以改善对食物过敏原的控制，或在意外暴露时促进快速有效的治疗。另一种方法是对食物过敏原管理等行为给予奖励。由于与健康和教育相关的法律通常是在州或地方一级制定的，因此联邦政府可能会采用重赏轻罚的方法，鼓励州和地方政府通过法律来实现特定目标。目前，美国联邦法律已被用来鼓励用于州和地方的过敏原管理工作。

本章综述了旨在改善食物过敏或过敏原管理的美国各州立法，介绍了有关影响各州立法的关键联邦法律和其他倡议的背景。正如图 3.1 所示，许多这些联邦倡议发布于 2000—2013 年，这与某些重要的州政府举措的萌芽时间相对应。

本章还讨论了食物过敏悲剧（如萨布琳娜·香农）对美国州政府立法方面的作用，之后描述了各州在餐厅、学校、大学和公共实体颁布的涉及食物过敏领域的法规。简要讨论了与食物过敏原相关的当前和潜在的未来州政府举措。读者还可参阅第 4 章，该章节概述了食物过敏研究与教育组织（FARE）与国家和州立法相关的倡导努力，以改善食物过敏认识、管理和治疗。

3.2　食物过敏原管理的联邦法律、指南以及倡议的相关背景

联邦法律为州和地方在食物过敏或过敏原管理方面的进展提供了支持和指导，主要是提高食物过敏的公众认知度和制定一些可供各州参考或遵循的标准或规范。

3.2.1　食物过敏是一种健康缺陷

食物过敏是一种常见的健康问题，但很多情况下并不被认为是残疾的一种。

在美国，有两部联邦法律保护残疾人士的民权，分别是《1973 年康复法案》和《1990 年美国残疾人法案》。这两部法律都禁止在不增加额外负担和费用的情况下，阻碍残疾人士享受或参与与普通人相同的机会和利益的行为（Lynch，2017）。但是，《康复法案》只适用于接受联邦资金的项目和活动，而更广泛的《美国残疾人法案》则涉及私营雇主、州和地方政府项目（包括公立学校）以及公共场所（O'Brien-Heinzen，2010）。过去，这些法律对"残疾"的定义非常严格，食物过敏者往往不符合标准（O'Brien-Heinzen，2010）。在 1999 年至 2008 年期间，法院在审理相关案件时，认为食物过敏者在饮食方面没有"重大限制"，他们的困难是间歇性的，并且可以通过采取缓解措施（如肾上腺素）来应对（Roses，2011）。

《美国残疾人修正法案》（2008 年）扩大了"残疾"的定义，取消了过去对食物过敏患者的排除性标准（Roses，2011）。这项法律对食物过敏患者的地位产生了重大影响，美国教育部甚至将其列为一种隐形残疾的典型案例。根据《康复法》第 504 条（1973 年），如果学生在公立学校或某些私立学校就读，他们现在有权获得一份针对他们的残疾的书面管理计划（O'Brien-Heinzen，2010）。这份计划详细说明了如何保障学生在学校生活中的安全和参与度。

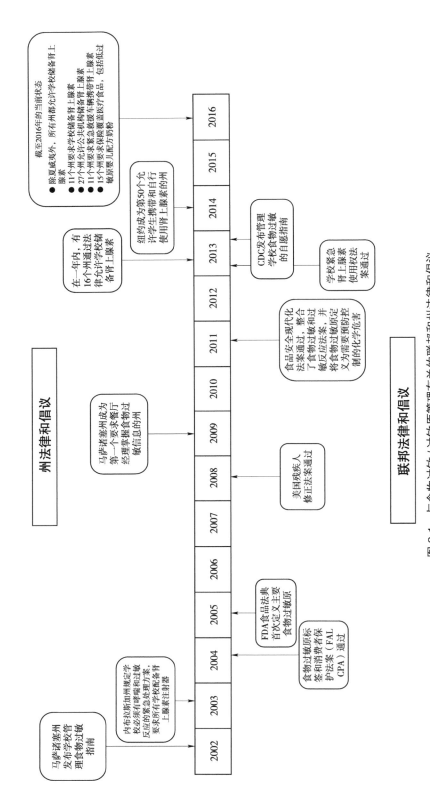

图 3.1 与食物过敏 / 过敏原管理有关的联邦和州法律和倡议

资料来源：Sheetz 等（2004），Murphy 等（2006），Collins（2014），FDA（2005），Terry（2014）。

法律将食物过敏视为一种残疾的同时，各州也开始出台关于学校和餐馆针对食物过敏或过敏原管理的法规，这有助于提高公众对食物过敏问题的认识和重视。将食物过敏归为残疾并不意味着餐馆或其他公共场所必须提供无过敏原食品；但是，他们应该能够向顾客提供菜单上的食材信息，并在可能的情况下根据要求去除过敏原（Lynch，2017）。

3.2.2　2004 年的《食品过敏原标签和消费者保护法案》（FALCPA）

根据 FDA 的调查，1999 年有 1/4 的烘焙食品、糖果和冰激凌在产品标签上没有标明含有花生或鸡蛋这两种常见的过敏原（FDA，2004）。为了避免过敏者食用这些食品而引发严重的反应，有必要对产品标签进行改进。因此，2004 年通过了《联邦食品、药品和化妆品法案》（Federal Food，Drug，and Cosmetic Act）的修正案，即《食品过敏原标签和消费者保护法案》（FALCPA），该法案规定包装食品必须在产品标签上明确说明是否含有 8 种主要过敏原（小麦、大豆、牛奶、鸡蛋、花生、坚果、鱼和贝类）。过敏原的标示方式有两种，一种是在成分列表后面加上"Contains"一词，然后列出过敏原（如图 3.2A 中的圆形部分所示）；另一种是在含有过敏原的成分后面用括号注明过敏原（如图 3.2B 所示）。值得注意的是，图 3.2A 中的标签同时使用了两种标示方式，这样可以清楚地告知消费者"毛豆"是一种大豆成分，并且存在于该产品中。

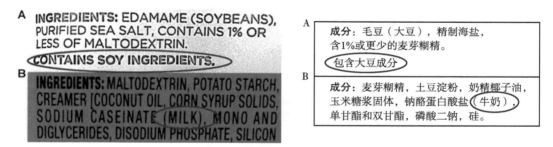

图 3.2　食品成分标签中标识的主要过敏原

FALCPA 并没有要求使用预防性警示标签，例如"可能含有牛奶"或"在处理花生的设备中生产"。但是，这些警示标签可能对包装食品的安全性有一定的促进作用。这些警示标签是由食品行业自愿采用的，目前在美国没有统一的规范（Allen 等，2014），但是由于用语和使用方式的不一致，也引起了很多混乱和质疑（Zurzolo 等，2012）。尽管如此，预防性警示标签也可能有一些积极的影响，比如它们可能增强了人们对食物过敏问题的重视，并突出了在生产过程中避免食品过敏原交叉污染的难度。此外，由于 FALCPA 只涉及作为预期成分添加的过敏原，所以预防性警示标签也可能保护了食物过敏者免受意外污染的过敏原的危害。FDA 建议任何使用"可能含有（过敏原）"这样的警示语句的包装食品都必须确保其真实可靠，并且不能以此代替遵循现行的良好制作规范（FDA，2006）。

3.2.3 以美国 FDA《食品法典》为基础的州级食品法典

《食品法典》是由 FDA 发布的一项示范法，旨在为食品服务机构、餐厅、零售食品店、养老院和儿童保育机构制定详细的食品安全程序。FDA《食品法典》本身并不是一项法律，而是一个参考，各州和地方政府可以借鉴采用，而不必从头开始制定自己的法规（FDA，2005）。目前，《食品法典》每 4 年更新一次，以反映最新的食品安全知识，包括最新发现或优先关注的风险。

直到 2005 年，《食品法典》才明确提到食品过敏原。表 3.1 说明了《食品法典》何时增加了与食品过敏原相关的条款，其中 2004 年通过 FALPCA 法案后，2005 年版加入了主要食品过敏原的定义，并规定了包装食品的标签要求。2005 年版的第 2 章第 102 小节还首次要求零售食品机构的"负责人"具有对主要食品过敏原和过敏反应症状的实际知识（FDA，2005）。2009 年，《食品法典》要求负责人将食物过敏知识纳入员工培训之中（FDA，2009）。为满足餐饮服务人员的上述及其他方面的训练需求，现已制定了不同的培训方案，包括 Servsafe® 过敏原在线课程（在第 9 章中讨论）和明尼苏达大学推广中心的 Serve it Up Safely™ 课程（在第 12 章中讨论）。

表 3.1　FDA《食品法典》中的食物过敏原条款版本及其在各州中的采纳情况

FDA 的食品代码版本	食品过敏原规定	采用该版本的州
1995—2001	无	亚利桑那州，康涅狄格州，哥伦比亚特区，佐治亚州[a]，爱达荷州，印第安纳州，路易斯安那州，马萨诸塞州，明尼苏达州，新泽西州，纽约州，南达科他州，佛蒙特州
2005	• 在第 1 章中添加了主要过敏原的定义（参考《食品过敏原标签和消费者保护法案》） • 在第 2 章中添加了一个要求，即食品机构负责人必须展示对主要食品过敏原和过敏反应症状的知识 • 在第 3 章中添加了针对包装食品中主要食品过敏原的标签要求 • 在附录 4 中更新了与主动管理控制 / HACCP 原则有关的过敏原信息	亚拉巴马州，阿拉斯加州，加利福尼亚州，佐治亚州[a]，伊利诺伊州，肯塔基州，罗得岛州，弗吉尼亚州，西弗吉尼亚
2009	将"食物过敏意识"添加到第 2 章中，作为负责人对相关职责的员工进行食品安全培训的一部分	阿肯色州，科罗拉多州，佛罗里达州，夏威夷州，艾奥瓦州，堪萨斯州，缅因州，马里兰州，密歇根州，密苏里州，内布拉斯加州，内华达州，新罕布什尔州，北卡罗来纳州，北达科他州，俄亥俄州，俄克拉何马州，俄勒冈州，田纳西州，犹他州，华盛顿州，威斯康星州，怀俄明州
2013	修改第 4 章，以阐明，与作为主要过敏原的未经加工的动物性食品（如生鱼或海鲜）相接触的设备和仪器，在接触不同类型的未加工动物性食品之前，应先清洁和消毒接触面	特拉华州，密西西比州，蒙大拿州，新墨西哥州，宾夕法尼亚州，南卡罗来纳州，得克萨斯州

[a] 佐治亚州农业部和佐治亚州公共卫生部采用了不同版本的 FDA 食品法典；

资料来源：AFDO（2016），FDA（2016a，b）。

目前，各州都采用了美国 FDA《食品法典》某一版本，其中 7 个州采用了最新版本，但仍有 13 个州尚未采用包含食品过敏原条款的法规版本（表 3.1）。然而，其中一些州，特别是马萨诸塞州，已经制定了与食品过敏原有关的餐厅法规（在第 3.4.1 节中讨论）。

3.2.4　食品安全现代化法案

2011 年，具有划时代意义的《食品安全现代化法案》（FSMA）在提高人们对食品过敏和过敏原的认识方面发挥了重要作用，并可能对同期出台的一些州级倡议产生了影响。

《食品过敏和过敏性休克管理法案》（Food Allergy and Anaphylaxis Management Act，FAAMA）最初于 2005 年提交给美国国会，最终于 2011 年作为 FSMA 第 112 条法律得以通过。FAAMA 要求美国卫生和公共服务部制定并推广一套自愿性的指导方针，帮助学校管理食品过敏和过敏性休克问题。在一些积极的立法者的努力下（包括时任康涅狄格州参议员克里斯·多德，他的孩子患有食物过敏症，以及马里兰州众议员斯坦尼·霍耶，他的孙子患有食物过敏症），这个本来因为影响范围较小而难以通过的法案，被纳入了更全面、更受关注的 FSMA 中，从而得到了批准（Allergic Living，2011）。

美国疾病控制中心于 2013 年根据 FAAMA 的规定发布了《学校和早期教育机构管理食物过敏的自愿指南》（CDC，2013）。该指南提供了制订和执行全面食品过敏管理计划的建议。指南中强调了对食物过敏儿童的日常管理、预防食物过敏相关事故，以及对员工和学生的培训和教育等重要工作。此外，还包括在行政管理方面落实指导方针的建议。

这些指南是联邦政府首次发布的关于食品过敏管理的指导文件（Allergic Living，2011），为各个学区制订食品过敏管理政策提供了参考。FAAMA 还鼓励公立学区采纳食品过敏管理指南，并为此提供了一些奖励性补助金（尽管这些补助金已经发放，但并没有得到充分的宣传）。

FSMA 也对食品生产行业产生了深远的影响。新颁布的危害分析和基于风险的人类食品预防控制（Preventive Controls for Human Foods，PCHF）法规将食品过敏原作为一种化学危害，要求进行评估并在必要时通过适当的预防措施加以控制（21 CFR Part 117.126）。这些措施包括防止过敏原交叉污染和确保食品产品标签准确的步骤。虽然 PCHF 法规目前还没有直接影响许多州的法律，但有望在未来产生作用。同时，PCHF 法规也提高了人们对食品过敏原的关注度，以及联邦机构对其控制和管理的重视程度。

3.2.5　2013 年紧急肾上腺素应急计划学校法案

这项联邦法律的目的是激励各州通过法律来实现以下措施：

（1）规定公立中小学储备肾上腺素。

（2）允许和培训公立中小学的授权人员为疑似发生过敏反应的人注射肾上腺素。

（3）为那些"出于善意"为疑似发生过敏反应的人注射肾上腺素的人提供法律豁免（"好心人"法）。

该法律并没有强制各州执行这些措施，但如果执行，他们将优先获得哮喘教育资金的资格；2013 年全国共有约 2 200 万美元的拨款（Dahlman，2013）。

3.3 推动州级法律相关的食物过敏管理

如本文所述，影响各州对食物过敏或过敏原管理立法改革的因素有多种，包括新的联邦法律、《食品法典》的修订以及来自联邦政府的激励措施。各种类型的倡导努力（个人、基层组织、非营利机构和肾上腺素注射器制造商）都有助于各州通过法律改善食物过敏管理（Johnson 和 Ho，2016）。

食物过敏反应越来越普遍，就像多德参议员和霍耶众议员的食物过敏和过敏性休克的个人经历一样（Branum 和 Lukacs，2009）。甚至时任奥巴马总统在签署《学校应急肾上腺素计划法案》时，也提到了他的女儿玛利亚的食物过敏（LoGiurato，2013）。遗憾的是，有时对食物过敏的认识可能源于悲剧事件。但是，这些事件也可以促使及时采取行动，就像萨布丽娜·香农的死亡事件和最近在美国学校发生的死亡事件后所发生的情况一样（表 3.2）。

表 3.2 致命性过敏反应促使美国各州学校肾上腺素法规立法

相应日期	地理位置	学生	过敏原	响应	响应日期	参考文献
2010 年 12 月	伊利诺伊州芝加哥	13 岁的 Katelyn Carlson	在学校聚会期间食用的中式外卖中的花生	新的州法通过，允许学校储备和使用肾上腺素	2011 年 8 月	Illinois Government News Network（2011），Rappaport（2012）
2012 年 1 月	弗吉尼亚州切斯特菲尔德县	7 岁的 Ammaria Johnson	由另一名学生给予的花生	新的州法通过，要求学校制定持有和使用肾上腺素的政策	2012 年 4 月	Brown（2012），Martin（2012）
2013 年 7 月	加利福尼亚州埃尔多拉多县	13 岁的 Natalie Giorgi	米氏脆米糖中的花生	新的州法通过，要求所有学校储备至少一支肾上腺素注射器，并有一名工作人员接受过使用培训	2014 年 9 月	Furillo（2014），Caiola（2014）
2013 年 9 月	得克萨斯州科珀斯克里斯蒂	Cameron Espinosa	中学橄榄球比赛期间遭受火蚁攻击	参议院法案 66 号（以卡梅伦的 66 号橄榄球运动衫命名）成为法律，允许得克萨斯州所有学校储备肾上腺素	2015 年 5 月	Lira（2015）

在发生了四起学生因过敏而死亡的事件之后，有关州政府立即修改了相关法律规定。并且，这些惨痛的事故也引起了全国各地的关注，可能会促使其他州采取类似的措施。事实上，在 2010—2016 年，许多州已经通过了与学校备用肾上腺素自动注射器相关的法律（FARE，2016b）。

本章剩余部分将概述已经实施的与食物过敏或过敏原管理有关的州法律，涉及餐馆、学校、其他公共场所、救护车以及对低过敏原配方奶粉的保险覆盖要求。

3.4　食品过敏/过敏原管理相关的州立法领域

3.4.1　餐厅的食品过敏原管理

根据 FARE 的数据，截至 2016 年 7 月，除了更新了食品过敏管理条例的州级《食品法典》（参见 3.2.3 节），还有 5 个州（马萨诸塞州、马里兰州、密歇根州、罗得岛州和弗吉尼亚州）通过了专门针对餐厅食品过敏原管理的法律。其中，马萨诸塞州在 2009 年率先颁布了《餐厅食品过敏意识法案》（The Act Relative to Food Allergy Awareness in Restaurants），2012 年罗得岛州也出台了类似的规定。表 3.3 列出了这些州级食品过敏相关法律的主要内容。

表 3.3　餐厅食品过敏培训和标示的州要求

州名	通过年份	参考文献	餐厅食品过敏培训和标示要求
马里兰州	2015	Maryland General Assembly Department of Legislative Services（2015）	● 餐厅必须在员工区域展示食品过敏标示海报
马萨诸塞州	2009	Foley（2011）	● 餐厅必须在员工区域展示食品过敏标示海报，并在菜单上提供提示，让客人告知服务员其食物过敏情况 ● 餐厅必须有一位已完成过敏原知识培训的食品安全经理
密歇根州	2015	Michigan Legislature（2014）	● 食品安全经理必须参加包含过敏原知识部分的培训课程
罗得岛州	2012	Rhode Island General Assembly（2012）	● 必须在员工区域展示食品过敏标示海报，并且菜单必须提醒客人告知服务员其食物过敏情况 ● 餐厅经理必须接受食品过敏培训
弗吉尼亚州	2015	Virginia Legislature（2015）	● 餐厅培训标准要求包括食品过敏标示培训 ● 必须向餐厅提供食品过敏标示的培训材料

总体而言，各州的规定都比较相似，主要有以下几个方面：为管理人员提供食品过敏原培训，发布标识以避免交叉污染，或者要求顾客告知工作人员食品过敏情况。其中，罗得岛州通过了一项法律，设立了一个过敏原友好餐厅的注册名单。这样的名单可能会激励更多的餐厅加入其中，但是建立过程也可能面临困难，正如罗得岛州迟迟没有公布注册名单一样。

这些倡议还处于起步阶段，有待完善。一些倡导者担心，让顾客通知餐厅工作人员食品过敏可能会给顾客造成一种虚假的安全感，虽然目前还没有数据证明这是否是一个严重的问题（AllergyEats，2013）。另外，也有人建议，应该对食品过敏原管理培训进行更广泛的要求，并且不仅仅是针对管理人员，所有餐厅工作人员都应该接受培训（AllergyEats，2010）。

餐厅也被视为公共实体，许多州已经制定了法律，允许公共机构储备非指定（库存）肾上腺素，如 3.4.3 节所述。

3.4.2　学校中的食物过敏原管理

根据 Barclay（2006）和 Murphy 等（2006）的报道，1998 年，内布拉斯加州奥马哈市的一所公立学校发生了两起哮喘发作致死的事件。这些悲剧引起了社区的关注，促使他们制定了一套紧急响应协议，用于预防和处理学校中的哮喘和过敏性休克等情况（Murphy 等，2006）。该协议规定了学校应如何储备和使用肾上腺素，并授权护士或受过专业培训的非医护人员进行注射。这一协议得到了内布拉斯加州教育委员会的认可，并于 2003 年被州政府强制在全州所有学校执行（Murphy 等，2006；Murphy，2006）。

与此同时，马萨诸塞州也出台了类似的法规，要求学校对肾上腺素的培训和使用进行规范，并于 2002 年发布了一份详尽的指南，指导学校如何管理食物过敏问题（Sheetz 等，2004）。

在这些早期的努力之后，近年来各州通过立法来推动学校食物过敏管理的改进取得了显著的成果。这些立法主要涉及以下两个方面：①要求学校制定食物过敏管理政策或为个别学生制订计划，②提高肾上腺素的可获得性。

根据法律，现在大多数州（约 75%）都要求学区建立政策，以追踪患有严重过敏的学生，并定期更新他们的健康记录。此外，大约 69% 的州要求学校制定应对过敏性休克事件的政策，但只有不到一半的州要求学校记录过敏性休克或肾上腺素注射事件（AAFA，2016）。目前，16 个州已经发布了关于学校食物过敏管理的州级指南（FARE，2017）。

美国学校中肾上腺素的可获得性已经有了显著的改善。目前，所有的州和哥伦比亚特区都通过了法律，允许学生自行携带和使用肾上腺素，但在处方、医生授权、培训文件、父母同意和学校免责等方面存在不同的规定（The Network for Public Health Law，2013）。然而，并非所有的学生都能被及时诊断出食物过敏，因此可能没有肾上腺素处方。这一点可以从很多学校过敏反应事件中看出，其中有相当一部分（各项研究中为 25%～58%）发生在没有过敏史的人身上（McIntyre 等，2005；Illinois State Board of

Education，2016）。因此，许多州已经通过了法律，允许学校储备非指定使用的肾上腺素。除夏威夷州外，所有的州都允许在学校内提供储备肾上腺素（AAFA，2016），仅在 2013 年就有 16 个州通过了相关法律（CBS News，2013）。此外，11 个州（亚利桑那州、加利福尼亚州、康涅狄格州、特拉华州、马里兰州、密歇根州、内布拉斯加州、内华达州、新泽西州、北卡罗来纳州和弗吉尼亚州）以及哥伦比亚特区已经通过了更严格的法律，要求学校必须提供肾上腺素储备（FARE，2016）。

不同州对于是否要求学校护士或受过培训的员工执行肾上腺素注射有不同的规定。为了保护患有哮喘和过敏症的学生，许多州已经通过了豁免责任法律，允许在学校注射药物（AAFA，2016；Baulsir and Inniss，2015）。

此外，一些州还采取了其他措施来管理学校食物过敏问题，例如密歇根州的食物过敏原避免政策（Portnoy 和 Shroba，2014），以及 2007 年罗得岛州短暂实施的禁止在学校餐厅销售花生或坚果的法律（Coleman，2008）。还有一些建议是为了改善学校对食物的过敏管理，比如增加学校护士的数量和为学校制定政策提供资金支持。

3.4.3　其他公共场所 / 公共机构的食物过敏管理

根据研究，食物过敏反应不仅在学校发生，还可能在其他公共场所发生，例如餐馆、大学和高等教育机构、托儿所、体育场馆、游乐园、娱乐营地等。为了应对这种情况，许多州政府通过了“公共机构”法律，允许这些场所存放和使用非指定的肾上腺素，类似于一些州针对学校的法律规定。

截至 2016 年，有 27 个州通过了这样的法律，另有 6 个州正在考虑相关立法（McEnrue 和 Procopio，2016；FARE，2015）。各州对“机构”的定义有所不同（尽管大多数都是指可能含有过敏原的组织），也对可以使用肾上腺素的人员有不同的规定。各州都要求肾上腺素使用者接受培训，但培训内容和更新频率也有差异（McEnrue 和 Procopio，2016）。值得注意的是，这些法律大多都为公共机构、善意使用肾上腺素的受过培训的员工以及开具和配发肾上腺素的医疗保健专业人员提供了责任保护（McEnrue 和 Procopio，2016）。

3.4.4　紧急车辆上的食物过敏管理

根据州和地方法律，紧急车辆（如救护车）必须配备哪些设备和药物，以及紧急人员可以向患者提供哪些药物，通常有不同的规定。第 4 章对此进行了更深入的分析，指出只有 11 个州要求紧急车辆配备肾上腺素自动注射器。此外，许多州并没有明确授权所有紧急医疗人员使用肾上腺素，或者没有规定每辆紧急车辆都必须有一名可以使用肾上腺素的人员。这些问题是食物过敏倡导组织“食物过敏研究与教育基金会”（FARE）正在通过州级倡导活动努力解决的（FARE，2016a）。第 4 章将进一步讨论这一主题。

3.4.5　低过敏性配方奶粉的保险范围

为了避免食物过敏反应，一些对常规配方奶粉中的完整蛋白质过敏的婴儿和儿童需要使用低过敏配方奶粉。这些配方奶粉是用完全水解的牛乳（或大豆）蛋白质或者单独的氨基酸制成的，它们不含过敏原蛋白的表位，因此不会被免疫系统识别（Baker等，2000）。

低过敏配方奶粉的价格要比常规配方奶粉高出很多（Baker等，2000）。为了减轻家庭的经济负担，一些州将这些属于医疗食品的配方奶粉纳入了保险范围（APED，2017）。

根据APED（2017）的数据，目前有19个州规定保险公司必须承担医疗食品的费用，其中包括医生为低过敏婴儿开具的特殊配方奶粉。这些州分别是亚利桑那州、康涅狄格州、伊利诺伊州、肯塔基州、缅因州、马里兰州、马萨诸塞州、明尼苏达州、密苏里州、内布拉斯加州、新罕布什尔州、新泽西州、纽约州、俄勒冈州、宾夕法尼亚州、罗得岛州、南达科他州、得克萨斯州和华盛顿州。此外，一些州的妇女、婴儿和儿童特殊补充营养计划（Women，Infants，and Children，WIC）或医疗补助计划也可以提供这些特殊配方奶粉的资助。不过，不同的州有不同的医疗补助和WIC覆盖标准，因此确定低过敏婴儿配方奶粉的报销方式可能需要与生产和销售这些产品的公司直接联系（如果没有其他报销途径，它们可能会免费提供配方奶粉）（Neocate，2017）。

3.5　总结与结论

在过去几十年中，美国各地的学校、餐厅和其他场所在改善食物过敏或过敏原管理方面取得了显著进展，其中很多进展归功于州级倡议和立法。这些州政府努力地增强了人们的食物过敏意识，提供了食物过敏原管理指南，并改善了医疗产品的获取方式（特别是自动注射式肾上腺素，低过敏配方奶粉），使那些患有食物过敏的人生活更加安全。

近年来，联邦政府的努力为这些州级的举措奠定了基础，为食品过敏患者提供了民权保护，并为各州和学区制定食品过敏原管理食品法规和食品过敏管理政策提供模范指南。在某些情况下，联邦政府为各州和学区提供经济奖励，以便让更多学校储备肾上腺素或制订食品过敏原管理计划。联邦政府的其他措施，如FALCPA和FSMA，虽未直接影响州级层面，但提高了消费者安全性并增加了对食品过敏原的普遍认识。FSMA帮助食品过敏原获得了之前食源性病原体的同等关注度。

与食品过敏管理相关的州级立法有两大类别：一是预防过敏反应的法律，二是改善应对食物过敏紧急情况的法律。为了预防过敏反应，越来越多的州政府通过立法，要求餐厅经理接受食物过敏原培训，或者要求餐厅在菜单上标注可能引起过敏的食物，或者提醒顾客主动告知他们的食物过敏情况。

为了更好地应对食物过敏紧急情况，越来越多的州制定了全州范围内的学校食品过敏管理指南，并且资助员工进行食物过敏培训（AAFA，2016）。目前，所有的州都允许学生携带和自行注射肾上腺素，除夏威夷州外，所有州都允许学校储备肾上腺素。甚至有11个州规定学校必须储备肾上腺素（FARE，2016b）。在学校管理方面取得成效之后，各州也开始允许餐馆和其他公共场所储备肾上腺素，以保护所有到访他们场所的食物过敏个体。其他一些州级举措则旨在增加紧急车辆的肾上腺素供应量，并通过保险覆盖或政府计划改善婴儿低过敏原配方奶粉的获取途径。

然而，仍存在一些挑战。不同州的不同法律导致了标准不统一，这使得制定适用于多个州的食物过敏培训，或者确定在跨州连锁店中的某个特定机构是否可以储备肾上腺素变得困难。虽然提高人们对食物过敏的认识是非常必要的，但也不能让人们感到过分恐慌。改善标签的一致性可能是实现这一目标的一个简单方法（Roses，2011），同时还需要对学校工作人员、餐馆员工（和检查员）以及其他可能涉及为食物过敏者提供服务和保护的人员进行有效培训。

食物过敏培训和肾上腺素供应的成本也是一个重要因素。最近，EpiPen 价格的暴涨给其制造商在改善学校内肾上腺素获取方面的作用带来了负面影响（Johnson 和 Ho，2016），并且在食物过敏死亡率相对较低和广泛分发的肾上腺素所带来的风险感知和伴随焦虑之间，存在一些争议（Colver 和 Hourihane，2006）。在各个层面（联邦、州和地方）取得的进展主要得益于受食物过敏影响的个人以及像 FARE 和美国哮喘和过敏基金会等组织的积极推动。食物过敏倡导者的热情已被证明是非常有力的，但必须建立在现实主义的基础上，集中精力寻求共识并确定最终目标，以实现立法的成功通过和相应的改变。

尽管有州级立法，但并不是所有学校都有肾上腺素可用（Shah 等，2014）。贫困地区的学校已被证明不太可能储备肾上腺素（Shah 等，2014），因此，可能需要更普遍的规定要求存储肾上腺素或其他机制，以确保所有儿童都能够获取肾上腺素。同样，不是所有食物过敏的学生都有学校卫生管理计划，少数族裔和低收入学生比白种或高收入学生更难具备此种计划（Gupta 等，2014）。这些曾经被审查过的学生食物过敏护理中的不平等问题（McQuaid 等，2016），必须得到解决。

虽然这还很早，但一些数据表明学校过敏管理计划是成功的：学校储备肾上腺素正在投入使用，并且通常是用于没有过敏史的首次患病的学生（DeSantiago-Cardenas 等，2015；Virginia Department of Health，2014）。作为第一批立法工作的学校计划，其成功预示着更多新生倡议的有望萌芽迹象，这些倡议已经并将会继续从州级立法中吸取管理食物过敏的经验教训。

食物过敏相关的州和地方性法规往往是由于食物过敏者的不幸身亡而引发的。增加肾上腺素的供应可能是避免类似悲剧的更有效的方法。但是，预防性的食物过敏控制措施能够从源头上降低发生过敏反应的风险。州政府对餐饮和学校人员的食物过敏培训、餐厅里的食物过敏警示牌，以及包含最严格的食物过敏管理规定的《食品法典》，都是能够减少肾上腺素使用并最终挽救生命的例子。这些措施也能提高食物过敏者及其家人的生活质量，让他们在餐馆、学校、公共场所用餐时更加安心。

致谢：作者感谢 Stephanie Tai、Steven Ingham、Charles Czuprynski、Tong-Jen Fu 和 Lauren S. Jackson 对本章初稿的审校，并感谢 Tong-Jen Fu、Lauren S. Jackson 和 Kathiravan Krishnamurthy 组织了本章所涉及的会议。

参考文献

Allen, K.J., P.J. Turner, R. Pawankar, et al., 2014. Precautionary label-ling of foods for allergen content: Are we ready for a global framework? *The World Allergy Organization Journal*. 7: 10.

Allergic living. 2011. FAAMA: Inside the U.S. school allergy law. Available at: http:// allergicliv-ing.com/2011/01/12/qa-faama-school-allergy-law/. Accessed 20 January 2017.

AllergyEats. 2010. Massachusetts food allergy awareness law goes into effect... But is it enough? Available at: https://www.allergyeats.com/massachusetts-food-allergy-law/. Accessed 27 February 2017.

AllergyEats. 2013. State food allergy laws must progress, not stand still. Available at: https:// www. allergyeats.com/state-food-allergy-laws-must-progress-not-stand-still/. Accessed 27 February 2017.

APED (American Partnership for Eosinophilic Disorders). 2017. State insurance mandages for elemental formula. Available at: http://apfed.org/advocacy/state-insurance-mandates-for-ele-mental-formula/. Accessed 20 January 2016.

AFDO (Association of Food and Drug Officials). 2016. Real progress in Food Code adoption. Available at: http://www.fda.gov/downloads/Food/GuidanceRegulation/ RetailFoodProtection/ FoodCode/UCM476819.pdf. Accessed 20 January 2017.

AAFA (Asthma and Allergy Foundation of America). 2016. 2016 State honor roll: Asthma and allergy policies for schools. Available at: http://www.aafa.org/media/2016-State-Honor-Roll-Report-Asthma-Allergy-Policies-in-Schools.pdf. Accessed 18 January 2017.

Baker, S.S., W.J. Cochran, F.R. Greer, et al., 2000. Hypoallergenic infant formulas. *Pediatrics*. 106: 346–349.

Barclay, L. 2006. School emergency response program for asthma: A newsmaker interview with Kevin R. Murphy, MD. Available at: http://www.medscape.com/viewarticle/528479. Accessed 19 January 2016.

Baulsir, B., and B. Inniss. 2015. Summary matrix of state laws addressing Epi-Pen use in schools. Available at: https://www.networkforphl.org/_asset/wh2271/Food-Allergy-Epi-Pen-50-State-Compilation-FINAL.pdf. Accessed 18 January 2017.

Branum, A.M., and S.L. Lukacs. 2009. Food allergy among children in the United States. *Pediatrics*. 124: 1549–1555.

Brown, E. 2012. Virginia first-grader Ammaria Johnson dies after allergic reaction. *The Washington Post*. 5 January 2012. Available at: https://www.washingtonpost.com/blogs/ virginia-schools-insider/post/virginia-first-grader-ammaria-johnson-dies-after-allergic-reaction/2012/01/05/ gIQAefDRdP_blog.html?utm_term=.1d2bd18e9d51. Accessed 4 June

2017.

Caiola, S. 2014. New law requires California schools to stock epinephrine injectors for allergic children. *The Sacramento Bee*. 12 November 2014. Available at: http://www.sacbee.com/ news/ local/health-and-medicine/healthy-choices/article3873646.html. Accessed 4 June 2017.

CBS News. 2013. More states pass laws to store EpiPens at schools. Available at: http:// www.cbsnews.com/news/more-states-pass-laws-to-store-epipens-at-schools/. Accessed 27 February 2017.

CDC (Centers for Disease Control and Prevention). 2013. *Voluntary guidelines for managing food allergies in schools and early care and education programs*. Washington, DC: U.S. Department of Health and Human Services.

Cicutto, L., B. Julien, N.Y. Li, et al., 2012. Comparing school environments with and without legislation for the prevention and management of anaphylaxis. *Allergy*. 67: 131–137.

Coleman, S. 2008. Peanut/Tree nut bans in schools. Available at: https://www.cga.ct.gov/2008/ rpt/2008-R-0472.htm. Accessed 27 February 2017.

Collins, S.C. 2014. Food allergy management in restaurants: More resources available to keep customers safe. *Today's Dietitian*. 16: 18.

Colver, A., and B. Hourihane. 2006. For and against-Are the dangers of childhood food allergy exaggerated? *British Medical Journal*. 333 (7566): 494–498A.

Dahlman, G. 2013. The promise of the School Access to Emergency Epinephrine Act. FARE Blog. Available at: https://blog.foodallergy.org/2013/12/11/the-promise-of-the-school-access-to-emergency-epinephrine-act/. Accessed 4 June 2017.

DeSantiago-Cardenas, L., V. Rivkina, S.A. Whyte, et al., 2015. Emergency epinephrine use for food allergy reactions in Chicago Public Schools. *American Journal of Preventive Medicine*. 48: 170–173.

Eigenmann, P.A., and S.A. Zamora. 2002. An internet-based survey on the circumstances of food-induced reactions following the diagnosis of IgE-mediated food allergy. *Allergy*. 57 (5): 449–453.

Fleming, J.T., S. Clark, C.A. Camargo, et al., 2015. Early treatment of food-induced anaphylaxis with epinephrine is associated with a lower risk of hospitalization. *Journal of Allergy and Clinical Immunology: In Practice*. 3: 57–62.

Foley, K. 2011. Letter to local boards of health re: enforcement guidelines for allergen awareness regulation. Available at: http://www.mass.gov/eohhs/docs/dph/environmental/ foodsafety/food-allergen-1-enforcement-guidelines.pdf. Accessed 27 February 2017.

FARE (Food Allergy Research & Education). 2017. School guidelines. Available at: https:// www. foodallergy.org/laws-and-regulations/guidelines-for-schools. Accessed 27 February 2017.

Food Allergy Canada. 2017. Sabrina's law. Available at: http://foodallergycanada.ca/resources/sabrinas-law/. Accessed 20 January 2017.

FDA (U.S. Food and Drug Administration). 2004. Food Allergen Labeling and Consumer Protection Act of 2004 (Public Law 108‒282, Title II). Available at: https://www.fda.gov/food/ guidanceregulation/guidancedocumentsregulatoryinformation/allergens/ucm106187. htm. Accessed 4 June 2017.

FDA. 2005. Food Code 2005. Available at: http://www.fda.gov/Food/GuidanceRegulation/RetailFoodProtection/FoodCode/ucm2016793.htm. Accessed 25 March 2015.

FDA. 2006. Guidance for industry: Questions and answers regarding food allergens, including the Food Allergen Labeling and Consumer Protections Act of 2004. Available at: http://www.fda.gov/food/guidanceregulation/guidancedocumentsregulatoryinformation/allergens/ucm059116.htm. Accessed 7 February 2017.

FDA. 2009. Food Code 2009. Available at: http://www.fda.gov/Food/GuidanceRegulation/RetailFoodProtection/FoodCode/ucm2019396.htm. Accessed 17 June 2016.

FDA. 2016a. FDA Food Code. Available at: http://www.fda.gov/Food/GuidanceRegulation/RetailFoodProtection/FoodCode/default.htm. Accessed 20 January 2017.

FDA. 2016b. State retail and food service codes and regulations by state. Available at: http://www.fda.gov/Food/GuidanceRegulation/RetailFoodProtection/FoodCode/ucm122814.htm. Accessed 20 January 2017.

FARE (Food Allergy Research & Education). 2015. Public access to epinephrine. Available at: http://www.foodallergy.org/advocacy/advocacy-priorities/access-to-epinephrine/public-access-to-epinephrine. Accessed 22 March 2016.

FARE. 2016a. EMTs and epinephrine. Available at: http://www.foodallergy.org/advocacy/ems. Accessed 20 January 2017.

FARE. 2016b. School access to epinephrine map. Available at: http://www.foodallergy.org/advocacy/epinephrine/map. Accessed 5 December 2016.

Furillo, A. 2014. Family sues city after girl's peanut-allergy death at Camp Sacramento. *The Sacramento Bee*. April 18, 2014 edition. Available at: http://www.sacbee.com/news/local/health-and-medicine/article2596198.html. Accessed 4 June 2017.

Gregory, N.L. 2012. The case for stock epinephrine in schools. *NASN School Nurse*. 27: 223–225.

Gupta, R.S., J.S. Kim, E.E. et al., 2009. Food allergy knowledge, attitudes, and beliefs in the United States. *Annals of Allergy Asthma and Immunology*. 103: 43–50.

Gupta, R.S., V. Rivkina, L. DeSantiago-Cardenas, et al., 2014. Asthma and food allergy management in Chicago Public Schools. *Pediatrics*. 134 (4): 729–736.

Illinois Government News Network. 2011. Governor Quinn signs bill to expand emergency access to life-saving allergy medicine for children. Available at: http://www3.illinois.gov/

PressReleases/ShowPressRelease.cfm?SubjectID=3&RecNum=9640. Accessed 27 February 2017.

Illinois State Board of Education. 2016. Report of use of undesignated epinephrine school year 2014–15. Available at: http://www.isbe.net/pdf/school_health/epinephrine-use-report14-15. pdf. Accessed 5 December 2016.

Johnson, C. Y., and C. Ho. 2016. How Mylan, the maker of EpiPen, became a virtual monopoly. *The Washington Post*. August 25, 2016 edition. Availabe at: https://www.washingtonpost. com/ business/economy/2016/08/25/7f83728a-6aee-11e6-ba32-5a4bf5aad4fa_story. html?utm_ term=.4f53427a8b70. Accessed 4 June 2017.

Lira, J. 2015. Cameron Espinosa Act expected to be signed into law. Available at: http://www. kristv.com/story/29070420/cameron-espinosa-act-expected-to-be-signed-into-law. Accessed 19 July 2016.

LoGiurato, B. 2013. If you have a peanut allergy, Obama just signed a bill that will make your life a whole lot easier. *Business Insider*. November 15, 2013 edition. Available at: http:// www.businessinsider.com/peanut-allergies-allergy-epi-pen-bill-malia-obama-sign-2013-11. Accessed 4 June 2017.

Lynch, W. 2017. The rights of individuals with allergy-related disabilities under the ADA. Available at: http://www.foodallergy.org/file/ada-webinar-slides.pdf. Accessed 22 March 2017.

Manivannan, V., R.J. Hyde, D.G. Hankins, et al., 2014. Epinephrine use and outcomes in anaphylaxis patients transported by emergency medical services. *American Journal of Emergency Medicine*. 32: 1097–1102.

Martin, C. 2012. Virginia enacts stock epinephrine law to help protect students with allergies. *Forbes*. 27 April 2012 edition. Available at: https://www.forbes.com/sites/work-in-progress/2012/04/27/ virginia-enacts-stock-epinephrine-law-to-help-protect-students-with-allergies/#738a6fea4259. Accessed 4 June 2017.

Maryland General Assembly Department of Legislative Services. 2015. House Bill 751: Health-Food allergy awareness. Available at: mgaleg.maryland.gov/2015RS/fnotes/bil_0001/ hb0751. pdf. Accessed 22 June 2017.

McEnrue, M., and V. Procopio. 2016. Epinephrine stocking laws in the U.S. Available at: https:// www.networkforphl.org/_asset/8483ms/Issue-Brief-Epi-Entity-Stocking.pdf. Accessed 18 January 2017.

McIntyre, C.L., A.H. Sheetz, C.R. Carroll, et al., 2005. Administration of epinephrine for life-threatening allergic reactions in school settings. *Pediatrics*. 116: 1134–1140.

McQuaid, E.L., M.L. Farrow, C.A. Esteban, et al., 2016. Topical review: Pediatric food allergies among diverse children. *Journal of Pediatric Psychology*. 41: 391–396.

Michigan Legislature. 2014. Public Act 516 of 2014. Available at: http://legislature.mi.gov/doc.

aspx?2013-SB-0730. Accessed 22 June 2017.

Murphy, K.R. 2006. Administration of epinephrine for life-threatening allergic reactions in school settings. *Pediatrics*. 117: 1862.

Murphy, K.R., R.J. Hopp, E.B. Kittelson, et al., 2006. Life-threatening asthma and anaphylaxis in schools: A treatment model for school-based programs. *Annals of Allergy Asthma & Immunology*. 96: 398–405.

Neocate, N. 2017. Reimbursement. Available at: http://www.neocate.com/reimbursement/. Accessed 20 January 2016.

O'Brien-Heinzen, T. 2010. A complex recipe: Food allergies and the law. *Wisconsin Lawyer*. 83 (5).

Portnoy, J.M., and J. Shroba. 2014. Managing food allergies in schools. *Current Allergy and Asthma Reports*. 14: 7.

Rappaport, L. 2012. Finding food allergy allies: Schools, states, restaurants take steps; beyond the peanut-free 表 . Available at: http://www.wsj.com/articles/SB1000142405297020391830457 7243554276460014. Accessed 27 February 2017.

Rhode Island General Assembly. 2012. An act relating to health and safety-Food allergy aware-ness in restaurants. Available at: http://webserver.rilin.state.ri.us/PublicLaws/law12/ law12414. htm. Accessed 22 June 2017.

Roses, J.B. 2011. Food allergen law and the Food Allergen Labeling and Consumer Protection Act of 2004: Falling short of true protection for food allergy sufferers. *Food Drug Law Journal*. 66: 225–242.

Shah, S.S., C.L. Parker, E.O. Smith, et al., 2014. Disparity in the availability of inject-able epinephrine in a large, diverse U.S. school district. *Journal of Allergy and Clinical Immunology: In Practice* 2: 288–293.e1.

Sheetz, A.H., P.G. Goldman, K. Millett, et al., 2004. Guidelines for managing life-threatening food aller-gies in Massachusetts schools. *Journal of School Health*. 74: 155–160.

Terry, J. 2014. New laws improve access to epinephrine in NYS schools. Available at: http:// www.allergyadvocacyassociation.org/index.php/87-advocacy-stories/230-new-laws-improve-access-to-epinephrine-in-nys-schools-advocacy. Accessed 20 January 2017.

The Network for Public Health Law. 2013. Food safety-Food allergy policy issue brief. Available at: https://www.networkforphl.org/_asset/mtb1lf/Food-Allergy-Policy-Project-Issue-Brief. pdf. Accessed 27 February 2017.

Virginia Department of Health. 2014. Epinephrine report. Available at: http://www.vdh.virginia. gov/. Accessed 22 June 2017.

Virginia Legislature. 2015. HB 2090 Restaurants; training standards that address food safety and food allergy awareness and safety, Available at: https://lis.virginia.gov/cgi-bin/legp604. exe?151+sum+HB2090. Accessed 4 June 2017.

Weiss, C., and A. Munoz-Furlong. 2008. Fatal food allergy reactions in restaurants and food-service establishments: Strategies for prevention. *Food Protection Trends*. 28: 657–661.

Xu, Y.S., M. Kastner, L. Harada, et at., 2014. Anaphylaxis-related deaths in Ontario: A retrospective review of cases from 1986 to 2011. *Allergy, Asthma and Clinical Immunology*. 10: 8.

Yee Ming, L., and X. Hui. 2015. Food allergy knowledge, attitudes, and preparedness among restau-rant managerial staff. *Journal of Foodservice Business Research*. 18 (5): 454–469.

Zurzolo, G.A., M.L. Mathai, J.J. Koplin, et al., 2012. Hidden allergens in foods and implications for labelling and clinical care of food allergic patients. *Current Allergy and Asthma Reports*. 12: 292–296.

第4章
食物过敏的最新宣传动向：预防、准备和肾上腺素的使用

Jennifer Jobrack

4.1 引言

　　食物过敏是一种严重的公共卫生问题，它影响了全球2%～10%的人口（Chafen等，2010）。近年来，该疾病的发病率呈上升趋势，据CDC报告，2007年之前的10年间，儿童食物过敏的比例增加了18%（Branum和Lukacs，2009）。食物过敏也是导致住院和急诊就诊的常见原因，在2006年和2007年期间，有11 000人因食物过敏住院，有164 000人因食物过敏就诊（Patel等，2011）。此外，食物过敏给美国经济造成了巨大的负担，每年约为250亿美元（Gupta等，2013）。除了这些数据之外，食物过敏还对患者及其家庭的生活质量产生了深远的影响（Walkner等，2015）。由于需要在日常生活中保持高度警惕，食物过敏患者经常感到压力和焦虑，特别是儿童，他们可能会因为食物过敏而无法参与某些活动或者遭受欺负。

　　与过敏原相接触会迅速引起机体的过敏反应。其中最危险的是过敏性休克，这是一种全身性的过敏反应，可能危及生命。过敏性休克会影响多个器官，造成血压下降、心血管衰竭及舌头和呼吸道组织肿胀，导致呼吸困难。肾上腺素是治疗过敏性休克的首选药物，因为它能够抑制导致过敏反应的生化介质的作用（Song和Lieberman，2015）。及时使用肌内注射肾上腺素并避免暴露于过敏原是控制食物过敏反应的关键措施。

　　本章描述了近年来为应对过敏患者及其家庭所面临的诸多迫切问题而做出的努力，强调了食物过敏研究与教育组织（FARE）等倡导团体在推动法律政策和提高公众意识方面的作用，并指出了仍然存在的挑战。

J. Jobrack
Food Allergy Research & Education（FARE），
8707 Skokie Boulevard, Suite 104, Skokie, IL 60077, USA
e-mail: jjobrack@foodallergy.org

© Springer International Publishing AG 2018
T.-J. Fu et al.（eds.），*Food Allergens*, Food Microbiology and Food Safety, DOI 10.1007/978-3-319-66586-3_4

4.2　食物过敏者及其家人面临的挑战

食物过敏患者需要了解食物过敏的复杂性和危险性（Gupta 等，2008）。他们可能不清楚食物过敏的定义和后果。有些人对某种食物只有轻微的反应，就以为自己只有"轻微食物过敏"。但实际上，没有"轻微食物过敏"这一说法；任何过敏反应都有可能变成严重的反应。即使有肾上腺素自动注射器（EAI），一些过敏患者也不愿意使用。他们可能觉得自己的反应不够严重，或者害怕注射的疼痛（Song 和 Lieberman，2015；Dudley 等，2015）。

阅读食品标签对于食物过敏患者及其家人是一项重要而困难的任务（Zurzolo 等，2016）。为了避免接触过敏原，他们必须清楚地了解自己或孩子所食用的食品的成分。然而，警示标签并不是强制性的，也不是标准化的，有时会给消费者带来混淆和误导（Zurzolo 等，2016）。例如，"可能含有"这样的表述并不能准确地反映食品中过敏原的含量和危险程度（Pieretti 等，2009）。此外，警示标签的滥用和不一致（有时也未采取适当的生产控制措施来防止污染）可能会导致消费者对这些警告的忽视或不信任（Hefle 等，2007）。

食物过敏者，特别是儿童，还面临着社交孤立的风险（Walkner 等，2015；Portnoy 和 Shroba，2014）。食物过敏与其他疾病不同，因为它受到其他人的行为的直接影响。在学校、托儿所和其他场合，有时需要其他家庭的配合和理解，但这可能会引发冲突、困惑和不满。食物过敏儿童可能会在活动中被无意地排斥或忽视。过敏儿童的父母通常会感到焦虑，并且这种焦虑可能会影响到孩子（Akeson 等，2007）。

通过提高对食物过敏的认识，以及确保无人监护的儿童能够随时使用救命的肾上腺素，我们可以缓解这些问题和挑战。食物过敏的倡导者在提高公众对这一症状的了解，以及通过立法寻求改善食物过敏者的处境方面发挥着重要作用，比如增加肾上腺素的供应。食物过敏倡导组织在美国和其他国家都起到了重要作用，推动了政府制定规则，提高了食物过敏者的安全和生活质量。

FARE 是美国最大的食物过敏倡导组织。它成立于 2012 年，由食物过敏与过敏反应网络（FAAN）和食物过敏倡议（Food Allergy Initiative，FAI）合并而成。FARE 的使命是"通过致力于开发新的治疗方法，提高食物过敏患者的生活质量和健康水平，为他们带来希望"（FARE，2016a）。FARE 在学校政策、食品标签、餐厅法规、紧急服务和交通等与食物过敏相关的问题上发挥着积极作用。

本章剩余部分介绍了 FARE 目前支持的立法倡议，包括在学校、公共场所、餐厅、大学以及紧急车辆和航空公司中的预防、准备和肾上腺素供应。

4.3 美国学校的食物过敏管理

根据 2011 年美国 FDA 颁布的《食品安全现代化法案》(FSMA),食品安全的预防措施不仅适用于学校食品过敏计划,还涵盖了其他多个领域。FSMA 的一个重要内容是《食品过敏和过敏反应管理法案》(FAAMA),该法案由 FARE 的前身 FAAN 主导,并于 2011 年 1 月成为 FSMA 的一部分。FAAMA 要求联邦政府制定一份自愿性的国家指导材料,用于管理学校和相关组织中的食品过敏问题。这份指导材料由疾病控制和预防中心(CDC)与美国教育部、FARE 和其他机构合作编写,可在网上免费下载(CDC 2013)。

CDC 指导材料旨在帮助学校制定适合自己的食品过敏政策。这些政策可能包括为学校员工提供培训、制订应对食品过敏反应的详细流程、制订避免学生接触过敏原的措施以及为每个过敏学生制订个性化的护理计划。有了学校的食品过敏政策,过敏学生的问题就不会被忽视;家长也不需要向学校解释如何保护自己的孩子,孩子也不会因为与众不同而被孤立。但是,制定学校的食品过敏政策需要投入大量的时间和精力。为了简化和统一学校食品过敏管理计划,许多州已经出台了全州性的食品过敏管理指南。这些指南的链接可以在 FARE 网站上找到(FARE,2016e)。

4.3.1 问题

食物过敏是美国学校面临的一个严重的健康问题,据统计,每 13 个学生中就有 1 个患有食物过敏,相当于"每个教室里有 2 个过敏儿童"(Gupta 等,2011)。虽然没有系统地按年度收集数据,但研究表明,食物过敏的发病率呈上升趋势(Branum 和 Lukacs,2008)。

除了发病率的上升之外,学校在管理食物过敏方面也面临着诸多挑战。学校的教师和管理人员可能对食物过敏相关的知识缺乏了解。他们可能不清楚哪些学生有过敏史,什么样的食物会引起过敏反应,以及如何应对过敏症状。此外,他们可能也不知道食物过敏会给学生的生活质量带来多大的影响,也可能忽视了二次反应(即在初次反应后的几分钟到几小时内再次发生反应)的可能性(Agarwal 和 Yu,2015)。

对学校来说,一个更复杂的问题是,有很多孩子在上学之前不知道自己有食物过敏,而且可能在学校里发生第一次过敏反应。一项马萨诸塞州的研究发现,24% 在学校里出现过敏反应的孩子之前不知道自己有食物过敏(McIntyre 等,2005)。另外,有 25% 的花生或坚果过敏的孩子是在学校里经历了他们的第一次过敏(Sicherer 等,2001)。

很多学校的食物过敏政策的重点是要保证能及时给过敏性休克的孩子治疗。肾上腺素是治疗过敏性休克的"安全"和标准的方法(Kemp 等,2008),也是第一选择的药物,适用于所有年龄段的儿童(Farbman 和 Michelson,2016)。最近的一篇医学杂志社论指出,任何情况下均能使用肾上腺素治疗过敏性休克(Dudley 等,2015)。但是如果延迟使用肾上腺素,就会增加死亡的风险(Sampson 等,1992),而且也不建议用其他药物（比如抗组胺药或糖皮质激素）来代替肾上腺素（虽然可以和肾上腺素一起使用）（Farbman 和 Michelson，2016）。

在过去两年中，18% 的过敏儿童在学校发生过过敏反应（Nowak-Wegrzyn 等，2001）。即使学生以前确诊患有食物过敏并拥有个人处方的 EAI，各种障碍也可能阻止他们在学校使用。然而，近年来这种情况已经改变，现在所有州的学生在征得同意的情况下，都可以携带处方 EAI（FARE，2016c）。

建议确诊为食物过敏的人随身携带两个 EAI。即使允许携带 EAI，学龄儿童也可能会忘记或不想携带自己的 EAI。一项研究发现，25% 的 5 岁及以上儿童在午餐时没有携带他们的 EAI（DeMuth 和 Fitzpatrick，2011）。在另一项研究中，近一半（49%）学校的过敏性休克事件发生在高中学生身上（White 等，2016）。青少年患有生命威胁的过敏事件的风险更高，部分原因是他们并不总是携带自注射肾上腺素（Spina 等，2012；Sampson 等，2006）。

即使他们有 EAI，但可能已经过期（Spina 等，2012），或者需要额外的剂量。EAI 成本的增加也可能会使父母难以负担购买（并在过期后才继续购买），特别是如果他们的孩子之前只有轻微的反应。

库存（也称为未指定、未分配或通用）EAI 可供学校中任何出现过敏反应的人群使用，这无疑可以解决这些问题。然而，存在各种障碍使得库存 EAI 在学校难以获得（Odhav 等，2015）。障碍包括与赔偿有关的担忧（Odhav 等，2015），肾上腺素成本、注射者培训的必要性和可用性（Chokshi 等，2015），对儿童造成伤害的恐惧以及其他障碍（图 4.1）。

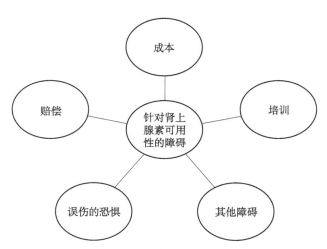

图 4.1 学校肾上腺素可获得性的障碍

4.3.2 确保学校内肾上腺素库存的可用性

FARE 通过推动立法改革，消除了学校使用肾上腺素的障碍，从而在保证全美学校有足够的肾上腺素储备方面发挥了关键作用。FARE 还支持了一些法案，要求学校配备肾上腺素。

这些努力取得了显著成效。在 2010 年之前，只有 5 个州允许学校储存肾上腺素。截至 2016 年 7 月，除夏威夷州外，所有州都有明确规定或指导方针允许学校储存肾上腺素。

在 FAAMA 之后，2013 年的《学校紧急肾上腺素计划法案》给予了那些要求学校储备肾上腺素的州在申请与儿童健康服务相关的哮喘资助方面的优先权（Dahlman，2013）。截至 2016 年 7 月，有 11 个州明确规定学校必须储存肾上腺素。

为了提高学校的肾上腺素供应，学校可以储备肾上腺素。除了 FARE 的支持外，Mylan Specialty L.P.（生产 EpiPen® 自动注射器）还推出了 EpiPen4Schools® 计划（2016 年）。该计划对学校 2013—2014 学年的情况进行了调查，收集了有关储备肾上腺素使用情况的数据（White 等，2015）。在 5683 所参与调查的学校中，有 607 所学校共发生了 919 起过敏反应事件，其中 88.8% 发生在学生身上。11% 的学校至少发生了一起过敏反应事件，2.1% 发生了两起，1.1% 发生了三起或更多。在 851 个记录了 EAI 使用信息的事件中，有 75% 使用了 EAI 进行治疗，其中 49% 使用了储备 EAI。另外，大部分没有使用 EAI 的过敏反应事件使用了抗组胺药进行治疗（White 等，2015）。

根据芝加哥公立学校的紧急肾上腺素计划，我们可以了解到非指定 EAI 的使用情况，该计划为所有 675 所学校提供了储备肾上腺素（DeSantiago-Cardenas 等，2015）。该计划在 2012—2013 学年度实施了第一年，期间共使用了 38 支 EAI，其中大部分（92.1%）是给学生使用的。其中超过一半（55%）是因为食物过敏而使用的，而且学校护士是最主要的使用者（76.3%）。此外，伊利诺伊州教育委员会（2016）也公布了 2014—2015 学年度全州学校非指定肾上腺素的使用数据。在这一年里，有 59 所学校报告了 65 次使用记录，其中 41 次发生在芝加哥公立学校内。

根据弗吉尼亚卫生部和弗吉尼亚教育部对该州学区的一项肾上腺素使用调查，自 2012 年弗吉尼亚通过立法要求地方教育局采取政策允许使用肾上腺素以来，该州公立学校的储备肾上腺素使用情况如下（Virginia Department of Health，2014）。该调查覆盖了 97% 的学区，但不清楚是否所有学校都提供了信息。在 2012—2013 学年，约有 120 万名学生就读于弗吉尼亚州公立学校。在这一年中，共有 448 剂储备肾上腺素注射给学生，而同期学生自带的肾上腺素只有 166 剂。其中，336 剂储备肾上腺素用于先前未诊断过敏的学生。此外，还有 28 剂储备肾上腺素用于教职员工或访客。

根据学校使用储备肾上腺素的数据，可以发现很多学生在学校遭遇过敏反应之前并不知道自己是过敏体质。EpiPen4Schools 试点项目的研究显示，21.9% 的过敏患者没有过敏史。另一项在芝加哥进行的研究发现，55% 的肾上腺素注射器是用于第一次发生过敏性休克的情况（DeSantiago-Cardenas 等，2015）。在伊利诺伊州的 2014—2015 学年期间，有 65 名学生（和教职员工）在学校使用了非指定的肾上腺素注射器，其中超过一半（58.5%）之前没有被诊断为严重过敏（Illinois State Board of Education，2016）。

4.3.3　美国学校以外的肾上腺素自动注射器储备

除了美国，其他国家也在学校储备非特定肾上腺素自动注射器（EAI），以应对食物过敏反应：

- 澳大利亚的部分地区已经规定或建议学校配备 EAI（Vale 等，2015）。
- 欧洲在学校储备 EAI 方面的进展相对缓慢（Muraro 等，2014），但英国的过敏反应协会正在与其他组织合作，推动学校保留 EAI（Anaphylaxis Campaign，2016）。
- 日本在一起涉及乳制品过敏的 11 岁女孩午餐死亡的事件后，也在制定相关政策，以防止类似的悲剧发生（The Japan Times，2013）。
- 加拿大食物过敏协会也在向一些学校提供储备 EAI（FAC，2015）。Sweet Caroline Foundation 是一个由于 14 岁的加拿大女孩 Caroline Lorette 因食物过敏而去世而成立的组织，它致力于倡导学校储备肾上腺素。

4.3.4　学校中肾上腺素的可用性依然存在挑战

尽管目前在学校储备肾上腺素的举措取得了巨大的进展（并可能拯救了许多生命），但仍存在一些挑战。许多学校对食物过敏及其治疗的一般认识不足仍是一个问题。学校工作人员可能认为拨打 911 就足够了，而没有意识到尽快进行肾上腺素注射的重要性。正如本章后面第 4.7 节中所讨论的那样，不是所有的急救车和急救人员都能携带或能够注射肾上腺素，这会进一步延迟挽救生命的治疗。

将肾上腺素自动注射器引入更多学校仍需努力推进。最近的几项研究发现，社会经济地位较低的学校可能没有肾上腺素自动注射器（Shah 等，2014；Love 等，2016）。然而，一些非常大的学区（洛杉矶，芝加哥）要求在所有学校提供肾上腺素自动注射器。成本对许多学区来说是一个重要因素，并且正在变得越来越严重。截至 2016 年 8 月，一套两个肾上腺素自动注射器的价格为 500 美元或更高，而以前只有 100 美元（Popken，2016）。肾上腺素自动注射器的保质期通常为 18 个月（学校收到后的保质期通常为 14～16 个月），因此肾上腺素自动注射器几乎每个学年必须更换。成本影响肾上腺素可用性的另一种方式更微妙：父母可能认为学校有肾上腺素自动注射器，因此不用再花钱为他们的孩子购买肾上腺素自动注射器。

4.4　美国公共场所的肾上腺素可用性

过敏反应不仅可能发生在学校，还可能发生在其他公共场所。例如，娱乐营地、大学、日托机构、青少年体育联盟、游乐园、餐厅、工作场所和体育场馆等。而这些公共机构在提供肾上腺素方面的倡议比学校要落后一些，部分原因是缺乏这些场所过敏反应的准确统计数据。目前，已经有 30 个州（截至 2017 年 3 月）通过了法律，允许公共机构获得非指定 EAI（FARE，2015b）。这些法律中的一些还规定了 EAI 使用的豁免责任或培训要求。FARE 与许多其他组织合作，协助制定这些法律，包括与立法机构沟通、提供法案的模板语言和提供肾上腺素使用的数据。此外，FARE 还确定了当地的志愿者作为倡导者，为储备肾上腺素的需求作证，并鼓励公民联系立法者表达意见。

4.5 餐厅需要做的准备工作

餐厅是发生食物过敏反应的高发场所，原因有几个。首先，餐厅工作人员往往对食物过敏的预防和处理缺乏了解（Dupuis 等，2016）。其次，餐厅缺乏有效的培训制度和激励机制，导致员工对食物过敏的培训不重视，而且员工的流动性也很大。再次，餐厅在为过敏者提供特殊菜肴时，可能没有足够的空间和时间来避免食物过敏原的交叉污染，从而增加了出错的风险。最后，食物过敏反应可能在摄入过敏原后不久就发生（Saleh-Langenberg 等，2016；Sampson 等，1992），这意味着过敏者可能还在餐厅就出现了症状。本书第 9～11 章将对餐厅面临的这些和其他食物过敏问题进行详细分析。

FARE 参与了多项旨在改进餐厅食物过敏管理的活动。如本书第 9 章所述，FARE 与全美餐厅协会合作开发了 ServSafe® 食物过敏培训项目（该项目是基于现有的食源性疾病培训的），为餐厅员工提供了培训。FARE 还推动各州实施强制性的食物过敏培训，以提高餐厅员工的食物过敏意识。

除了州级的倡议（见第 3 章），纽约市和明尼苏达州的圣保罗等城市也规定餐饮场所必须张贴食物过敏的信息海报。纽约市规定的食物过敏标志有 8 种语言版本，列出了 8 种最常见的过敏原，说明了服务员如何应对有食物过敏反应发生的顾客，以及厨房和服务人员如何预防交叉污染的措施（NYC Health，2016）。

FARE 还制作了一种餐厅可以张贴的食物过敏宣传海报（可免费下载），用于提高员工对食物过敏的认识（图 4.2）。

正如第 9～12 章所讨论的，餐厅在食物过敏管理方面仍然面临挑战。由于各州的餐厅食物过敏管理法律不尽相同，很难制定统一的策略，"食物过敏友好"也没有明确的定义。例如，《食物过敏意识法案》（Food Allergy Awareness Act）要求马萨诸塞州与马萨诸塞州餐厅协会（Massachusetts Restaurant Association，MRA）和 FARE 的前身 FAAN 合作，开发一个"食物过敏友好"（Food Allergy Friendly，FAF）的餐厅认证计划，并在该部门网站上公布认证餐厅的名单。该法案于 2009 年通过，但认证名单至今未建立，部分原因是"食物过敏友好"标签的标准不明确。

FARE 一直致力于将食物过敏作为一个食品安全问题来处理。正如第 3 章所述，《食品法典》是一个很好的例子，它在 2013 年首次提供了关于如何在食品制备过程中减少过敏原交叉污染的指导（FDA，2016）。

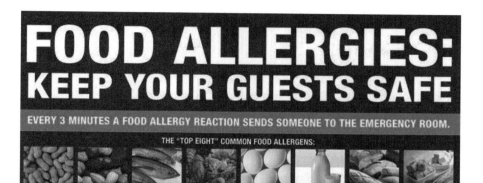

Food allergies are serious. **AN ALLERGIC REACTION TO FOOD CAN CAUSE DEATH.** When you are serving a person with a food allergy:

AVOID CROSS-CONTACT FROM THE START.
Clean the dining area with clean soap and water and a clean towel between each guest.

MAKE SURE YOU UNDERSTAND THE ALLERGY.
Write down the guest's allergy to record the conversation. If you have questions, ask the guest.

TAKE ALL FOOD ALLERGY REQUESTS SERIOUSLY.
Refer the allergy to the chef, manager or person in charge.

USE ONLY FRESH INGREDIENTS, INCLUDING COOKING OIL.

GET IT THERE SAFELY.
Double check with the chef to make sure you have the right meal. Don't let anyone add garnishes. Carry the special meal to the table separately.

CHECK WITH THE GUEST TO MAKE SURE THEY ARE SATISFIED WITH THEIR MEAL.

AVOID CROSS-CONTACT! All food equipment that is used in the handling and processing of allergy-safe foods must be properly cleaned and sanitized before use.

CALL 911 AT THE FIRST SIGN OF A REACTION!

Provided courtesy of:
Food Allergy Research & Education (FARE) • www.foodallergy.org
AND MenuTrinfo • www.MenuTrinfo.com • (888) 767-6368
© Food Allergy Research & Education, Inc. © MenuTrinfo™, LLC

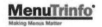

图 4.2　食物过敏标示海报（由 FARE 提供）

4.6 大学需要做的准备工作

当一个食物过敏的学生离开家去上大学时，他们需要注意食物过敏的新挑战。他们可能会和不了解食物过敏的人同住，可能不知道一点点花生对有些人来说有多危险。或者，学生可能会从事或参与涉及动物的工作或课程，而这些动物的食物可能含有奶粉或小麦等过敏原。在吃饭时，学生要自己做决定；他们的父母不能在旁边帮他们选择，并且他们会在新环境里用餐，比如餐厅和自助餐厅、饭店或其他地方。

青少年和年轻人更倾向于冒险，这也会影响他们如何处理他们的食物过敏。一项研究（Sampson 等，2006）发现，这个年龄段（13～21 岁）的大部分食物过敏者故意吃了不安全的食物。另外，一项英国研究发现，这个年龄段（20～30 岁）的食物过敏者因食物过敏住院或死亡的比例最高（Turner 等，2015）。

FARE 已经推出了一个大学食物过敏项目，旨在在餐厅之外建立过敏原控制，并帮助学校"制定全面且一致的食物过敏管理政策"（FARE，2016d）。

为了制定该计划，FARE 召开了两次峰会，邀请了美国高校代表和其他相关方，讨论了如何在高等教育机构中实施食物过敏政策，以改善食物过敏学生的食品安全和生活质量。这些峰会有 50 多所大学和其他机构的代表参加，他们与 FARE 合作，共同编写了一份《高等教育中管理食物过敏的试点指南》（FARE，2015a）和一些针对学生和家长的宣传材料。本书第 14 章介绍的高校餐饮服务的食品过敏管理政策和计划，就是基于这些指南制定的。

FARE 根据从峰会中获得的经验，在 2014 年启动了大学食品过敏计划，有 12 所大学加入了该计划。截至 2016 年 6 月，该计划已扩展到 15 所学院或大学。该计划的主要内容如图 4.3 所示，参与的机构可以免费使用。

根据本章第 4.4 节所述的公共实体法律，学院和大学作为公共实体，可以在所在州允许的情况下，储存和使用储备肾上腺素。一些州和大学已经展开合作，为新泽西州的普林斯顿大学、印第安纳州和新罕布什尔州的大学校园提供储备肾上腺素。

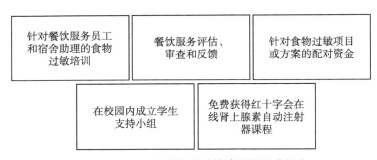

图 4.3　FARE 大学食物过敏计划的组成部分

4.7　过敏性休克的紧急治疗

过敏性休克是一种严重的过敏反应，可能危及生命。据估计，每年有 3 万多例过敏性休克患者在美国需要急诊或住院治疗（Ma 等，2014）。在人群中，约有 1.6% 的人口有过敏性休克的风险（Simons 等，2015）。近年来，过敏性休克导致的住院和儿科急诊次数也有所增加（Dyer 等，2015；Simons 等，2015）。

及时治疗过敏性休克至关重要。食物过敏引起的过敏性休克死亡的中位时间只有 30 min（Pumphrey，2000）。如果肾上腺素注射延迟超过 30 min，可能会导致更严重的后果（McLean-Tooke 等，2003）。然而，在发生过敏反应后的 1 个小时内，只有 1/3 的成年患者到达急诊室（Banerji 等，2010）。提高学校、餐厅和其他公共场所（如本章前文所述）的过敏性休克治疗能力应该能够改善患者的治疗结果，这是一个重要的目标。但是，在许多情况下，急救人员仍然是第一个接触和治疗过敏性休克患者的人员。

根据 Manivannan 等（2014）的研究，约 0.2%～0.9% 的急诊医疗服务运输是为了应对过敏反应。尽管如此，仍有许多急救车（EMS）没有携带可注射的肾上腺素，或者没有经过肾上腺素注射培训的工作人员（FARE，2016b）。在一些州，法律规定限制了急救车携带可注射的肾上腺素或配备具备注射能力的工作人员。只有 34% 的州没有对急救车和其他 EMS 车辆上的肾上腺素供应施加限制（图 4.4）。

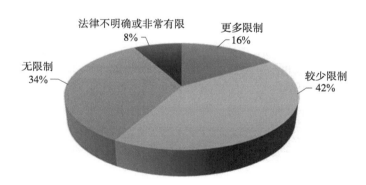

图 4.4　应急救援车上肾上腺素自动注射器可用性的限制（改编自 FARE）

目前，有 10 个州要求在 EMS 车辆上配备肾上腺素自动注射器（EAI），包括康涅狄格州、路易斯安那州、马萨诸塞州、马里兰州、密歇根州、俄勒冈州、罗得岛州、田纳西州、犹他州和华盛顿州。伊利诺伊州曾经也规定了 EAI 的配备，但后来允许用瓶装肾上腺素替代 EAI（Amendment to Emergency Medical Services Act 2016）。其他州则没有明确规定 EAI 的使用，而是由当地机构决定，没有官方的 EMS 车辆装备清单或涉及肾上腺素的法律。

除了限制救护上 EAI 可用性的法律外，大约 50% 的州允许紧急医疗人员（Emergency

Medical Technicians，EMT）使用 EAI（图 4.5）。在一些州，EMT 可以使用救护车上的 EAI 或协助患者使用自己的 EAI。其他州则根据地方政府的规定，或者没有明确规定允许范围。

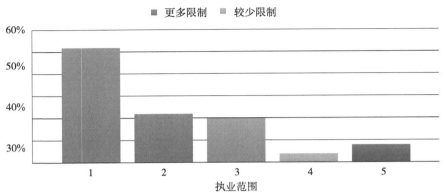

1 允许急救技术人员使用救护车上的EAI（肾上腺素自动注射器）

2 允许地方控制急救技术人员使用EAI的州

3 允许急救技术人员协助病人使用自己的EAI

4 不允许急救技术人员使用EAI的州

5 州法律没有清楚定义执业范围

图 4.5　紧急医疗技术人员使用肾上腺素自动注射器的州限制（改编自 FARE）

即使在救护车上备有肾上腺素，但也不一定会使用。一项研究发现，在 103 例有过敏症状的急诊转运患者中，只有 15 名患者接受了肾上腺素注射（Manivannan 等，2014）。研究中，肾上腺素的使用缺乏一致性，因此作者建议制定标准化的过敏反应管理指南（Manivannan 等，2014）。

为了解决救护车上肾上腺素供应和使用方面的问题，FARE 在急救医学会议和其他专业培训机构上提供了相关信息，向急救人员、紧急医疗服务部门和其他相关人员介绍了过敏性反应的正确诊断和治疗方法，并强调了每辆救护车都需要配备肾上腺素的重要性。FARE 的长期目标包括确保每辆应对 911 呼叫的救护车都有肾上腺素，并至少有一名机组成员经过了肾上腺素注射培训，确保每个急救站都有肾上腺素，并将其作为过敏性反应的首选治疗方法。

4.8　航空公司

过敏性反应是一种可能发生在任何时间和地点的紧急情况。如果在飞行途中出现这种情况，及时获得医疗救助（包括肾上腺素）会非常困难，有可能造成严重的后果。商业航班上发生严重过敏性事件的概率很低，在 2008 年至 2010 年全球 720 万次航班中，只有 265 起过敏性事件被报告（占 11 920 起医疗紧急事件的一部分）（Peterson 等，2013）。但是，在航空旅行期间，过敏反应的发生率却高得多；在对花生、坚果或种子过敏的乘客中，有 9% 曾经在飞行时出现过敏反应（Comstock 等，2008）。最近的一项调查显示，33% 的乘客在飞行期间经历过符合过敏性休克标准的过敏反应，但只有 10% 的人接受了肾上腺素治疗（Greenhawt 等，2009）。这些结果与之前的研究一致，说明飞机上过敏性事件中肾上腺素的使用率很低（Sicherer 等，1999；Comstock 等，2008）。

虽然大部分航班的急救箱都备有肾上腺素，可以应对心血管疾病等医疗紧急情况，但通常是以安瓿的形式供静脉注射使用，而且没有专门标明可以治疗过敏性休克。航空公司允许乘客自带肾上腺素自动注射器，但如前所述，有些过敏性事件是个人第一次发生，所以他们没有准备 EAI。

为了预防过敏反应，似乎可以通过在航空公司上禁止一些常见的食物过敏原来实现。比如，花生是一种常见的食物过敏原，也是航空公司的常见小吃。然而，这种禁令很难执行；即使航空公司不提供花生，也无法阻止乘客自行携带花生上飞机。而且，除非有研究证明禁令有效，否则联邦航空管理局（FAA）不会批准在飞机上禁止某些食物的规定，但这样的研究几乎不可能进行。

2015 年，参议院提出了《航空公司紧急肾上腺素自动注射器法案》（Airline Access to Emergency Epinephrine Act 2015），并交由商业、科学和交通委员会审议。该法案规定航空公司必须配备肾上腺素自动注射器（EAIs），并在过期或使用后及时更换，同时培训机组人员如何识别和处理急性过敏反应。该法案还要求 FAA 和各个航空公司明确说明现有的紧急医疗包中的 1/1 000 的肾上腺素安瓿是用于过敏治疗的。但是，这项法案在参议院没有获得通过（Airline Access to Emergency Epinephrine Act 2015）。

第 2 项法案是《2016 年联邦航空管理局重新授权法》（Federal Aviation Administration Reauthorization Act of 2016 2016），也是由参议院提出的。这项法案将评估航空公司所需的医疗设备和用品，并确保这些医疗物品能够满足儿童的紧急医疗需求，其中包括考虑肾上腺素自动注射器。

FARE 也积极参与了这两项法案的起草工作。遗憾的是，截至目前，两项法案都没有通过。

4.9　总结与结论

食物过敏患者及其家属不仅要应对公众缺乏了解、食品标签和政策不统一、社交隔离和压力等问题，还要面对在公共场合和紧急情况下无法及时获得肾上腺素治疗的困境。为了解决这些问题，近年来，一些倡导组织与政府合作，通过立法提高了食物过敏的培训和意识，以及紧急肾上腺素的可获取性。这些努力已经取得了一些成果，例如在公立学校和餐厅等场所增加了应急肾上腺素的供应和使用。然而，仍有许多工作需要做。目前，学院和大学正在开展食物过敏意识项目，FARE 等组织也在推动所有急救车和航空公司配备并培训使用肾上腺素。利用立法手段来支持这些倡议，仍然是在州级和国家级实现改变的有效方式。

致谢：作者要感谢 FARE 组织内外的几位同事，他们在 2015 年会议上提供了其专业知识，帮助编写本文：Nancy Gregory、Anne Thompson、Steve Gendel、Steve Taylor、Linda Temple、Jenny Kleiman Dowd、Michael Pistiner，以及 Wendy Bedale 将内容整理成本章内容。

参考文献

Agarwal, N.S., and J.E. Yu. 2015. Assessment of food allergy knowledge in NYC elementary school teachers. *Journal of Allergy and Clinical Immunology.* 135: AB138–AB138.

Airline Access to Emergency Epinephrine Act. 2015. Act # S. 1972, 114th Congress. Available online at: https://www.congress.gov/bill/114th-congress/senate-bill/1972. Accessed 1 June 2017.

Akeson, N., A. Worth, and A. Sheikh. 2007. The psychosocial impact of anaphylaxis on young people and their parents. *Clinical and Experimental Allergy.* 37: 1213–1220.

Amendment to Emergency Medical Services Act. 2016. 99th Illinois General Assembly.

Anaphylaxis Campaign. 2016. Adrenaline auto-injectors to be held in all schools-Campaign. Available at: http://www.anaphylaxis.org.uk/campaigning/generic-pen-campaign/. Accessed 1 September 2016.

Banerji, A., S.A. Rudders, B. Corel, et al., 2010. Repeat epinephrine treatments for food-related allergic reactions that present to the emergency depart‐ ment. *Allergy and Asthma Proceedings.* 31: 308–316.

Branum, A.M., and S.L. Lukacs. 2008. Food allergy among US children: Trends in prevalence and hospitalizations. *NCHS Data Brief*(10): 1–8.

Branum, A.M., and S.L. Lukacs. 2009. Food allergy among children in the United States. *Pediatrics.* 124: 1549–1555.

CDC (Centers for Disease Control and Prevention). 2013. *Voluntary guidelines for managing food allergies in schools and early care and education programs.* Washington, DC: US Department of Health and Human Services.

Chafen, J.J.S., S.J. Newberry, M.A. Riedl, et al., Shekelle. 2010. Diagnosing and managing com‐ mon food allergies: A systematic review. *JAMA-Journal of the American Medical Association.* 303: 1848–1856.

Chokshi, N.Y., D. Patel, and C.M. Davis. 2015. Long-term increase in epinephrine availabil‐ ity associated with school nurse training in food allergy. *Journal of Allergy and Clinical Immunology: In Practice.* 3: 128–130.

Comstock, S.S., R. DeMera, L.C. Vega, et al., 2008. Allergic reactions to peanuts, tree nuts, and seeds aboard commercial airliners. *Annals of Allergy Asthma & Immunology.* 101: 51–56.

Dahlman, G 2013. The promise of the School Access to Emergency Epinephrine Act. FARE Blog. Available at: https://blog.foodallergy.org/2013/12/11/the-promise-of-the-school-access-to-emergency-epinephrine-act. Accessed 1 June 2017.

DeMuth, K.A., and A.M. Fitzpatrick. 2011. Epinephrine autoinjector availability among children with food allergy. *Allergy and Asthma Proceedings.* 32: 295–300.

DeSantiago-Cardenas, L., V. Rivkina, S.A. Whyte, et al., 2015. Emergency epinephrine use for food allergy reactions in Chicago Public Schools. *American Journal of Preventive Medicine.* 48: 170–173.

Dudley, L.S., M.I. Mansour, and M.A. Merlin. 2015. Epinephrine for anaphylaxis: Underutilized and unavailable. *Western Journal of Emergency Medicine.* 16: 385–387.

Dupuis, R., Z. Meisel, D. Grande, et al., 2016. Food allergy management among restaurant workers in a large US city. *Food Control.* 63: 147–157.

Dyer, A.A., C.H. Lau, T.L. Smith, et al., 2015. Pediatric emergency depart-ment visits and hospitalizations due to food-induced anaphylaxis in Illinois. *Annals of Allergy Asthma and Immunology.* 115: 56–62.

Farbman, K.S., and K.A. Michelson. 2016. Anaphylaxis in children. *Current Opinion in Pediatrics.* 28: 294–297.

Federal Aviation Administration Reauthorization Act of 2016. 2016. Act # S.2658, 114th Congress. Available at: https://www.congress.gov/bill/114th-congress/senate-bill/2658. Accessed 1 June 2017.

Food Allergy Canada. 2015. Sussex, New Brunswick unveils new stock epinephrine program. Available at: http://foodallergycanada.ca/2015/09/sussex-new-brunswick-unveils-new-stock-epinephrine-program/. Accessed 5 December 2016.

FARE (Food Allergy Research & Education). 2015a. Pilot guidelines for managing food allergies in higher education. Avaiable at: http://www.foodallergy.org/file/college-pilot-guidelines.pdf. Accessed 9 September 2016.

FARE. 2015b. Public access to epinephrine. Avaiable at: http://www.foodallergy.org/advocacy/advocacy-priorities/access-to-epinephrine/public-access-to-epinephrine. Accessed 22 March 2016.

FARE. 2016a. About FARE. Avaiable at: http://www.foodallergy.org/about. Accessed 8 September 2016.

FARE. 2016b. EMTs and epinephrine. Avaiable at: http://www.foodallergy.org/advocacy/ems. Accessed 20 January 2017.

FARE. 2016c. Epinephrine at school. Avaiable at: http://www.foodallergy.org/advocacy/epinephrine-at-school. Accessed 5 May 2016.

FARE. 2016d. Resources for colleges and universities. Avaiable at: http://www.foodallergy.org/resources/colleges-universities. Accessed 9 September 2016.

FARE. 2016e. School guidelines. Avaiable at: http://www.foodallergy.org/laws-and-regulations/ guidelines-for-schools. Accessed 5 December 2016.

FDA (Food and Drug Administration). 2016. FDA Food Code. Available at: http://www.fda. gov/Food/ GuidanceRegulation/RetailFoodProtection/FoodCode/default.htm. Accessed 20 January 2017.

Greenhawt, M.J., M.S. McMorris, and T.J. Furlong. 2009. Self-reported allergic reactions to peanut and tree nuts occurring on commercial airlines. *Journal of Allergy and Clinical Immunology*. 124: 598–599.

Gupta, R.S., J.S. Kim, J.A. Barnathan, et al., 2008. Food allergy knowledge, attitudes and beliefs: Focus groups of parents, physicians and the general public. *BMC Pediatrics*. 8: 10.

Gupta, R.S., E.E. Springston, M.R. Warrier, et al., 2011. The prevalence, severity, and distribution of childhood food allergy in the United States. *Pediatrics*. 128: E9–E17.

Gupta, R., D. Holdford, L. Bilaver, et al., 2013. The economic impact of childhood food allergy in the United States. *JAMA Pediatrics*. 167: 1026–1031.

Hefle, S.L., T.J. Furlong, L. Niemann, et al., 2007. Consumer attitudes and risks associated with packaged foods having advisory labeling regard- ing the presence of peanuts. *Journal of Allergy and Clinical Immunology*. 120: 171–176.

Illinois State Board of Education. 2016. Report of use of undesignated epinephrine school year 2014-15. Avaiable at: http://www.isbe.net/pdf/school_health/epinephrine-use-report14-15. pdf. Accessed 5 December 2016.

Kemp, S.F., R.F. Lockey, F.E.R. Simons, and World Allergy Organization ad hoc Committee on Epinephrine in Anaphylaxis. 2008. Epinephrine: The drug of choice for anaphylaxis. *A statement of the World Allergy Organization. Allergy*. 63: 1061–1070.

Love, M.A., M. Breeden, K. Dack, A. et al., 2016. A law is not enough: Geographical disparities in stock epinephrine access in Kansas. *Journal of Allergy and Clinical Immunology*. 137: AB56–AB56.

Ma, L., T.M. Danoff, and L. Borish. 2014. Case fatality and population mortality associated with anaphylaxis in the United States. *Journal of Allergy and Clinical Immunology*. 133: 1075–1083.

Manivannan, V., R.J. Hyde, D.G. Hankins, et al., 2014. Epinephrine use and outcomes in anaphylaxis patients transported by emergency medical services. *American Journal of Emergency Medicine*. 32: 1097–1102.

McIntyre, C.L., A.H. Sheetz, C.R. Carroll, et al., 2005. Administration of epinephrine for life-threatening allergic reactions in school settings. *Pediatrics*. 116: 1134–1140.

McLean-Tooke, A.P.C., C.A. Bethune, A.C. Fay, et al., 2003. Adrenaline in the treat-ment of anaphylaxis: What is the evidence? *British Medical Journal*. 327 (7427): 1332–1335.

Muraro, A., I. Agache, A. Clark, et al., 2014. EAACI food allergy and anaphy-laxis guidelines:

Managing patients with food allergy in the community. *Allergy*. 69: 1046–1057.

Mylan Specialty L.P 2016. Epinephrine in schools. Available at: https://www.epipen.com/en/ hcp/ for-health-care-partners/for-school-nurses. Accessed 3 April 2017.

Nowak-Wegrzyn, A., M.K. Conover-Walker, and R.A. Wood. 2001. Food-allergic reactions in schools and preschools. *Archives of Pediatrics and Adolescent Medicine*. 155: 790–795.

NYC Health. 2016. Food allergy poster samples. Available at: https://www1.nyc.gov/assets/doh/ downloads/pdf/rii/allergy-poster-samples.pdf. Accessed 6 December 2016.

Odhav, A., C.E. Ciaccio, M. Serota, and P.J. Dowling. 2015. Barriers to treatment with epineph-rine for anaphylaxis by school nurses. *Journal of Allergy and Clinical Immunology*. 135: AB211.

Patel, D.A., D.A. Holdford, E. Edwards, et al., 2011. Estimating the economic burden of food-induced allergic reactions and anaphylaxis in the United States. *Journal of Allergy and Clinical Immunology*. 128: 110–187.

Peterson, D.C., C. Martin-Gill, F.X. Guyette, et al., 2013. Outcomes of medical emergencies on commercial air-line flights. *New England Journal of Medicine*. 368: 2075–2083.

Pieretti, M.M., D. Chung, R. Pacenza, et al., 2009. Audit of manufactured products: Use of allergen advisory labels and identification of labeling ambiguities. *Journal of Allergy and Clinical Immunology*. 124: 337–341.

Popken, B. 2016. EpiPen price hike has parents of kids with allergies scrambling ahead of school year. NBC News. Available at: http://www.nbcnews.com/business/economy/epipen-price-hike-has-parents-kids-allergies-scrambling-ahead-school-n633071. Accessed 5 December 2016.

Portnoy, J.M., and J. Shroba. 2014. Managing food allergies in schools. *Current Allergy and Asthma Reports*. 14: 7.

Pumphrey, R.S.H. 2000. Lessons for management of anaphylaxis from a study of fatal reactions. *Clinical and Experimental Allergy*. 30: 1144–1150.

Saleh-Langenberg, J., B.M.J. Flokstra-de Blok, N. AlAgla, et al., 2016. Late reactions in food-allergic children and adolescents after double-blind, placebo-controlled food challenges. *Allergy*. 71: 1069–1073.

Sampson, H.A., L. Mendelson, and J.P. Rosen. 1992. Fatal and near-fatal anaphylactic reactions to food in children and adolescents. *New England Journal of Medicine*. 327: 380–384.

Sampson, M.A., A. Munoz-Furlong, and S.H. Sicherer. 2006. Risk-taking and coping strategies of adolescents and young adults with food allergy. *Journal of Allergy and Clinical Immunology*. 117: 1440–1445.

Shah, S.S., C.L. Parker, E.O. Smith, et al., 2014. Disparity in the availability of injec 表 epinephrine in a large, diverse US school district. *Journal of Allergy and Clinical Immunology-In Practice* 2: 288–293.e1.

Sheikh, A., Y.A. Shehata, S.G.A. Brown, et al., 2009. Adrenaline for the treatment of anaphylaxis: Cochrane systematic review. *Allergy.* 64: 204–212.

Sicherer, S.H., T.J. Furlong, J. DeSimone, et al., 1999. Self-reported allergic reac-tions to peanut on commercial airliners. *Journal of Allergy and Clinical Immunology.* 104: 186–189.

Sicherer, S.H., T.J. Furlong, J. DeSimone, et al., 2001. The US peanut and tree nut allergy registry: Characteristics of reactions in schools and day care. *Journal of Pediatrics.* 138: 560–565.

Simons, F.E.R., M. Ebisawa, M. Sanchez-Borges, et al., 2015. 2015 update of the evidence base: World Allergy Organization anaphylaxis guidelines. *World Allergy Organization Journal.* 8: 16.

Song, T.T., and P. Lieberman. 2015. Epinephrine in anaphylaxis: Doubt no more. *Current Opinion in Allergy and Clinical Immunology.* 15: 323–328.

Spina, J.L., C.L. McIntyre, and J.A. Pulcini. 2012. An intervention to increase high school stu-dents' compliance with carrying auto-injec 表 epinephrine: A MASNRN study. *Journal of School Nursing.* 28: 230–237.

The Japan Times. 2013. Avoiding food allergy tragedies. *The Japan Times.* Available at: http://www.japantimes.co.jp/opinion/2013/05/20/editorials/avoiding-food-allergy-tragedies/. Accessed 23 June 2017.

Turner, P.J., M.H. Gowland, V. Sharma, et al., 2015. Increase in anaphylaxis-related hospitalizations but no increase in fatalities: An analysis of United Kingdom national anaphylaxis data, 1992–2012. *Journal of Allergy and Clinical Immunology.* 135: 956–963.

Vale, S., J. Smith, M. Said, et al., 2015. ASCIA guidelines for prevention of anaphylaxis in schools, pre-schools and childcare: 2015 update. *Journal of Paediatrics and Child Health.* 51: 949–954.

Virginia Department of Health. 2014. Epinephrine report.

Walkner, M., C. Warren, and R.S. Gupta. 2015. Quality of life in food allergy patients and their families. *Pediatric Clinics of North America.* 62: 1453–1461.

White, M.V., D. Goss, K. Hollis, et al., 2016. Anaphylaxis triggers and treatments by grade level and staff train- ing: Findings from the EPIPEN4SCHOOLS pilot survey. *Pediatric Allergy Immunology and Pulmonology.* 29: 80–85.

White, M.V., S.L. Hogue, M.E. Bennett, et al., 2015. EpiPen4Schools pilot survey: Occurrence of anaphy- laxis, triggers, and epinephrine administration in a US school setting. *Allergy and Asthma Proceedings.* 36: 306–312.

Zurzolo, G.A., M. de Courten, J. Koplin, et al., 2016. Is advising food aller- gic patients to avoid food with precautionary allergen labelling out of date? *Current Opinion in Allergy and Clinical Immunology.* 16: 272–277.

第 5 章
食物过敏原引发的食品召回事件：以史为鉴

Steven M. Gendel

5.1 引言

　　危害分析与关键点控制（HACCP）是一种预防性的食品安全管理方法，旨在食品生产过程中识别和控制潜在的危害，从而保护消费者的健康。这种方法对于处理食品中不可预测的危害，如有害微生物，非常有效。例如，工厂应该在加工过程中采取措施消灭有害微生物，而不是依赖最终产品的检测来降低风险。

　　这种预防性的食品安全管理方法已经被美国和国际的法规和标准所采纳。例如，美国 FDA 要求果汁和海产品加工商遵循 HACCP 法规（FDA，2003，1999），USDA 要求肉类加工商遵循 HACCP 法规（FSIS，2015b），FDA 还制定了预防性控制法规（适用于人类和动物食品）（FDA，2016）。此外，HACCP 也是食品法典委员会（2009）等国际机构的指导原则，以及 GFSI（2016）和 ISO（2005）等非政府组织的审核标准的基础。

　　HACCP 和预防性控制的核心是一种预见性的思维，但它们都是基于过往的经验来确定未来可能出现的危害点，这在危害分析的过程中尤为重要。对于特定的食品和设施，进行危害分析的第一步就是要识别哪些危害是"已知的或可预见的"（FDA，2016）或"合理可能发生的"（FSIS，2015b）。如果一个危害被认为是"已知的"，那么意味着它在某些特定的食品或设施中已经发生过或存在过。如果一个危害被认为是"合理可能发生的"或"可预见的"，那么意味着它不是一个偶然或随机的事件，而是有一定的概率和条件发生。因此，我们需要关注和分析导致危害发生的原因，以便在未来减少或避免食品安全问题的发生。为了做好系统的危害分析，我们必须收集和整理食品和危害之间的相关信息。

　　为了获得食物和病原体之间的关联信息，需要从多个渠道收集数据。一些可用的资

S.M. Gendel
Division of Food Allergens, IEH Laboratories and Consulting Group,
Lake Forest Park, WA, USA
e-mail: steven.gendel@iehinc.com

© Springer International Publishing AG 2018

T.-J. Fu et al.（eds.），*Food Allergens*, Food Microbiology and Food Safety, DOI 10.1007/978-3-319-66586-3_5

源包括 CDC 的在线数据库（CDC，2016），它提供了食源性疾病的信息；科学出版物（CDC，2013），它们报道了食物中微生物的研究结果，以及一些技术文献，它们描述了不同地区食物中微生物的调查情况。此外，CDC 还提供了一些与某些化学危害相关的疾病信息，FDA 在总饮食研究中追踪了一组确定的化学危害（Egan 等，2002）。然而，没有可比较的食物过敏原信息来源。目前，只有少数已发表的过敏原研究涉及食品中未标注的过敏原，这些研究中主要关注过敏原警示语句的使用情况（Zurzolo 等，2013；Crotty 和 Taylor，2010）。

食物过敏原是一个严重的公共卫生问题。食品制造商通过在食品标签上提供过敏原信息，来帮助消费者避免接触到可能引起过敏反应的成分。这就要求食品标签必须清晰、完整和准确，能够列出食品中所有可能含有的过敏原，也不能出现未标明的过敏原。然而，很多时候，过敏原信息是不准确或不完整的，例如标签上没有标注实际存在的过敏原成分。这种意外过敏原可能是由于交叉污染、生产错误或者是错误地标注了不存在的过敏原造成的（Gendel 和 Zhu，2013）。无论哪种情况，都可能对食物过敏的消费者造成严重的健康危害，因此消费者需要严格地规避可能含有过敏原食物。在标签错误的情况下，如果食品中没有标签上显示的过敏原，那么不会对公众健康造成影响，但是如果标签错误是由于食品包装错误导致的，那么就有可能出现另一种食品中含有未标明的过敏原。这些情况中的任何一种都可能导致美国对食品进行召回。

过敏原食品召回信息是预防过敏反应的重要参考。许多食品安全监管机构会向消费者公布召回信息，这些信息也可以用于过敏原控制的危害分析。在 2015 年上半年，我们收集了来自北美三个食品监管机构（FDA、FSIS 和 CFIA）以及欧洲食品与饲料快速预警系统（RASFF）的过敏原相关食品召回数据，发现了公开信息中存在的显著差异。

5.2　数据来源

本章从北美三个食品监管机构的网站收集了有关过敏原召回的数据。这些机构分别是美国食品药品监督管理局（FDA）、美国农业部食品安全检验局（USDA/FSIS）和加拿大食品检验局（CFIA）。研究范围为 2015 年上半年，即 1 月 1 日至 6 月 30 日。FDA 的召回数据来源于其"召回和安全警报档案"网页，USDA/FSIS 的召回数据来源于其"召回案例档案"和"当前召回和警示"页面，CFIA 的召回数据来源于其"食品召回警告"网页。以下是各网站的链接：

http://www.fda.gov/Safety/Recalls/ArchiveRecalls/default.htm

http://www.fsis.usda.gov/wps/portal/fsis/topics/recalls-and-public-health-alerts/recall-case-archive

http://www.fsis.usda.gov/wps/portal/fsis/topics/recalls-and-public-health-alerts/current-recalls-and-alerts

http://www.inspection.gc.ca/about-the-cfia/newsroom/food-recall-warnings/completelisting/eng/1351519587174/

根据上述网站的数据，我们可以分析每次召回和召回类别涉及的食品和过敏原。这些机构属于不同的法律监管部门，负责不同的食品供应领域，但它们都将召回食品分为三个等级。Ⅰ级召回是指对公共健康有较高危险的情况；Ⅱ级召回是指对公共健康有较低危险的情况；Ⅲ级召回是指不太可能造成伤害或存在技术违规的情况（表 5.1）。

通过在网站 http://ec.europa.eu/food/safety/rasff/index_en.htm 上搜索"过敏原"并选择 2015 年 1 月 1 日至 6 月 30 日的日期范围，获取了 RASFF 数据库中的数据。RASFF 数据库中的信息与北美三个机构提供的信息有所不同，它包括参与成员国政府机构发布的警报通知、信息通知和边境拒绝通知。这些通知可能是食品召回或市场撤回的一个原因。

表 5.1　北美食品召回分类标准

机构	Ⅰ级	Ⅱ级	Ⅲ级
FDA[a]	会导致严重的过敏反应或死亡	可能导致较小或暂时的过敏反应	不太可能发生过敏反应
FSIS[b]	会导致过敏反应或死亡	可能会导致过敏反应，但可能性很小	不会发生过敏反应
CFIA[c]	会导致严重的过敏反应或死亡	可能导致较小或暂时的过敏反应	不太可能发生过敏反应

[a]FDA（2011）；

[b]FSIS（2015a）；

[c]CFIA（2014）。

5.3　数据分析

根据 2015 年 1 月 1 日至 6 月 30 日期间北美三个食品监管机构发布的 530 次召回通知，对召回情况进行了分析。表 5.2 显示了每个机构涉及过敏原的召回比例，以及各类召回中因食物过敏原而召回的数量。总体来看，北美食品召回中有 51% 是由于未标注过敏原引起的，其中Ⅰ级召回占 52%。相比之下，CFIA 的Ⅲ级召回占 24%，远高于美国的 FDA（0.6%）和 FSIS（0%）。

表 5.2　2015 年上半年北美食品过敏原召回情况

机构	总召回数	过敏原召回数 [a]	Ⅰ级召回 [b]	Ⅱ级召回 [b]	Ⅲ级召回 [b]
FDA	258	178（69%）	115（65%）	62（35%）	1（0.6%）
FSIS	95	43（45%）	26（60%）	17（40%）	0
CFIA	177	71（40%）	23（32%）	31（44%）	17（24%）

[a] 总召回量的数量和百分比；

[b] 该机构召回的过敏原的数量和百分比。

表5.3列出了FDA在这段时间内召回的最常见的食物过敏原。在此期间，有很多召回是因为在进口食品中发现了花生蛋白，这些召回被单独列出了（FDA，2015）。FDA共召回了36种因为含有花生蛋白的进口食品，涉及多种不同的产品。其中有18次是Ⅰ级召回，17次是Ⅱ级召回，1次是Ⅲ级召回。

表5.3　FDA召回事件中最常见的食品过敏原

过敏原	召回（次）
花生 / 孜然	36
花生 / 其他	28
牛奶类	31
大豆	19
树坚果	18
鸡蛋	15

表5.4显示了FSIS在这段时间内召回的最常见的过敏原。所有与花生相关的召回都是因为孜然事件，共有15次，其中14次是Ⅰ级召回，1次是Ⅱ级召回。

表5.4　FSIS召回事件中最常见的食品过敏原

过敏原	召回（次）
花生 / 孜然	15
花生 / 其他	0
大豆	14
小麦	9
鸡蛋	6
奶类	5

表5.5显示了CFIA在这段时间内召回的最常见的过敏原。在加拿大的6次与花生相关的召回中，有5次是因为孜然事件。其中有4次是Ⅰ级召回，1次是Ⅲ级召回。

表5.5　CFIA召回事件中最常见的食品过敏原

过敏原	召回（次）
牛奶类	22
芥末	19
小麦	11
芝麻	7
花生 / 孜然	5
花生 / 其他	1

在同一时期，RASFF 数据库收到了 1 514 条通知，其中与过敏原相关的通知有 58 条（占 4%）。

表 5.6 显示了 RASFF 在这段时间内公开召回的过敏原。从公共门户网站上提供的信息无法判断这些过敏原通知是否与孜然事件有关。

表 5.6　RASFF（欧盟）公开召回的食物过敏原

过敏原	公开召回的
牛奶类	13
小麦 / 麸质	12
树坚果	12
大豆	9
鸡蛋	7
花生	5

5.4　讨论

根据部分食品过敏原召回的数据，可以得出以下结论。第一是未申报食品过敏原是北美地区的重大公共卫生和工业问题。有研究表明，大约一半的食品召回是由于食品中含有未申报的过敏原（Gendel 和 Zhu，2013；Gendel 等，2014）。虽然食品行业对过敏原控制有所改进，但过敏原相关召回的比例仍然很高。这不仅会增加公司的运营成本，降低公众对公司的信任，还会危及消费者的健康，给社会带来经济损失。

第二是北美三个机构监管的召回产品分类存在明显差异（表 5.1）。FSIS 和 CFIA 将绝大多数召回归为 I 级（分别为 93% 和 80%），而 FDA 只有一半的召回是 I 级。这些机构并没有公开划分召回级别的标准，但 FDA 似乎更关注最终食品中花生蛋白质的含量。了解 FDA 在 2015 年 9 月发布的《人类食品预防性控制条例》中对过敏原的关注对象和程度，对于制造商们合理控制过敏原非常重要。

第三，II 级召回的食物也是过敏消费者的重要风险来源。与 FDA I 级召回的标准相同，未标记过敏原的 RFR 报告数量与 I 级过敏原召回的数量相似，除了这些召回之外，还有大量与 II 级过敏原相关的召回（Gendel 等，2014）。北美过敏原相关召回事件中二级召回占 40%［表 5.1；Gendel 和 Zhu（2013）有关过敏原召回信息分类］。这也证明了在 RFR 数据库中有关食品过敏原风险的信息仍不完善，会引发公共健康风险。

如果不考虑因孜然而引发的花生产品召回，那么引发过敏原召回事件中最频繁的则是含有未标识牛奶的产品。在北美地区所有的非孜然导致的食品召回事件中，大约有 20% 与未标识牛奶有关，牛奶已成为四个机构唯一联名召回的非花生食物过敏原。从侧面反映了各种牛奶衍生物在食品配方中的广泛使用。

我们无法将 RASFF 数据库中列出的通知数量与 FDA、FSIA 和 CFIA 可用的召回信息直接进行比较。即使 RASFF 数据库中有很多数据，如边境拒绝就不属于召回范围（RASFF，2015），在"信息通知"中的"风险不严重或产品尚未在市场流通"的情况，也可能不会导致北美的召回。此外，这个数据库实际上是一个二级资源，只包含了参与国家监管当局提交的信息，与在北美的召回数据库相比，此数据库中与过敏原相关的数据要少得多。

为了整理机构或整个食品供应链中的召回信息，我们面临着很大的挑战。我们对公开发布的食品召回数据进行了分析，发现不同机构之间的召回数据在内容、格式和术语方面有很大差异。北美机构主要针对消费者，通过新闻稿发布简要信息，除非召回范围扩大，否则很少更新后续情况（例如采取了哪些纠正措施）。每个机构都有自己的在线"前端"来展示召回信息，而且同一个机构内部的召回通知也会因为召回的不同而有所变化。由于消费者需求和法律限制，我们无法获取召回产品和企业商业中的产品（包括提供给餐饮服务业的产品）的详细信息。

根据这些数据，我们可以了解到过敏原控制的召回情况，但是食品安全机构并没有公布召回的具体原因。有时候，我们可以通过综合分析不同新闻中的信息，推测出召回的可能原因，比如孜然中含有花生蛋白的情况。但是在大多数情况下，我们仍然无法确定召回的根本原因，这就使得探究食品召回的深层原因变得非常重要。如果我们不去寻找过敏原控制体系出现失效的原因，就很难保证过敏原控制措施能够得到有效的监督和执行。

5.5　结论

为了成功建立预防性的食品安全监管体系，必须对食品公共健康问题进行深入的探索。食品微生物的流行病学研究已经取得了很多成果，但是食品过敏原的信息却非常缺乏。如果食品安全监管机构能够提供更全面、更明确的过敏原召回信息，就可以为填补过敏原数据的空白提供帮助。

为了规范召回数据，需要建立一个标准化的方法。这个方法应该包括以下几个方面：一是将每个召回通知中的特定信息按照统一的格式和内容进行标准化；二是将各机构使用的术语进行统一和规范，避免歧义和混淆；三是将提供的召回数据进行分析整理，按照统一的标准和方法进行呈现。这些步骤对于利用数据分析软件有效地结合过敏原相关召回原因的信息，从而保护食物过敏消费者的健康至关重要。

了解过去对于未来保障食品安全和消费者健康至关重要，而这种了解对于食品过敏原来说尤其困难。我们期待未来能够实施一套有效的食品安全法规，以预防食品过敏的危害，从而提高数据的准确性。

参考文献

CDC (Centers for Disease Control and Prevention). 2013. Surveillance for foodborne disease out-breaks-United States, 2009–2010. *Morbidity and Mortality Weekly Report*. 62: 41–47.

CDC. 2016. Foodborne outbreak online database (FOOD Tool). Available at: http://www.cdc. gov/foodsafety/fdoss/data/food.html. Accessed 26 July 2016.

CFIA (Canadian Food Inspection Agency). 2014. Recall plans–Distributor's guide. Available at: http://www.inspection.gc.ca/food/safe-food-production-systems/food-recall-and-emergency-response/distributors-guide/eng/1376400892829/1376401519986#a4.2. Accessed 26 July 2016.

Codex Alimentarius Commission. 2009. Food hygiene basic texts. World Health Organization, Food and Agricultural Organization of the United Nations, Rome. Available at: http://www. fao. org/docrep/012/a1552e/a1552e00.htm. Accessed 23 June 2017.

Crotty, M., and S. Taylor. 2010. Letter to the editor: Risks associated with foods having advisory milk labeling. *Journal of Allergy and Clinical Immunology*. 125: 935–937.

Egan, S.K., S.S. Tao, J.A. Pennington, et al., 2002. US Food and Drug Administration's total diet study: Intake of nutritional and toxic elements, 1991-96. *Food Additives and Contaminants*. 19: 103–125.

FDA (Food and Drug Administration). 1999. Guidance for industry: HACCP regulation for fish and fishery products; Questions and answers for guidance to facilitate the implementa-tion of a HACCP system in seafood processing. Available at: http://www.fda.gov/Food/ GuidanceRegulation/GuidanceDocumentsRegulatoryInformation/Seafood/ucm176892.htm. Accessed 26 July 2016.

FDA. 2003. Guidance for industry: The juice HACCP regulation-Questions and answers. Available at: http://www.fda.gov/food/guidanceregulation/guidancedocumentsregulatoryinfor-mation/ ucm072602.htm. Accessed 26 July 2016.

FDA. 2011. Recalls background and definitions. Available at: http://www.fda.gov/Safety/ Recalls/IndustryGuidance/ucm129337.htm. Accessed July 26, 2106.

FDA. 2015. FDA consumer advice on products containing ground cumin with undeclared pea-nuts. Available at: http://www.fda.gov/food/recallsoutbreaksemergencies/safetyalertsadviso-ries/ucm434274.htm. Accessed 26 July 2016.

FDA. 2016. FDA Food Safety Modernization Act. Available at: http://www.fda.gov/Food/ GuidanceRegulation/FSMA/default.htm. Accessed 26 July 2016.

USDA-FSIS (United States Department of Agriculture-Food Safety and Inspection Services). 2015a. FSIS food recalls. Available at: http://www.fsis.usda.gov/wps/portal/fsis/topics/food-safety-education/get-answers/food-safety-fact-sheets/production-and-inspection/fsis-food-recalls/fsis-food-recalls. Accessed 26 July 2016.

USDA-FSIS. 2015b. HACCP. Available at: http://www.fsis.usda.gov/wps/portal/fsis/topics/regulatory- compliance/haccp. Accessed 26 July 2016.

Gendel, S.M., and J. Zhu. 2013. Analysis of U.S. Food and Drug Administration food allergen recalls after implementation of the Food Allergen Labeling and Consumer Protection Act. *Journal of Food Protection.* 76: 1933–1938.

Gendel, S.M., J. Zhu, N. Nolan, et al., 2014. Learning from FDA food allergen recalls and report foods. *Food Safety Magazine.* 20: 46–52.

GFSI (Global Food Safety Initiative). 2016. GFSI benchmarking requirements: Guidance document. Available at: http://www.mygfsi.com/schemes-certification/benchmarking/gfsi-guidance-document.html. Accessed 26 July 2015.

ISO (International Organization for Standardization). 2005. ISO22000:2005. Available at: http://www.iso.org/iso/home/store/catalogue_tc/catalogue_detail.htm?csnumber=35466. Accessed 26 July 2016.

RASFF (Rapid Alert System for Food and Feed). 2015. RASFF preliminary annual report 2015. Available at: http://ec.europa.eu/food/safety/rasff/index_en.htm. Accessed 26 July 2016.

Zurzolo, G.A., J.J. Koplin, M.L. Mathai, et al., 2013. Foods with pre- cautionary allergen labeling in Australia rarely contain detec table allergen. *Journal of Allergy and Clinical Immunology: In Practice.* 4: 401–403.

第 6 章
过敏原管理：确保产品中的成分与包装标签一致

Susan Estes

6.1 引言

过敏原管理是食品安全的重要组成部分，尤其是在过去 20 年里。20 世纪 90 年代初，人们对食物引起过敏的知识了解很少，食品行业也缺乏有效的过敏原控制措施。随着各方面对过敏原的认识不断提高，包括制造业和监管机构在内，人们开始意识到食物过敏的严重后果，并采取了一系列的管控措施。然而，一些人指责食品行业在风险管理上不力，没有及时发现和控制过敏原，导致了许多过敏事件的发生。据统计，从 2007 年到 2012 年，与过敏原管理有关的食品召回增加了 41%（Gendel 和 Zhu，2013）。作者调查发现，在已知的召回原因中，有 67% 是由于标签管理不当造成的，包括产品混淆、包装错误（如使用旧包装）或者产品配方版本不匹配。这些错误说明了建立有效的标签管理计划的必要性，以预防严重的食品安全事件的发生。

食物过敏原管理计划有许多部分，包括：

（1）产品开发策略；

（2）标签 / 包装控制；

（3）过敏原交叉污染控制；

（4）验证程序；

（5）人员培训。

这些部分可以简单地分为两个目标：①确保配方成分中过敏原的标识准确无误；②将不在配方中的过敏原排除在产品外。这些目标看起来很容易实现，但非常具有挑战性。实施过敏原控制计划有许多关键控制点。一个关键点的失败就可能导致过敏的发生。本章重点关注第二个目标，但要全面考虑两个目标的相关性以及所有目标的有效性，这些关注点对于保护食物过敏患者非常重要。

S. Estes

Global Food Safety, PepsiCo, Inc. (Retired), Barrington, IL, USA

e-mail: Estessa44@gmail.com

© Springer International Publishing AG 2018

T.-J. Fu et al. (eds.), *Food Allergens*, Food Microbiology and Food Safety, DOI 10.1007/978-3-319-66586-3_6

过敏原标签管理计划的目的是确保包装供应链中的每个环节都能有效地识别和控制过敏原。这一计划从包装的开发设计开始，涉及成分选择、供应商审核、包装规格和控制等方面。在生产阶段，还要对收到的标签进行检查，并妥善存放和使用。此外，还要对员工进行培训，记录包装的使用情况，并及时纠正任何偏差。本章将介绍设计和运营两个阶段的风险评估和控制方法。

6.2　设计阶段

6.2.1　配料

正确标注产品的第一步是了解配料中将要使用成分的过敏原含量。虽然这看起来简单，但对一些重要的问题和讨论非常必要。许多配料中都含有多种成分，有些成分的组成可能不明显，例如调味品，是为了实现产品的功能或特性才添加进去的过敏原。在某些情况下，需要使用配料，如花生酱中的花生。在其他情况下用来选择替代品，例如小麦作为过敏原成分，现使用玉米淀粉作为配料代替小麦淀粉。

6.2.1.1　包装设计团队

制定一个全面且合法的包装标签需要许多部门的协调努力。设计团队将是一个跨职能团队，包括：

——产品、流程和包装开发（提供有关产品和过程的信息）

——监管事务（确保合法性和合规性）

——质量、食品安全和供应商质量（提供下面详细风险评估）。

所有企业都必须与配料供应商合作，识别含有过敏原的成分并管理业务风险，以防止发生代价昂贵的召回事件。

6.2.1.2　了解产品中的配料

为了准确了解产品中的配料，第一步是向配料供应商提供一个调查问卷。该问卷应包括一些有关提议材料过敏原含量的若干问题。这些问题可能包括：

● 是否存在过敏原？

● 过敏原是由于交叉污染还是故意添加而存在？

● 成分中过敏原组分的名称。

● 成分中过敏原组分的形式。

● 成分中存在的过敏原浓度。

● 过敏原浓度是通过什么方法确定的？（分析或计算）。

● 这个问题是否将有助于风险评估？（分析数据总是首选）。

● 供应商的设施中是否存在其他过敏原？

这不是一个完整的问题清单，但它是一个很好的起点，可以根据经验进行调整。如果有条件，电子问卷可能是最方便的收集信息的方式，配料表软件也可以帮助你快速应用这个方法。如果你还使用了配料表软件，标签生成也可以作为一个输出。但如果有预算限制，通过电子邮件或纸质方式收集信息也同样有效。如果使用表格，请参考图 6.1 的示例。

为了确保产品的质量和安全，我们需要为每个成分、每个供应商和所有生产商建立一个表格。这是因为不同供应商的次要成分可能有一些差别。另外，同一个供应商的不同生产商和生产线也可能影响配料的过敏原特性。所以，我们要求每个生产商提供填写好的表格。图 6.1 展示了一个填写好的表格的示例。

6.2.1.3　供应商 / 制造场所信息的风险评估

在收到供应商提供的信息后，应由有经验的员工对其进行审核。这项工作通常由设计团队中负责食品安全或法规事务的人员来完成。审核人员应该从成分、过敏原含量和监管法规等方面进行评估。审核结束后，可能需要产品开发人员和 / 或供应商做出一些调整。设计团队可能需要考虑以下几点：

● 与原料中各成分供应商合作，去除多余的过敏原；
● 避免使用对产品外观或功能没有贡献的微量致敏成分。

另一个需要考虑的因素是生产新产品的工厂的现有生产线情况。团队必须了解生产该产品的生产线或工厂中已有的过敏原情况，以判断生产过程中可能引入的过敏原是否会影响食品安全、生产线或现有产品的标签。他们还必须了解目前生产线上的产品以及可能影响新产品标签的交叉污染情况。

所有与标签决策和评估相关的文件都应妥善保存，以便日后查阅。这类历史信息可以在未来遇到类似决策或问题时提供参考。

食品配料公司

成分名称：_____ 花生酱脆片 #12345_ 供应商：_Chips，公司
供应商地址：_____ 伊利诺伊州芝加哥_____

过敏原	伊利诺伊州芝加哥	配制	交叉接触	成分名称	成分形式	浓度	方法	在设施内
牛奶类								
鸡蛋								
大豆								
小麦								
树坚果								
花生	×	是	否	花生	颗粒物	10 ppm	Neogen Veratox	否
鱼类								
贝类								

图 6.1　供应商成分调查示例

6.2.1.4 原料供应商的风险评估

为了控制过敏原，必须评估当地生产商的情况。这样可以确定原料的交叉污染风险和信息的质量。通常，供应商质量团队负责这项工作。但是，不同的供应商对过敏原管理的水平不一。如果能与他们合作，可以提高他们的风险意识和程序水平。另外，要确保供应商不会在不通知我们的情况下更改成分或加工环境。如果有任何影响之前信息的更改，他们应该更新并重新提交信息。

6.2.2 制作标签

6.2.2.1 成分声明

一旦解决了这些考虑因素，下一步就是确定如何在产品的成分说明书上列出配料。不同国家有不同的法规，规定必须在包装上声明含有哪些过敏原，以及声明的形式。例如，美国的《食品过敏原标签和消费者保护法》（FALCPA）（FDA，2004）要求用通俗易懂的英语在产品包装上列出前 8 种过敏原。有两种声明方式：一种是在成分说明书中用通用语言标明过敏原，例如乳清（牛奶）；另一种是在成分行末加一句话，例如含有牛奶。这两种方式都可以使用，但不能相互矛盾。目前的标签法规要求无论过敏原含量多少，都必须在标签上注明。即使产品中只含有微量的过敏原，也必须说明其存在。尽管关于"多少才算太多"的争议在过敏反应领域一直存在，但有研究表明，一些非常低水平的过敏原（ppm 或 mg 级别）可能不会引起敏感个体的过敏反应（Taylor 等，2010）。建立过敏原阈值可能会免除对含有极少量过敏原的成分的标签要求，从而为那些饮食受限的患者提供更多的食品选择。

为了保证标签上的信息与配料表一致，需要建立一个内部审核流程，规范每个步骤。另外，还应该有一个部门负责检查和确认标签的各个部分，让配料表信息更清楚。最后，在贴食品外包装标签时，要核对每个包装或外箱标签，确保与里面的单品相符。

在产品开发过程中，有一个重要的原则：即使是为内部研究而制作的产品，也必须贴上合适的过敏原标签，以明确说明产品中含有的任何过敏原成分。

6.2.2.2 预防措施声明

FALCPA 没有规定过敏原交叉污染或过敏原意外掺入食品的情况。食品行业通常会在存在交叉污染风险的食品上使用咨询性或预防性标签。这包括成分中可能含有过敏原或生产线上有过敏原残留的情况。由于预防性标签是自愿使用的，所以食品行业可以自行决定何时以及如何使用预防性标签。不同公司的做法各不相同。有些公司会在产品上使用预防性声明，即使工厂设备中的过敏原并不会进入产品，这样做会减少食品过敏消费者的选择范围。而有些公司会在真正存在风险的食品上使用警告标签，这样的食品会被食品过敏消费者避免。

预防性标签的使用应该遵循最佳实践原则，即在必要的时候使用，而不是作为一种通用的做法。它应该是一种特殊的情况，而不是一种常规的方法。它只适用于少数情况，不能取代良好的卫生习惯。当过敏原的存在已经被证实、难以避免、无法控制并且有潜在危险时，才应该使用预防性标签。例如，在成品检测中，如果在彻底清洁后仍然检测到未添加的过敏原，这说明设备没有清洁干净，可能会对消费者造成风险。预防性标签应该只用于真正对过敏人群有威胁的情况，而不是作为一种免责的手段。如果所有公司都按照这种原则行事，那么这种意外含有过敏原的标签就会更有意义，也不会被过敏消费者忽视。建立过敏原阈值可能有助于规范预防性标签的使用，因此，如果产品中含有超过公共卫生关注水平的过敏原，就应该在产品上标明。

6.2.2.3　出口产品

美国制造的面向国际市场的产品需要根据销售国家的要求进行正确标注。监管要求因国家而异，因此有必要确保符合销售国家的具体要求。一些公司为了适应经常出口的产品可能会主动标注过敏原（例如，在美国生产的产品上标注加拿大的芝麻标签），以方便标签和生产线管理。

6.2.3　包装设计：外观

6.2.3.1　最小化操作故障的设计考虑

为了区分产品的包装，营销团队在设计和布局上应该考虑一些因素。这样做不仅可以保证产品被正确地包装，还可以让消费者更容易地找到他们想要的产品，从而提高销售效率。

一种区分包装的方法是使用不同颜色的标志来标示不同口味的产品。例如，图 6.2 和图 6.3 展示了同一种产品的不同口味用不同颜色的标志来区别。

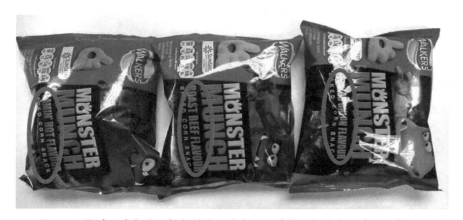

图 6.2　通过口味名称、颜色差异区分产品口味的示例（由百事公司提供）

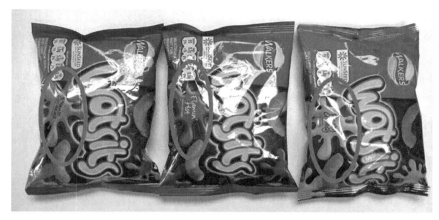

图 6.3　通过产品名称、颜色区分产品口味的示例（由百事公司提供）

　　但是，图 6.4 展示了一种更加有效的方法，即用不同颜色的包装来区分不同口味的产品。这样做可以让产品在工厂和商店里更加醒目，也可以让消费者更快地找到他们喜欢的口味。

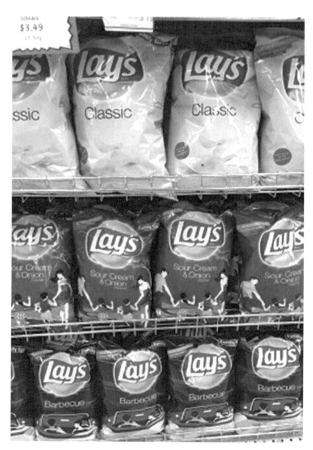

图 6.4　用不同袋子颜色区分不同口味的示例（由百事公司提供）

6.2.3.2　增强消费者意识的设计考虑

当产品中的过敏原成分有所变动时，产品的包装也应相应更新。这是因为，如果某种过敏原被添加到原本不含该成分的产品中，那么过敏患者及其护理者虽然可以通过阅读标签来识别，但也可能忽略包装上的变化。

为了让消费者清楚产品的更新，我们可以在包装正面加上"全新配方"或"全新升级"的提示，引导他们查看配料表，确认新添加的成分是否适合他们的饮食需求。同时，我们也可以用加粗或其他形式突出显示过敏原物质，方便消费者识别（图 6.5）。

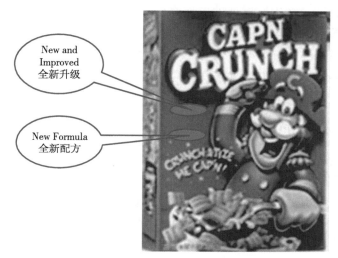

图 6.5　可能会提示过敏消费者产品成分、配料已经发生变化，需要检查成分清单的标志
（由百事公司提供）

6.3　运营阶段

6.3.1　标签 / 包装供应商控制

6.3.1.1　包装版面制作商

制造商有义务将合格的产品装入符合要求的包装，并按照包装内的产品内容贴上准确的标签。但是，在包装设计阶段，需要将标签信息正确地转换为包装图形，并将图形布局从设计团队交付给印刷商。这一环节必须有严格的监督和检查，保证信息无误，废弃的印版必须销毁，实行库存管理。

6.3.1.2　包装制造商

为了保证包装的正确性，包装供应商必须验证所用的印刷版是否与产品名称和配方版本相匹配。同时，还要建立一个流程，避免标签 / 包装与其他产品或版本混淆。此外，还要采取适当的控制措施，及时销毁旧版、旧包装和其他过期材料。

这些措施虽然由包装供应商执行，但食品制造商也应该审核他们的程序和过程，以确保这些措施的有效性。

6.3.2　食品生产场所的控制措施

6.3.2.1　接收时的标签 / 包装审核

为了在供应链的下一个阶段保证产品质量，产品生产场所需要实施标签控制措施。新标签 / 包装到达生产场所后，应当对其进行准确性审核，确认标签上的声明与用于制造产品的配方一致，这一步可以通过人工或自动扫描方式完成。如果标签是在生产场所内部印刷的，那么应当有一个程序来对每个印刷批次进行准确性审核，这一步可以通过手动检查标签的内容来完成。

6.3.2.2　生产储存过程中的标签 / 包装控制

为了更好地管理材料，需要采取以下几个步骤。第一步是建立一个有效的库存控制系统，用于存放和追踪包装的使用情况。第二步是确保仓库工作人员可以快速地找到所需的包装材料，这可以通过使用一个仓库管理系统来实现，该系统为每种材料分配了一个独特的标识符。在将材料从仓库中取出时，应该扫描并记录该标识符，同样，在将材料放置在生产线上时，也应该由线路操作员进行扫描。第三步是及时地处理和销毁过期的材料，最好是在使用新包装之前就将旧包装销毁。旧包装应该被运送到经过认证的垃圾填埋场进行销毁，并且在销毁完成后提供销毁证明。这样可以避免旧材料被盗用或误用。

为了防止过敏原暴露，其他控制措施包括给存放的包装贴上标签，并与成分或泄漏物保持一定距离。此外，还可以专门设定一个区域来存放远离成分的包装。同时，需要建立一个有效的跟踪系统，来监督包装从仓库到生产线再到库存的流程，以及每个环节的责任方。该系统可以是在线的，也可以是简单的日志表，只要能够记录责任方的姓名或首字母即可。

6.3.2.3　使用点处的标签验证

为了保证标签的正确性，生产线上的控制至关重要。人为因素是导致错误的主要原因。所以，我们应该尽量实现生产过程的自动化和精准化，从而有效地避免标签错误。

针对标签 / 包装使用的控制解决方案有不同的成本和复杂度。视觉系统 /UPC 扫描仪等设备虽然价格高昂，但效果显著。视觉系统可以通过识别特定包装上的独特标记来进行校准。这些标记可以是颜色、文本或其他特征。同时，机器也需要正确校准，以区分不同的包装。图 6.6 展示了一些实例。

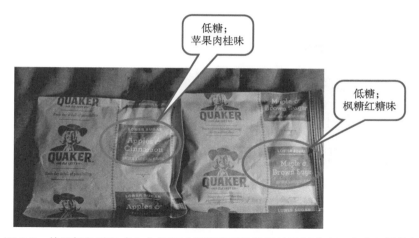

图 6.6　使用颜色差异或文本差异进行视觉系统检测的示例（由百事公司提供）

视觉系统还可以用于检验 UPC 码。这是保证生产线上使用正确包装的最佳方法。UPC 码具有唯一性，可以作为一种非常精确的控制，并且有助于追踪包装上的配方版本。这也确保产品包装的版本与当前生产的配方版本一致（图 6.7）。

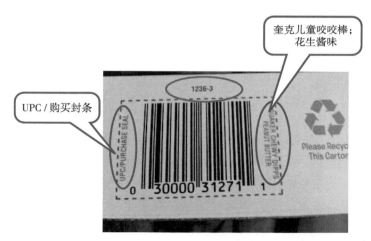

图 6.7　用于跟踪目的的包装上的配方和版本指定的示例（由百事公司提供）

除了自动视觉系统外，还有一些低成本的工具可以使用。例如，可以创建一个简单的视觉比较器。该工具可以检查标签是否正确，并突出显示过敏原。可以将此标签与新标签进行对比，以确保所有过敏原都被标记出来。这个例子主要关注过敏原的问题，当包装送到生产线时，操作员可以快速检查标签上的过敏原是否与产品相符（图 6.8）。这是一种简单有效的快速检查方法，可以避免昂贵的召回行动。

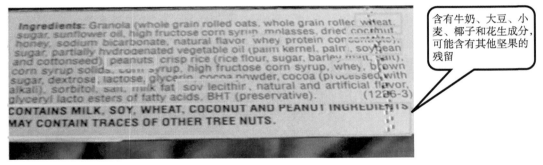

图 6.8 通过简单地突出显示含有过敏原成分，可以将其他标签与此示例进行比较，
以确保这些成分已被正确标记

6.3.3 员工培训

员工培训是过敏原管理计划的重要组成部分，对于正确执行包装控制至关重要。培训应该涵盖所有新员工的过敏原认识培训和所有员工的年度复习培训。此外，每项工作职责都应该有针对性的培训。对于包装控制，仓库人员应该学习如何验证收到的包装是否正确，如何按照规范从库存中取出薄膜/包装材料，如何管理库存周转，以及如何做好相应的文档记录。生产线操作员也应该学习如何核对配方和包装是否一致，如何确认生产的产品和版本与包装上的标注相符，以及如何在生产线文件信息上记录这些检查。

6.4 总结与结论

根据之前的讨论，与过敏原有关的食品安全问题是导致美国产品召回的主要原因之一。因此，过敏原管理是食品生产企业食品安全计划的重要组成部分。法律法规要求企业按照行业标准和最佳实践来制定和执行过敏原控制措施。为了保证食品安全计划的有效性，企业需要建立过敏原相关的文件记录，并对员工进行过敏原知识和操作规范的培训。

在整个供应链中，有一些控制措施可以有效地降低过敏原标签错误或混淆的风险。这些控制措施应该从产品开发阶段就开始实施，包括对产品包装设计和开发过程的管理。此外，企业还需要核实所有供应商提供的原料中是否含有过敏原，并确保产品标签上准确地列出了所有过敏原成分。这是向消费者传达产品中过敏原信息的关键步骤。同时，企业也需要评估和控制交叉接触或意外污染导致的过敏原风险。

产品的过敏原含量一经确定，就应该采取控制措施，确保标签上的成分说明准确无误。包装内容应该在生产前、中、后都进行检查。有些自动或手动的工具能够辅助这个过程。食品安全计划中应该包含这些控制措施，并且有效地执行和监督，同时对员工进行意识和职责方面的培训。

这些要素是过敏原管理计划成功的关键，能够帮助制造商达到一个重要目标：只添加已标注的成分，不添加未标注的成分！

参考文献

FDA (U.S. Food and Drug Administration). 2004. Food Allergen Labeling and Consumer Protection Act of 2004 (Public Law 108-282, Title Ⅱ). Available at: http://www.fda.gov/Food/GuidanceRegulation/GuidanceDocumentsRegulatoryInformation/Allergens/ucm106187.htm. Accessed 28 September 2016.

Gendel, S.M., and J. Zhu. 2013. Analysis of U.S. Food and Drug Administration food allergen recalls after implementation of the food allergen labeling and consumer protection act. *Journal of Food Protection.* 76: 1933–1938.

Taylor, S.L., D.A. Moneret-Vautrin, R.W.R. Crevel, et al., 2010. Threshold dose for peanut: Risk characterization based upon diagnostic oral challenge of a series of 286 peanut-allergic individuals. *Food and Chemical Toxicology.* 48: 814–819.

第 7 章
食品加工过程中的过敏原管理：确保产品中
不含包装上未标明的成分

Timothy Adams

7.1 引言

    食品过敏原是包装食品行业的一个重要问题。食品制造商必须严格控制过敏原的使用和标识，因为越来越多的人患有或知道自己对某些食物过敏。研究显示，食物过敏的发病率呈上升趋势，在儿童中（Sicherer，2011；Branum 和 Lukacs，2008）。同时，公众对食物过敏的了解也在增加，但仍有提高空间（Taylor 和 Hefle，2005）。

    根据 Taylor 和 Hefle（2005）的研究，食品行业在 1990 年以前对食物过敏管理政策缺乏重视。随着消费者的需求日益增长，一些公司开始制订过敏原管理计划，并得到了美国食品药品监督管理局（FDA）的支持（Taylor 和 Hefle，2005）。2004 年，FDA 颁布了《食品过敏原标签和消费者保护法案》（FALCPA），该法案规定食品标签必须清楚地显示食品中可能引起过敏反应的成分（FDA，2004）。例如，如果产品中含有卵磷脂（大豆），则标签必须在成分列表中用括号注明［"卵磷脂（大豆）"］，或者另外加上"含有大豆"这样的声明。

    FALCPA 使消费者能够知道食品制造中是否故意添加了过敏原。但是，该法案没有涉及过敏原意外交叉接触的问题，即过敏原从一种含有它们的食品无意中转移到另一种不含它们的食品中（FARE，2017）。为了控制和告知消费者这种潜在的风险，它可能源自同一设备或设施中生产的其他产品留下的过敏原痕迹，食品行业采用了针对过敏原的预防性警告标签（PAL）（DunnGalvin 等，2015）。FALCPA 没有规定也没有给出使用预防性警告标签（如"可能含有坚果"）的指导，只是规定 PAL 不能替代良好的生产习惯，而且必须真实而不误导（FDA，2006）。

T. Adams

Kellogg Company, Battle Creek, MI 49017, USA

e-mail: tim.adams@kellogg.com

© Springer International Publishing AG 2018

T.-J. Fu et al. (eds.), Food Allergens, *Food Microbiology* and Food Safety, DOI 10.1007/978-3-319-66586-3_7

　　FDA 在 2011 年通过了具有划时代意义的《食品安全现代化法案》（FSMA），该法案明确规定了预防食品中意外含有过敏原的交叉污染的措施（FSMA，2011）。FSMA 将食品过敏原控制纳入了人类食品预防性控制（PCHF）的要求之中，使得食品过敏原管理与以往只针对食品致病菌的管理同等重要（FSPCA，2016）。《人类食品预防性控制条例》要求在对生产产品进行必要的危害分析时，必须包括引起食品过敏原的因素。此外，该条例还要求采取控制措施以避免交叉污染，并确保标签准确无误（FDA，2015）。

　　为了保护公共卫生和商业利益，预防食品过敏的控制措施是必要的。过敏原是导致食品在美国和全球被召回的主要因素（Gendel 和 Zhu，2013；Bucchini 等，2016）。召回不仅成本高昂，尤其是涉及 I 级食品安全的情况（大部分过敏原相关的召回都是这种情况），而且还会带来负面影响，提高保险费用，并有可能引发昂贵的法律纠纷（Marler，2015）。

　　为了满足预防性控制的标准，维护公共卫生，以及保障公司的形象和利益，食品制造商必须执行过敏原管理计划。过敏原管理计划是组织采取的一系列控制措施，旨在避免产品中出现非预期的过敏原。这些控制措施可能涵盖制造过程的各个环节，包括配料和供应商、标签和包装、产品设计、收货和存储、工程和系统设计、操作控制和排程、卫生和转换实践、设备和设施维护、员工培训和消费者联系等。

　　每个公司（甚至每个工厂）的过敏原管理计划都有其特点，并且应该征求制造、质量和监管部门的建议，同时也应考虑工程、卫生、客户服务和其他相关职能领域的意见。过敏原管理计划是一个动态的计划，当出现新的原料或工艺等变化时，应及时进行检查和调整。

　　每个过敏原管理计划都存在两个关键目标：

　　（1）通过标签正确地向消费者传达产品的过敏原含量（在第 6 章中讨论）；

　　（2）将标签上没有的过敏原排除在产品之外。

　　本章重点关注第 2 个目标：将不应该出现在产品中的过敏原排除在产品之外。重点介绍了过敏原管理计划的主要组成部分，并讨论了过敏原卫生验证（第 7.3.7 节）和过敏原管理计划审查（第 7.3.8 节）。

7.2　过敏原交叉污染的来源

　　过敏原风险评估的关键是识别和管理可能导致过敏原交叉污染的来源。食品加工厂是一个复杂且快速的环境，存在许多过敏原交叉污染的风险，如图 7.1 所示。

　　有些过敏原交叉污染的来源比较容易被发现。例如，如果同一套设备用于生产含有牛奶的芝士饼干和不含牛奶的普通饼干，那么如果清洁不彻底，普通饼干就可能含有牛奶过敏原。同样，如果花生糖果的生产线和巧克力糖果的生产线相邻，那么花生碎屑就可能意外地掉入巧克力糖果中。还有一些过敏原交叉污染的来源不太显而易见。比如，如果一名员工在午餐时吃了花生酱三明治，那么他们在称量原料时，三明治上的残渣可能会从他们的胡须中掉落。原料供应商也可能做出一些微小的改变，但却会带来很大的后果；例如，在一个真实案例中，由于可可豆供应商重复使用了先前用于装运花生的黄麻袋，导致巧克力被花生过敏原污染（Taylor 和 Hefle，2005）。此外，人为失误也可能造成过敏原交叉污染：例如，标签错误、配料错误或生产过程中的错误都可能导致意外添加过敏原。

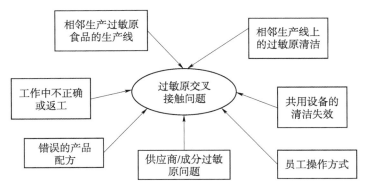

图 7.1　食品制造活动中过敏原交叉污染的主要来源

为了确保潜在的过敏原交叉污染在过敏原控制程序中得到妥善处理，需要保持警惕并仔细分析生产过程中每一个步骤（以及每一次变化）可能带来的影响。即使不常使用过敏原的公司也应该建立一个这样的程序，以防因为标签错误或成分污染而无意中接触过敏原。

7.3　有效过敏原控制计划的要素

本书第 6 章介绍了生产商在过敏原管理计划中应实施的两项重要控制措施：原料 / 供应商管理和标签 / 包装管理。本章的后续部分介绍了生产商在过敏原管理中应注意的其他关键要素，以及一些可供参考的资源，用于帮助您的公司制订过敏原管理计划（Deibel 等，1997；Taylor 等，2006；Jackson 等，2008；GMA，2009；Ward 等，2010；Gendel 等，2013；FoodDrinkEurope，2013；FARRP，2017）。

7.3.1　产品设计和危害评估

为了降低食品制造中的食物过敏原风险，产品设计应该尽可能详细。首先，要仔细检查工厂生产的所有产品所用的配料，看看是否含有不必要的成分。比如，如果产品不需要牛奶，就可以把它去掉，这样既可以保护牛奶过敏者，也可以避免其他产品因为生产过程污染而含有牛奶。

成分中可能存在的由供应商引起的过敏原风险需要谨慎处理。例如，如果企业的山核桃供应商开始同时生产其他树坚果和花生，那么就需要保证供应商能有效防止交叉污染。根据风险程度，企业可能需要寻找一个专门生产山核桃的供应商，以降低从他们那里购买的成分中含有微量其他坚果或花生的可能性。在这种情况下，另一种选择是使用警示标签，但是"零容忍"政策可能会被一些机构视为"过度保护"。或者，企业可以对供应商进行评估，了解他们在生产过程中采取了哪些措施来控制过敏原交叉污染。由于过敏原引起过敏反应的水平非常低，供应商中的任何过敏原都可能对企业的产品造成风险（Taylor 等，2002）。

我们不仅要关注产品配方和供应商的变化对产品致敏性的影响，还要关注明显的和潜在的风险。同一生产线上的其他产品也可能受到某一产品配方变化的影响，增加了致敏的可能性。

由于供应链日益复杂，生产商需要采取措施（例如签订供应商协议），防止供应商引入过敏原或者在不通知的情况下更改任何产品成分，以便及时评估其影响。

根据 FSMA 的《人类食品预防性控制条例》（FDA，2015），食物过敏原的危害评估是必不可少的。危害分析的目的是找出过程中可能存在过敏原风险的环节，并确定相应的控制措施。危害分析应由不同职能组成的团队共同完成，因为不同职责的角色可能会发现不同的问题。例如，生产人员可能更了解制造过程中可能出现的人为失误，而收货人员可能会注意到某些成分在运输过程中容易泄漏。

在进行危害分析时，使用流程图有助于确定过敏原添加的步骤和可能发生交叉污染的情况。工厂的 HACCP 团队应该核实流程图，并在所有正常操作条件下检查生产车间中的过敏原来源。设施图也可以帮助您直观地了解产品流程和潜在的交叉污染风险。在进行危害分析时，您还可以考虑采取一些措施来减少过敏原的使用和传播，例如使用非过敏原替代品，尽量在生产过程的后期添加过敏原（以降低受污染设备的数量），或者从其他供应商获取您的原料（以避免过敏原混合）。

当原料或设备发生变更时，应该重新进行危害分析。新设备可能清洁起来更困难，从而导致过敏原残留，并有可能污染同一设备上的后续产品。配料的改变可能会因为新成分含有杂质而带来意外的过敏原，或者可能需要采用不同的清洁方法，以确保将食物残渣从设备中清除干净。

危害分析需要涵盖整个工厂及其所有的生产环节。理想情况下，最好为不同的过敏原产品设置专用的单独工厂。然而，这样的做法通常是不现实的。即使在不同的工厂中，也要注意防止过敏原无意中混入原料中的可能性。危害分析应该找出所有这些潜在的风险点，并制定相应的方案、程序和控制措施来加以消除或减轻这些风险。

7.3.2　接收和存储操作规范

如第 6 章所述，供货商的控制措施是原材料管理的重要环节。公司应该与供货商签订协议，规定如果原材料的成分发生变化，必须及时通知公司，或者提供证明原材料不含特定的食品过敏原。

在工厂内部，食品过敏原的识别和控制也很关键。所有进厂的原材料都要检查标签，确认没有误送或混淆。此外，运输过程中的控制也不能忽视：要注意与该产品同时运输的其他物品，以及运输工具之前运输过什么。有一个真实的案例，用于制作面粉的小麦，在运输时与花生混合，导致烘焙产品被花生过敏原污染（Taylor 和 Hefle，2005）。

接收控制应该包括检查原料是否有损坏或泄漏的风险。工厂应该制定清晰的应急预案，以应对过敏原泄漏的情况，并且保洁和其他人员应该熟悉这些预案并接受过相应的培训。含有过敏原成分的容器应该明确地标记或贴上标签（可以使用颜色编码），并且与其他成分分开存储。

如果可能的话，应该使用专门的仓库（或托盘或容器）来存储过敏原，并且要考虑到存储的数量、成分的种类以及工厂需要多少种不同的隔离方案。当过敏原和非过敏原成分存储在同一个区域时，必须采取措施防止过敏原交叉污染，例如定期检查、覆盖物料、去除外包装并避免将过敏原成分放在非过敏原成分上方。

7.3.3 设备和工厂的设计要求

为了保证工厂中使用的设备和工具的卫生设计，应该定期检查它们是否容易接触和清洁，以及是否符合公司对"过敏原清洁"的标准（从"可见清洁"开始）。设备中的缝隙或"死角"可能会积累过敏原，因此需要及时清洁。应该评估是否有必要拆卸设备进行彻底清洁和检验。所有可能与过敏原接触的设备表面都应该使用能够适应卫生清洁方法和频率的材料。

工厂和基础设施的设计对于有效地防止过敏原在设施内的交叉接触非常重要。如果条件允许，应该建立合适的空气处理系统，以降低空气流动造成的过敏原在设施内的扩散。地面排水口的设计应该能够保证工厂和设施的清洁卫生，及时排出废水，从而消除过敏原。天花板和高处的设备也可能成为过敏原通过空气传播的潜在途径。墙壁、窗帘和其他隔离措施可以用来隔绝过敏原在工厂内的迁移。最后，应该重点关注过敏原区域与其他区域相邻的地方，这些地方最易发生过敏原交叉污染。

7.3.4 生产控制和日程安排

如果产品不能单独生产或隔离防护，应制订合理的生产计划，尽量减少过敏原在生产过程中的交叉污染。在这种情况下，通常要遵守一些基本原则。首先，过敏性食品应该尽量安排在最后生产，以降低它们污染非过敏性食品的风险。其次，如果条件允许，应该按照产品分组生产（或连续生产同一产品），以减少非过敏性和过敏性产品之间的换线次数。

此外，还要预留充足的时间进行过敏原的清洁和清洁验证。有时为了节约清洁和消毒成本，可以考虑迁移生产线。HACCP 团队需要确保操作不同过敏原的人员有足够的专业知识，以有效地控制过敏原的交叉污染。可以使用换线矩阵等工具来辅助这一过程，如图 7.2 所示。

这个矩阵中，用不同的颜色标出了任何两种类型连续生产时所需的清洁管理方案和验证程序。例如，如果第一次生产的原料含有牛奶过敏原（A），第二次生产的原料含有牛奶和鸡蛋（D），那么只需要执行良好生产规范（GMP）级别的清洁程序（例如达到视觉清洁级别）就可以了，不必进行过敏原验证。但是，如果第二次生产的原料只含有鸡蛋过敏原（E），那么就必须采用能够去除牛奶过敏原的清洁程序，并且要验证牛奶过敏原已经消除，才能进行含有鸡蛋过敏原的第二次生产。

为了避免过敏性交叉污染，生产前需要管理各种非计划项目。这些项目应在生产开始前完成，以保证产品的质量和安全。生产线应遵循标准操作程序（SOP），清理上一批次的所有包装和原料，并检查配方和成分的正确性。包装也应该经过检验，以确保与产品相符。所有过敏原都应该通过工厂风险评估，并在使用前进行验证。指定设备或指定过敏原（或非过敏原指定）的工具和器具也应该进行适当的验证。

生产期间的控制可以有多种方式。比如，可以为在过敏区域工作的员工提供个人防护装备（可能有颜色编码），并限制（或禁止）他们到其他生产线走动。也可以规定和监控交通方式以及员工、原料、包装材料的流动情况。设备或机器在未经清洁和消毒之前不得使用（类似于 EHS 计划中的锁定和标识操作），只有在所有控制措施都到位的时候才能进行生产运行。任何用于在制品（WIP）、返工或生产外的材料都要明显地标记出来。对于返工的产品，也要做好标记、标签和追踪工作。

其他的 GMPs 可能涉及员工、承包商、维护工人、访客等的卫生规范。可能包括禁止将个人的过敏食品带入车间、要求在洗手盆洗手、佩戴手套和其他防护服等措施，以避免人们无意中将过敏原带入工厂的任何地方。

7.3.5　保养措施

工厂的保养计划分为两种：计划外的，因为设备出现故障；或者例行的，为了保证设备和设施的正常运行。在保养期间，无论是在生产过程中的"热工作订单"，还是在离线维护工作中，应该制定和执行控制措施和程序，避免过敏原交叉污染的发生。应该对工具、手推车和工作区域进行维护，并按照规程操作，以尽量减少意外过敏原污染的可能性。同时，应该对维护人员进行培训，让他们明白预防过敏原交叉污染的重要性，并在履行职责时注意这一潜在风险。离线清洁工作应该包含消毒和检查步骤，以确保降低或控制过敏原交叉污染的风险。

7.3.6　清洁和更换生产线措施

清洁和产品 / 设备换线程序应该制定得清晰易懂。湿式清洁是去除过敏原的最佳方法，因为大多数蛋白质过敏原都可以溶于水（Taylor 等，2002）。但是在某些生产环境中引入水可能并不可行（Jackson 等，2008）（另见第 8 章）。干式清洁需要采用一种能够尽量减少气雾剂或空气中粉尘产生的方式进行。还有一种选择是使用惰性、非过敏原成分进行清洁，但可能需要仔细验证，以确保彻底去除过敏原（Taylor 等，2002）。

为了防止过敏原交叉污染，过敏原卫生标准操作程序（SSOP）必须根据过敏原的特性（如黏度、颗粒大小、水溶性或油溶性、基质成分等）、食物过敏原的含量以及食物接触表面的种类来制定。图 7.2 展示了一个转换矩阵，可以用来确定不同情况下的过敏原清洁要求。如果没有使用专门标记的清洁工具和器皿，那么就应该制定清洁工具的洗涤和管理程序。标签可以帮助提醒对这些程序的执行。

清洁标准应该明确具体。"过敏原清洁"不仅要通过视觉检查，还要进行额外的证明和测试，以确保设备或设施适合生产无过敏原食品产品。本章后面的部分将介绍过敏原清洁验证和确认计划。

过敏原切换矩阵		切换后的产品					
		（牛奶）A	（花生）B	（无）C	（牛奶、鸡蛋）D	（鸡蛋）E	（无）F
切换前的产品	（牛奶）A		过敏原牛奶	过敏原牛奶	GMP（良好制造规范）	过敏原牛奶	过敏原牛奶
	（花生）B	过敏原花生		过敏原花生	过敏原花生	过敏原花生	过敏原花生
	（无）C	GMP（良好制造规范）	推送通过		GMP（良好制造规范）	GMP（良好制造规范）	推送通过
	（牛奶、鸡蛋）D	过敏原鸡蛋	过敏原牛奶、鸡蛋	过敏原牛奶、鸡蛋		过敏原牛奶、鸡蛋	过敏原牛奶、鸡蛋
	（鸡蛋）E	过敏原鸡蛋	过敏原鸡蛋	过敏原鸡蛋	GMP（良好制造规范）		过敏原鸡蛋
	（无）F	GMP（良好制造规范）	推送通过	推送通过	GMP（良好制造规范）	推送通过	

图 7.2　产品生产安排转换矩阵的示例

7.3.7　过敏原清洁的验证与确认

验证是对已规定的流程进行常规监控，以显示其符合标准的程度。对于生产者也就是说，"我们做了我们说过的。"在过敏原清洁方面，验证可以保证过敏原 SSOP 按照设计执行，并且所有步骤都完成了。

过敏原 SSOP 通常包括清洁操作所需的检查表。这些检查表可以与各种操作前的检查表合并或一起使用。SSOP 包括在组装前对所有设备进行目视检查。虽然过敏原清洁以视觉上干净的标准为起点，但在某些情况下，可能还需要进行额外的过敏原测试。例如，可以使用基于 ATP、总蛋白或针对过敏原特异性的方法来验证清洁程序的有效性。但是传统的清洁验证技术如 ATP 和总蛋白并不能提供过敏原的具体信息，两种测试的结合使用才能提供一种更全面的方法（Jackson 等，2008）。

清洁验证测试是一种评估设备或成品是否存在过敏原残留的方法。采样是这一过程的关键环节，需要根据不同的过敏原类型（如粉末或颗粒）选择合适的采样方式。过敏原 SSOP 应该明确规定采样方式和标准。

验证测试的频率应该根据一段时间内的变化趋势进行适当的调整。应该事先制定测试结果的纠正措施，并对员工进行程序培训，以确保员工在发生需要采取纠正措施的事件时能够遵守规定。

验证是一种证明特定过程有效性的方法和必要步骤。换言之，验证就是要回答"我们做得对吗？"这个问题。对于过敏原 SSOP，验证的目的是要证明 SSOP 能够有效地将过敏原危害控制在可接受的水平。

验证计划应该明确说明将采用哪些分析方法，并说明这些方法为什么适合特定的产品。验证计划还应该确定测试对象（成品或其他物质），制订一个有明确标准的抽样计划，规定验证研究（初步和持续）的时间间隔，以及可能触发重新验证或额外验证测试的情况。此外，验证计划还应该包括对参与验证工作的所有员工的培训内容和要求。

对于验证和验证测试计划，需要选择适合检测特定过敏原的测试方法，并选择具有相应能力的实验室进行测试。选择最佳测试方法的关键是了解目标过敏原的特性，并与实验室沟通以避免可能出现的检测问题。

如果产品中含有多种过敏原，可以根据过敏原的特性，选择适合的过敏原进行验证，以节省时间和成本。过敏原的特性包括添加量、添加时间、清洗难度和物理形态（如颗粒、糊状、粉末等）。有些项目可能需要对每种过敏原都做多次验证才能确保效果。例如，如果工厂在生产线的最后一步添加花生酱，但在整个过程中也使用了牛奶，那么工厂可能需要同时验证两种过敏原，以检查清洁和控制措施是否有效。

在设计过敏原清洁验证方案时，需要检测设备中是否残留食物过敏原，作为阳性对照，使用清洗和去除前的食品样品。确保所选的分析方法能够适用于"食品前"和"食品后"的产品矩阵。在获得阳性对照后，应按照过敏原 SSOP 的可见清洁标准进行操作。

过敏原清洁验证方案的采样计划应明确指出需要擦拭的设备、拭子的取样位置以及成品的检测数量。验证方案中还可以从 CIP 系统的中间产物或最终冲洗水中采样。采样计划应根据可能存在的过敏原类型（颗粒状、粉末等）来确定成品的取样和测试方法。

最后需要对测试结果进行解释，并在验证方案中说明各种可能出现的结果。如果出现阳性结果，应在方案中预先制定相应的措施。同时讨论验证方案何时需要重复测试，以及在重复测试后如何继续进行（特别是在出现矛盾结果时）。

7.3.8　程序审查

过敏原管理计划应定期进行审查。通过内部程序审计，可以检验控制过敏原交叉污染风险的计划是否有效。

审查应由跨职能团队按照预定的频率进行。审查应仔细评估当前成分的任何变化、设施中新产品的任何引入以及制造或清洁过程中的任何修改。

还应审查消费者信息，分析投诉趋势，并确保采取了任何纠正措施。即使过敏原不是消费者关注的内容，也要考虑过敏原可能是任何消费者接触的原因。

审查应包括对生产线启动、换线和产品封存过程中的记录和程序的检查，以发现任何可能暗示过敏原风险的情况。此外，还应审核清洁检查和测试记录，以寻找潜在的趋势或问题。

7.3.9　消费者联系和 CAPA

为了识别过敏原问题，我们使用了消费者联系系统。这个系统可以收集联系人提供的信息，帮助我们确定涉及的产品。我们需要的信息包括产品的批号、购买地点、客户的过敏史和剩余产品的情况。

HACCP 团队应该有一套程序，来审查、调查和跟进与过敏原相关的消费者联系。我们应该密切监测可能显示出过敏原问题的趋势，比如潜在的过敏反应或混合 / 错误食品的情况。如果发现问题，我们应该及时采取行动（如发布新闻、召回产品等），以保护其他客户的健康。

我们应该使用一种正式的方法，来解决调查中发现的任何问题，包括根本原因分析以及纠正和预防措施（CAPA）。我们应该记录和审查所有的调查、分析和 CAPA 活动，以验证它们是否有效地解决了问题。

7.3.10　过敏原培训

大多数食品工厂的员工都需要接受过敏原方面的培训。培训内容应涵盖过敏原的基本知识和员工所在岗位的相关信息。

针对不同岗位的培训应根据员工的具体职责而定。比如，所有参与生产的人员都应该明白，过敏原引起的过敏反应可能只需要极少量的接触，但后果却可能非常严重。这些认识将有助于他们执行过敏原管理方案，并对其进行完善。客户服务人员需要了解食物过敏反应的常见症状，以便能及时发现产品是否存在过敏原交叉污染的问题。甚至是来访的客人，在参观生产区域时也需要接受简单的过敏原培训，以防止他们在经过使用含有过敏原成分的区域后，不小心进入无过敏原的区域。

应将每名员工接受的过敏原培训记录在案，并定期安排复训。可以使用矩阵图表来跟踪每个职能区域或职位的培训要求和计划频率。

此外，除了正式培训外，在工厂内，可以使用诸如标识之类的工作辅助工具，帮助员工记住特定工作细节（或避免某些行为），以防止过敏原交叉污染。这种标识不仅可以强化培训的内容，还可以向员工展示公司对预防过敏原交叉污染的重视。有一些可用的培训资源，包括美国农业部的台面食品安全培训计划（USDA，2017）。

7.4　总结与结论

为了有效地防止过敏原交叉污染，食品制造工厂应该采用危害/风险评估过程，制订全面的过敏原管理计划。这个过程应该涵盖所有可能的交叉污染来源，包括供货商和原材料的选择、设施设计和产品设计的优化、过敏原清洁的规范和员工实践的培训。对于每个已识别的危害，应该制定相应的控制措施。虽然在生产设备上完全隔离含有过敏原的食品是不现实或不可行的，但通过合理的操作控制和生产安排，可以降低过敏原进入产品的风险。

过敏原清洁方案需要包括一个经过验证的过敏原去除计划（验证），以及证明清洁程序被正确且完整地执行的记录（验证）。通过视觉检查、过敏原特定设备拭子和成品测试的结合，可以为验证提供一种合理且可信的方法。

定期和系统地审查过敏原管理计划的所有方面，可以确保过敏原得到有效的控制。在许多食品制造环境中，变化频繁而快速，需要定期重新评估这些变化对过敏原管理的影响。通过分析清洁测试结果和消费者联系记录，可以及时发现问题信号，为过敏原管理计划提供信息和改进建议。

致谢：感谢 Wendy Bedale 在撰写本章中的协助。

参考文献

Branum, A.M., and S.L. Lukacs. 2008. Food allergy among U.S. children: Trends in prevalence and hospitalizations. *NCHS Data Brief* (10): 1–8.

Bucchini, L., A. Guzzon, R. Poms, et al., 2016. Analysis and critical comparison of food allergen recalls from the European Union, USA, Canada, Hong Kong, Australia and New Zealand. *Food Additives and Contaminants Part A-Chemistry, Analysis, Control, Exposure and Risk Assessment.* 33: 760–771.

Deibel, K., T. Trautman, T. DeBoom, et al., 1997. A comprehensive approach to reducing the risk of allergens in foods. *Journal of Food Protection.* 60: 436–441.

DunnGalvin, A., C.H. Chan, R. Crevel, et al., 2015. Precautionary allergen labelling: Perspectives from key stake- holder groups. *Allergy.* 70: 1039–1051.

FARE (Food Allergy Research and Education). 2017. Avoiding cross-contact. Available at: https:// www.foodallergy.org/cross-contact#vscontamination. Accessed 7 February 2017.

FARRP (Food Allergy Research and Resource Program). 2017. Components of an effective aller-gen control plan. Available at: http://farrp.unl.edu/wat/allergen-control-plans. Accessed 3 February 2017.

FSMA (Food Safety Modernization Act). 2011. Public Law 111-353, 111th Congress. Available at: https://www.fda.gov/food/guidanceregulation/fsma/ucm247548.htm. Accessed 23 June 2017.

FSPCA (Food Safety Preventive Controls Alliance). 2016. Preventive controls for human foods participant manual. Available at: http://www.iit.edu/ifsh/alliance/pdfs/FSPCA_PC_Human_ Food_Course_Participant_Manual_V1.2_Watermark.pdf. Accessed 30 June 2016.

FoodDrinkEurope. 2013. *Guidance on food allergen management for food manufacturers.* Brussels: FoodDrinkEurope.

Gendel, S.M., N. Khan, and M. Yajnik. 2013. A survey of food allergen control practices in the U.S. food industry. *Journal of Food Protection.* 76: 302–306.

Gendel, S.M., and J.M. Zhu. 2013. Analysis of US Food and Drug Administration food allergen recalls after implementation of the Food Allergen Labeling and Consumer Protection Act. *Journal of Food Protection.* 76: 1933–1938.

GMA (Grocery Manufacturers Association). 2009. *Managing allergens in food processing establishments.* Washington, DC: Grocery Manufacturers Association.

Hewitt, T. 2012. Staying on top of allergen management in your plant. *USDA Small Plant News.* 6: 1–2.

Jackson, L.S., F.M. Al-Taher, M. Moorman, et al., 2008. Cleaning and other con-trol and validation strategies to prevent allergen cross-contact in food-processing operations. *Journal of Food Protection.* 71: 445–458.

Marler, B. 2015. First lawsuit filed over cumin tainted with peanut allergens. Available at: http://www.foodpoisonjournal.com/food-poisoning-information/texas-woman-files-suit-against-reily-foods-over-spice-products-tainted-with-peanut-and-almond-allergens/#.WJinpBsrKUk. Accessed 6 February 2017.

Pozo, V.F., and T.C. Schroeder. 2016. Evaluating the costs of meat and poultry recalls to food firms using stock returns. *Food Policy.* 59: 66–77.

Sicherer, S.H. 2011. Epidemiology of food allergy. *Journal of Allergy and Clinical Immunology.* 127: 594–602.

Taylor, S.L., and S.L. Hefle. 2005. Allergen control. *Food Technology.* 59 (40–43): 75.

Taylor, S.L., S.L. Hefle, C. Bindslev-Jensen, et al., 2002. Factors affecting the determi- nation of threshold doses for allergenic foods: How much is too much? *Journal of Allergy and Clinical Immunology.* 109: 24–30.

Taylor, S.L., S.L. Hefle, K. Farnum, et al., 2006. Analysis and evaluation of food manufacturing practices used to address allergen concerns. *Comprehensive Reviews in Food Science and Food Safety.* 5: 138–157.

USDA (U.S. Department of Agriculture). 2017. The counter-top food safety training program. Available at: https://www.fsis.usda.gov/wps/portal/fsis/topics/inspection/workforce-training/online-references/counter-top-food-safety. Accessed 11 April 2017.

FDA (U.S. Food and Drug Administration). 2004. Food Allergen Labeling and Consumer Protection Act of 2004 (Public Law 108–282, Title II). Available at: https://www.fda.gov/food/ guidanceregulation/guidancedocumentsregulatoryinformation/allergens/ucm106187.htm. Accessed 23 June 2017.

FDA. 2006. Guidance for industry: Questions and answers regarding food allergens, includ-ing the Food Allergen Labeling and Consumer Protections Act of 2004. Available at: http://www.fda.gov/food/guidanceregulation/guidancedocumentsregulatoryinformation/allergens/ucm059116.htm. Accessed 7 February 2017.

FDA. 2015. Current good manufacturing practice, hazard analysis, and risk-based preventive controls for human foods: Final rule. 80 Fed. Reg. 55908. Available at: https://www.federalreg- ister.gov/documents/2015/09/17/2015-21920/current-good-manufacturing-practice-hazard- analysis-and-risk-based-preventive-controls-for-human. Accessed 17 September 2015.

Ward, R., R. Crevel, I. Bell, et al., 2010. A vision for allergen management best practice in the food industry. *Trends in Food Science & Technology.* 21: 619–625.

第 8 章
食物过敏原清洁的最佳实践

Lauren S. Jackson

8.1 引言

根据最新的研究，食物过敏的发病率正在上升，这给美国约 1 500 万人带来了健康风险（Boyce 等，2010；Liu 等，2010）。食物过敏者只要稍微接触到含有致敏蛋白的食物，就可能引发过敏症状，甚至危及生命。目前还没有治愈食物过敏的有效方法，所以对于食物过敏者来说，唯一的预防措施就是避免摄入过敏原。因此，通过阅读食品标签来识别食品中是否含有过敏原，是食物过敏者保护自己的重要方式。美国和其他国家已经制定了相关的标签法规，旨在保障食物过敏者的利益。

根据 2004 年通过的《食品过敏原标签和消费者保护法案》（FALCPA），如果制造商在产品中故意添加了主要食品过敏原（牛奶、鸡蛋、花生、坚果、小麦、大豆、鱼和贝类）作为成分，那么所有在美国销售的包装食品都必须标明这些主要食品过敏原（FDA，2016）。FDA 有权召回被过敏原污染的食物，2011 年颁布的《食品安全现代化法案》（FSMA）进一步强化了这一权力（FDA，2017）。FSMA 还要求 FDA 制定法规，规定食品生产设施必须实施过敏原控制措施，例如防止过敏原在加工、处理和储存过程中发生交叉接触，从而在无意中将过敏原混入食品中。交叉接触是指过敏原在加工、处理和储存过程中从一种食品或配料转移到另一种食品或配料中。例如，在同一设施或生产线上同时生产含有和不含有过敏原的食品或配料，而没有正确执行过敏原控制措施，导致交叉接触的原因包括产品返工过程的不当、生产含有过敏原的食品时产生的空气粉尘和气溶胶污染不含有过敏原的食品、重复使用烹饪或加工过程中涉及的其他介质（如煎炸油）以及与食品接触的表面清洗不彻底（Jackson 等，2008）。

自从 20 世纪 90 年代初，食品行业就投入了大量的资源来开发过敏原控制计划，以

L.S. Jackson

Division of Food Processing Science and Technology, U.S. Food and Drug Administration,
Bedford Park, IL 60501, USA
e-mail: lauren.jackson@fda.hhs.gov

© Springer International Publishing AG 2018

T.-J. Fu et al. (eds.), Food Allergens, Food Microbiology and Food Safety, DOI 10.1007/978-3-319-66586-3_8

预防食品被过敏原意外污染（Taylor 和 Hefle，2005）。虽然已经采取了很多措施，并且设立了 FALCPA 和其他法律法规来保证食品行业能够改进过敏原管理，但是食品中存在未申报的过敏原仍然是美国食品召回的主要原因之一（Gendel 和 Zhu，2013；Gendel 等，2014；美国农业部，2016）。在食品中，最常被召回的类别包括烘焙食品、糖果、调味品和乳制品（Gendel 等，2014）。对美国一些过敏原召回事件的根本原因进行分析，结果显示大部分召回事件是由于标签错误造成的，比如把食品装入错误的包装或者把错误的标签贴在食品包装上。相反，在 FDA 监管的产品中，由交叉污染导致的过敏原召回只占召回事件的大约 11%（Gendel 和 Zhu，2013）。尽管与标签相关的错误相比，交叉污染导致的召回事件较少。但是实际上，由于交叉污染在许多食品中不均匀分布，它可能比召回数据所反映的更为普遍。因此，与标签相关的错误相比，交叉污染更难被发现（Brown 和 Arrowsmith，2015）。此外，需要注意的是，与其他召回原因相比，交叉污染更有可能导致某些食品类别中存在未申报的过敏原。这是因为一些食品（例如黑巧克力和牛奶巧克力）是在共用的加工设备上生产的，而这些设备在使用过程中没有进行有效清洗，从而导致过敏性食品在设备中残留（Bedford 等，2017）。

根据文献，消费者因误食含有未标明的过敏原的食品而引起过敏反应的情况并不少见，交叉污染是造成这一问题的主要原因之一。例如，Gern 等（1991）发现，一些对牛奶过敏的消费者在食用声称"不含乳制品"或"不含肉或奶"的冷冻甜品后出现了不良反应。经过检测，这些甜品中含有高达 2 200 μg/g 的牛奶蛋白。这可能是因为生产这些甜品的设备之前用于加工含牛奶的产品而造成的污染。类似的案例也被 Jones（1992）、Laoprasert（1998）、Levin（2005）、Hefle 和 Lambrecht（2004）以及 Spanjersberg（2010 年）等人报道，他们都描述了消费者因食用交叉污染的食品而摄入未标明的过敏原而导致投诉的情况。

清洁和卫生是食品安全体系的重要组成部分，该体系涵盖了法规遵从性、质量标准、危害分析关键控制点（HACCP）、GMP 和虫害控制（Cramer，2006）。对于在同一生产线和设备上生产含有过敏原成分的食品工厂，有效的卫生计划也是过敏原控制计划的核心部分。清洁是防止过敏原交叉污染的一系列实践和程序之一（见第 7 章）。如果执行得当，清洁可能是过敏原控制中最有效的方法之一。有关开发针对过敏原控制的清洁程序时应考虑的因素，读者可以参考其他文献（Deibel 等，1997；Jackson 等，2008；FARRP，2008；GMA，2009；Bagshaw，2009；Brown，2009；FoodDrink Europe，2013）。本章将介绍从食品接触表面清除过敏原的影响因素、从食品接触表面清除食物过敏原残留的不同方法、验证和确认去除过敏原的清洁处理的最佳实践和程序，以及开发过敏原清洁程序所需的步骤。

8.2　过敏原清洁：基本概念

清洁的主要目的是去除污染源、防止生物膜的形成，并为后续的食品表面消毒工作做好准备（Dunsmore 等，1981；Cramer，2006）。清洁一直被认为是建立食品工厂卫生体系的关键环节，因为它可以消除污染物和微生物，避免在不卫生的条件下生产食品。近年来，有效的清洁程序也被证明是控制食品生产工厂中公用生产线或设备上过敏原交叉污染的最佳措施之一（Jackson 等，2008）。由于清洁和消毒有不同的目标，从微生物学的角度理解清洁与"过敏原清洁"的区别非常重要。从微生物学的角度来看，清洁的主要目标是使食品接触表面无残留，以便进行有效的消毒，从而杀灭可能存在的微生物。相反，将食品接触表面清洁到"过敏原清洁"的水平意味着移除了过敏性食品，更准确地说，是移除了过敏性食品中含有的蛋白质。需要注意的是，这两者之间的区别很重要，因为微生物学上干净的表面并不一定意味着"过敏原清洁"。从未清洁干净的表面转移到食物中的过敏原，哪怕是极少量的，也可能引起食物过敏者出现过敏反应。此外，化学消毒剂和高温可以有效地杀灭设备表面上的病原体和腐败微生物，但它们不会让食品过敏原产生化学变化，使它们变得无害（Bagshaw，2009；Verhoeckx 等，2015）。因此，将食品接触表面清洁到"过敏原清洁"的唯一方法是物理移除过敏性食品残留。

清除过敏原的清洁工作可能比较困难，原因有以下几个。在构成食物残留的食品成分（蛋白质、脂肪、碳水化合物、矿物质）中，蛋白质（最常见的与食品过敏原相关的成分）通常是最难从食品接触表面上清除的成分。食品中的蛋白质，尤其是经过加热变性后，往往会黏附在设备表面上（Schmidt，2015；Gabrić 等，2016）。此外，一些食品厂中的设备设计不利于"过敏原清洁"，导致食品接触表面上的过敏原残留难以清除。例如，布带传送机、隧道烤箱和其他设备，它们或者是封闭系统，或者不能使用水和清洁剂等湿式清洁方法，因为这样会腐蚀或磨损它们。另外，制造低水分食品，如巧克力、坚果酱、香料和其他产品的设备，通常也不能用水清洗，因为水的存在会带来微生物危害，并影响产品质量。在这些情况下，设备表面通常会使用惰性成分（如糖、盐）或下一个食品进行清洗，或通过其他方法（如真空、刮、刷、使用干蒸气、喷砂等）进行清洁，但这些方法清除过敏原残留的效果可能不如湿式清洁。

8.3　影响清洁程序有效性的因素

为了制定有效的过敏原清除方案，我们需要考虑多种因素（表8.1）。这些因素涉及残留物的特性、接触食品的表面的材质和形状、食品在表面上的分布方式、设备的种类、设计和使用寿命以及清洁方法的选择。接下来的几个小节将对残留物、设备和表面的影响进行更详细的分析。另外，第8.4节将专门介绍用于去除过敏性食物残留的不同清洁方法。

表 8.1　影响过敏原清洁程序有效性的变量

一般变量	具体变量	变量描述及其对过敏原清洁 / 去除的影响
残留物特性	物理形式（粉末、糊状或液体）	● 糊状物比粉末和液体更难清除
	化学成分（脂质、蛋白质、碳水化合物或矿物质）	● 蛋白质类残留物通常最难清除，特别是在残留物经过加热以后
	食物残留物中过敏原的浓度	● 食物污染物中过敏原的浓度较高时，通常需要更密集的清洁程序
	残留物产生的时间	● 残留物与食品接触的时间越长，就越难以清除
	加工因素	● 食品加工过程中的加热环节可能导致蛋白质变性，使其更难从某些食品接触表面清除 ● 加工时间越长，设备表面积累的残留物就越多，需要的清洁程序也更为复杂
食品接触表面	材料（不锈钢、其他金属、塑料、布料、木材或玻璃）	● 布料表面和一些金属表面很难清洁
	质地 / 表面处理（光滑、有纹理或网格状）	● 光滑表面通常比表面粗糙、有纹理或有表面缺陷的表面更容易清洁
设备因素	设备设计	● 设备的卫生设计可以提高清洁性能
	设备的使用时长	● 老旧设备的表面可能会有划痕、刻痕和其他表面缺陷，使清洁更困难
清洁方法	湿洗、干洗或湿洗与干洗结合	● 使用清洁剂的湿洗通常比干洗方法可以更有效地去除食物残留

8.3.1　污垢的特点

在食品加工环境中，食品残留物可以分为碳水化合物、脂肪、矿物质或蛋白质四种主要类型（Schmidt，2015）。但是，食品残留物往往是复杂的混合物，因为它们通常含有多种成分。表 8.2 列出了食品残留物的主要类别及其物理和化学特性，以及常用的去除方法。

一般来说，食品接触表面上最难清除的是含有大量蛋白质的食物残留物。如果这些残留物在高温下暴露，蛋白质就会变性并黏附在表面上。清除蛋白质类残留物的常用方法是使用碱性清洁剂，有些还含有氧化剂（如次氯酸钠或过氧化氢）。碱性清洁剂之所以能有效去除蛋白质，是因为它能够部分水解和溶解蛋白质（Schmidt，2015）。为了帮助溶解和分散残留物，可以在清洁剂中添加表面活性剂。如果蛋白质残留中还有矿物质沉积物，可以用酸性清洁剂来去除它们。但是，在使用酸性清洁剂之前，应该先用碱性清洁剂清除蛋白质类残留，否则酸性清洁剂可能会使蛋白质变性而更难去除（Schmidt，2015；Jackson 等，2008）。

表 8.2 食品残留的特征及其从食品接触表面清除的方法

食品残留	示例	特性	加热条件下诱导的反应	最有效的清洁化合物
蛋白质类	牛奶蛋白、鸡蛋蛋白、大豆蛋白	• 可溶于水或不溶于水 • 加热变性可能会增加或降低其在水中的溶解度 • 加热变性会使一些蛋白质变得"黏稠",难以从食品接触表面去除	变性	碱性或含氯化碱清洁剂
碳水化合物类	淀粉、糖、玉米糖浆	• 通常可溶于水 • 清洁时最容易去除的成分	糖类——焦糖化反应或与氨基酸形成美拉德产物 淀粉——与其他成分相互作用	碱性清洁剂
脂肪类	油、脂肪	• 通常不溶于水 • 在清洁溶液加热到脂肪的熔点以上时更容易去除	聚合反应	含或不含表面活性剂／乳化剂(如磷酸盐)的碱性清洁剂
矿物质类	牛奶残留物、盐	• 多价盐不溶于水和碱性清洁溶液中 • 水的热量和硬度会降低其溶解度	多价盐——与其他成分相互作用	酸性洗涤剂或清洁化学品

与蛋白质不同,碳水化合物类残留物主要由糖和淀粉构成,它们具有水溶性,可以用水或碱性清洁剂从接触表面清除(Schmidt,2015)。糖在加热时会发生焦糖化反应,与氨基酸结合生成美拉德产物,这些产物可以用热水清洗。淀粉在高水分环境中受热时可能会发生凝胶化现象,导致残留物难以与清洁剂接触并被去除(Gabrić 等,2016)。

为了清除含油食品的表面,可能需要先用油溶剂,然后再用水和清洁剂(Jackson 等,2008)。食物残留中的脂肪通常是乳化的,可以用高于脂肪熔点的热水预先清洗(Nikoleiski,2015;Schmidt,2015)。碱性洗涤剂有助于乳化或皂化难以去除的脂肪和油脂残留物。

矿物质残留物的清除方法取决于它们的化学特性。钙和镁常见于 mineral films 中,难以清除,而且在高温和碱性 pH 值条件下,它们会与碳酸氢盐形成难溶的复合物(Schmidt,2015)。其他难以清除的矿物质沉淀物包括铁或锰。水不溶的 mineral films 膜需要用酸性清洁剂处理,并且通常添加隔离剂,如磷酸盐或螯合剂,以加快膜的去除。

食物残留物在接触表面上停留的时间越长,就越容易发生化学变化,因为它们会受到高温、紫外线、空气、酶和微生物的影响;这些变化会影响残留物的清除效果(Wilson,2005;Gabrić 等,2016)。如果残留物停留时间过长,清洁剂就难以渗透到其中。而且,食物残留物在接触表面上停留时间越长,就越有可能形成生物膜。生物膜很难清除，通常需要使用具有强氧化作用的清洁剂和消毒剂（Schmidt，2015）。

过敏原食物残留的物理形态（固体、液体、糊状或颗粒状）是设计过敏原清洁程序的一个重要因素。例如，糊状食品如杏仁酱可能需要不同于去脂杏仁粉的清洁方法，因为它们更容易黏附在食品接触设备的表面，难以清除。干燥的食品粉末虽然相对容易清除，但它们也可能在空气中扩散，并沉积在整个生产区域的设备上，造成交叉污染（Moerman 和 Mager，2016）。颗粒状食品材料（如整个坚果、坚果碎、含过敏原的谷物棒碎等）的清洁也应引起注意，因为它们可能卡在一些设备中，而这些颗粒残留可能含有足够的过敏原物质。如果它们从设备上脱落并污染了下一种生产线上的食品，就可能引起食品过敏消费者的过敏反应（Brown 和 Arrowsmith，2015）。

8.3.2　食品接触面和设备因素

为了保证产品质量和安全，采用湿洗清洁程序的食品加工程序中，所用设备必须符合卫生清洁设计的要求（Nikoleiski，2015）。而在低水分食品的加工程序中，由于不需要通过湿洗程序来控制微生物和过敏原危害，所以这些食品工厂中的设备往往不是专门为湿洗程序而设计的，其卫生标准也比具有湿洗程序的设备低（Nikoleiski，2015）。Lelieveld 等（2016）详细介绍了食品加工厂中使用的各种设备（如加热设备、气流冷冻系统、泵、阀等）的卫生设计。

为了方便清洁和消毒，食品生产中的所有设备都应该具有自动排出功能，以便排除食品或清洁过程中的残留物（Stone 和 Yeung，2010；Nikoleiski，2015）。如果设备需要拆卸才能清洗，那么它们应该易于拆卸，并且能够清洗到所有的隐藏区域。老旧的设备，如 1960 年以前设计的，可能没有考虑过敏原的清洁要求，因此需要改造，以便能够检查表面是否有食品残留。建议使用平滑、连续且无缝隙的永久连接方式，如焊接，来替代可拆卸的连接方式（Nikoleiski，2015）。

食品加工设备的表面应该具有一定的卫生标准，以防止食品受到污染和变质。表面应该是光滑的、不透水的、没有裂缝和缝隙的、没有孔洞的、不吸收食物的、不与食物发生化学反应的、耐腐蚀的、耐用的，并且容易清洗（Dunsmore 等，1981；Schmidt 等，2010）。不锈钢是一种理想的材料，因为它符合这些要求，并且具有光泽和强度（Schmidt 等，2010；Gabrić 等，2016）。但是，不锈钢传送带上的孔洞或焊接处可能会积累食物残渣，增加清洁难度。其他与食品接触的表面材料包括塑料（例如 PVC、聚碳酸酯、聚氨酯、超高分子量聚乙烯、乙烯基）、橡胶、木材和布料。塑料表面在新鲜和完好时比较容易清洁，但是随着使用时间的增加，它们会出现磨损和损坏，导致食品污染（Gabrić 等，2016）。木材和布料表面应该尽量避免使用，因为它们很容易吸收食物，并且很难彻底清洗。表面的光滑度和状态也会影响清洁效果。一般来说，越光滑越不多孔的表面越容易清洁。老旧的设备表面往往有更多的划痕、凹陷和其他缺陷，这些地方容易藏污纳垢。

8.4　清洁方法

针对致敏食物残留的清洁方案有三种，分别是湿式清洁、干式清洁和产品排空或推出。水溶性的清洁剂能有效地溶解和清除食品接触面上的蛋白质，所以水是消除食品加工设备上过敏原的最佳选择。通常，是否使用水清洁取决于加工过程中该点生产的食品的水分活度。例如，如果过程点生产的食品是湿性的混合物，就需要用水清洗，但如果过程点生产的食品水活性较低（比如，喷雾干燥的奶粉、烘焙食品如饼干或薄脆）就很少用水清洗（Jackson 等，2008）。虽然在大部分加工环境中，传统的以水为基础的清洁和消毒方法能有效地降低微生物的数量，但不建议在低水分食品加工区使用这种方法，因为水的引入可能会导致病原微生物的存活和繁殖（Beuchat 等，2013）。加工高水活性食品的设备通常有装水的设施，有排水口方便清洁后的排水，有可拆卸的部件，其电子设备也能防潮。湿式设备的地板和墙面有光滑的表面，能防止过敏原和微生物的积累和生长，并且可以进行清洁（Jackson 等，2008）。

8.4.1　湿法清洁

湿法清洁是指使用水或者与清洁剂和其他清洁化学品配合，以清除食品残留物的一种清洁方式（Schmidt，2015）。常用的清洁剂和清洁化学品有：碱性清洁剂、含氧化剂的碱性清洁剂、酸性清洁剂、含酶清洁剂和消毒剂。清洁剂中的表面活性剂能够润湿残留的食品并使其分散在清洁溶液中（Schmidt，2015）。

如前所述，食品残留物的成分和附着方式各有不同，因此需要根据不同的残留物和设备制定合适的湿法清洁方案。碱性氯化物清洁剂是最常用和最有效的去除食品接触表面上蛋白质残留物的清洁剂。也可以使用经过评估的其他清洁剂，前提是它们对食品残留物有良好的清洁效果。食品接触表面的卫生和消毒通常通过多种化学消毒剂实现（含氯、碘、季铵化合物、有机酸、阴离子消毒剂、过氧酸化合物）。表 8.3 列出了不同类别的清洁化学品 / 溶液及其去除蛋白质残留的有效性。湿法清洁的关键因素包括：清洁步骤或循环的时间，作用力或机械力，化学成分和浓度，以及温度（TACT）。表 8.4 描述了这些因素及其对湿法清洁程序的影响。

湿法清洁方法主要有四种：就地清洁（CIP），设备基本不需拆卸，清洁和消毒溶液在整个系统中循环使用；离线清洁（COP），设备可以拆卸，小部件在清洗槽中进行清洁和消毒；使用泡沫或凝胶类清洁剂，将凝胶或泡沫状的清洁剂喷到设备表面；以及人工清洁（Bagshaw，2009）。选择和使用频率取决于设备类型和残留类型。

表 8.3 清洁化学品 / 清洁溶液的类型及其去除蛋白质污垢的有效性

清洁剂类型	示例	清除蛋白质残留的有效性	评价
碱性清洁剂 + 氧化剂	氢氧化钠与次氯酸钠或过氧化物的组合	优秀	这些类型的清洁剂可以部分水解和溶解蛋白质
碱性清洁剂	氢氧化钠或氢氧化钾	一般～非常好	碱性清洁剂能有效清除食品接触表面的油脂。它们在清除一些更易溶于水的蛋白质方面也具有一定的作用
酸性清洁剂	无机酸：磷酸、硝酸、磺酸、硫酸氢钠和盐酸 有机酸：羟基乙酸、柠檬酸和葡萄糖酸	差	酸性清洁剂可能会使蛋白质在接触表面上沉淀；通常将它们用于去除利用碱性清洁剂去除蛋白质后残留的矿物质类污垢
含酶的清洁剂	淀粉酶和其他碳水化合物降解酶、蛋白酶和脂肪酶	优秀	酶解所需时间限制了酶的使用；清除蛋白残留的时间可能需要几分钟到几小时不等
消毒剂	含氯消毒剂（例如次氯酸钠）、碘伏、季铵化合物、有机酸、阴离子消毒剂、过氧酸化合物	差～良好	消毒剂溶液可以有效地去除结合不太紧密的蛋白质残留，但对于不溶性和已经沉淀的蛋白质残留则无效
水	—	差～良好	水可以有效地去除结合不太紧密的蛋白质残留，但对于不溶性和已经沉淀的蛋白质残留则无效

表 8.4 影响湿法清洁程序有效性的因素

因素	注意事项
时间	• 时间过短会导致清洁剂与残留的作用不够充分，从而无法完全清除残留 • 时间过长可能导致清洗溶液冷却，达不到能有效去除残留的温度 • 适当的暴露时间可有效润湿残留并将其从接触表面上去除
措施	• 包括人工和自动清洗系统的使用 • 降低残留与接触表面的结合力并破坏生物膜 • 在所有接触表面都受到影响时效果最好
化学物质（组成和浓度）	• 清洁剂的不当选择可能导致无法彻底清除残留 • 应及时检查化学品的浓度，以确保其浓度符合要求 • 清洁剂稀释浓度过低时，不足以完全清除残留 • 清洁剂浓度过高时成本增大，且可能导致清洁剂在设备表面沉积，并腐蚀设备表面 • 使用适当浓度的清洁剂能有效清除食品残留
温度	• 清洁溶液低于最佳作用温度可能无法溶解食品残留 • 清洁剂温度过高时可能会导致蛋白质在接触表面上的沉淀 • 适当的清洁剂温度［如卫生标准操作程序（SSOP）所示］能有效溶解和清除残留

资料来源：于宾夕法尼亚州州立大学延伸部门（2017）。

CIP 是清洁无法手工清洗的大型储罐、锅炉或管道系统的首选方法。这一过程涉及使用喷淋球或喷嘴在设备内循环洗涤剂，以产生足够的湍流（Cramer，2006）。清洁参数，如流速、洗涤剂浓度、用量和时间，都是通过验证研究预先确定的。CIP 程序是完全自动化的，因此经过验证后通常非常有效，并且可以广泛应用（Jackson 等，2008；Stone等，2009）。CIP 中使用的一些清洗溶液，尤其是洗涤剂和最终的冲洗水，通常可以循环再利用（Bagshaw，2009；Valigra，2010）。但是，再利用的洗涤剂可能会有过量的蛋白质沉积，从而影响其清洁能力（Merin 等，2002；Bagshaw，2009；Du 等，2011）。此外，重复使用的洗涤剂中存在的食品蛋白质过敏原可能会在清洁过程中污染其他设备。

COP 程序是一种清洗方法，它涉及将拆卸的设备部件放入 COP 槽中，该槽中充满了清洗溶液（含有洗涤剂和消毒剂）（Cramer，2006；Bagshaw，2009）。COP 槽中的清洗溶液可以重复使用，并且在清洗过程中保持恒温和搅动。为了使 COP 程序有效，必须保证所有部件完全浸入清洗溶液中，以便设备部件能够充分接触到清洗剂。COP 程序与CIP 程序类似，都是自动化的，并且经过验证可以有效地去除食品残留（Cramer，2006；Bagshaw，2009）。

泡沫清洗是一种常用于清洗设备和厂房的方法，它适用于清洁剂与设备的接触时间对清洁效果有重要影响的情况（Bagshaw，2009）。在泡沫清洗过程中，将浓缩的洗涤剂泡沫或凝胶喷涂在设备表面，让其与设备上的食品残留反应一定时间，从而溶解难以去除的污垢。接着用水冲洗设备表面，清除清洁剂和食品残留。应尽量避免使用高压水枪冲洗，以免造成过敏原在设备中的扩散。泡沫清洗相比人工清洗有以下优点：①能够覆盖大面积和难以到达的区域；②增加了清洁剂和残留的接触时间；③节省了清洁所需的时间和人力；④使清洁剂的使用更加合理；⑤能够更安全地使用有潜在危害的清洁剂（Bagshaw，2009）。

人工湿洗设备及其表面是食品制造业中最常见的清洁方法，因为它们能够灵活地清除自动化清洁无法到达的区域（Bagshaw，2009）。这种方法是通过在食品接触表面上涂抹洗涤剂，然后用布、刷子和刮刀手动擦拭接触表面，以去除残留物。与其他清洁方法一样，选择合适的清洁化学品（类型、浓度和温度）对于有效去除残留物至关重要。在人工清洁过程中使用的刷子、刮刀和其他工具应该尽量专用，以降低交叉污染的风险。Smith 和 Holah（2016）撰写了一篇综述文章，对人工清洁操作中工具的选择、使用和维护方面进行了详细的讨论。

8.4.2 干法清洗

干法清洗是一种不使用水或基于水的清洗化学品，而清除食物污渍的方法。在食品生产设施中，当使用水可能会影响产品的质量和一致性，或者造成微生物生长的有利条件时，通常会采用干洗方法进行清洗（Jackson 等，2008；Stone 等，2009；Stone和 Yeung，2010；Moerman 和 Mager，2016）。对于设施中的低湿区域的设备，有时也会进行湿洗，但只有在设备可以拆卸并且在可以容纳水的地方才进行湿洗操作。干洗在老式食品生产设施中也比较常见，这些设施最初并没有按照现代的卫生设计原则来设计（Moerman 和 Mager，2016）。使用干洗程序来控制微生物和过敏原危害的产品线的例子有巧克力、烘焙食品、谷物和粉末饮料。在干燥设施中用于去除食物残留物的方法有刷洗、刮擦、擦拭、使用"pigging systems"（如下所述）、干蒸气清洁和使用吸尘器（Stone 和 Yeung，2010；Nikoleiski，2015；Moerman 和 Mager，2016）。使用压缩空气可以有效地将难以到达的区域的颗粒物质吹走。但是，应该避免使用气动工具，因为这可能会把过敏原物质扩散到周围的环境中（Jackson 等，2008；Bagshaw，2009）。

干洗程序的有效性取决于多种因素，例如食物污垢的性质、设备和食品接触表面的材质以及清洗方法的选择。一般来说，熟食和食品糊状物质比干粉和松散附着的污垢更难以清除（Jackson 等，2008）。高脂肪和高黏度的食物污垢通常需要除了刮擦和刷洗之外的其他干洗措施，例如使用湿布擦拭（适用于可接触区域）、产品排放或"猪头顶料系统（是一种清管系统）pigging systems"等。

手动刮板和刷子是干式食品制造设施常用的清洁工具，因为它们可以有效地去除不同程度附着的食物残留物。为了防止过敏原交叉污染，应将刮板和刷子专用于清洁过敏原性食物残留物，并进行颜色标记，以避免在无过敏原区域使用。此外，应注意避免刮板和刷子产生过敏原性食物残留物的粉尘，因为这可能会导致设备再次受到污染（Moerman 和 Mager，2016）。由于刮板和刷子只能将残留物从表面移除，因此通常需要配合吸尘器使用，以彻底清除食物残留物。在刮擦或刷洗设备表面后，还可以使用经过预先消毒或酒精处理的一次性湿巾来消除任何剩余的食物残留物。

清管系统是一种用于清洁设备中的管道和其他传输系统的方法。清管器是一种由硅胶或天然橡胶等食品级材料制成的装置，它可以排除输送管中的干燥食品残留物（Moerman 和 Mager，2016）。清管器的直径通常比管道内径稍大，所以当它被压缩空气或惰性气体推动时，它会与管道内壁发生摩擦。清管器可以有效地去除管道中的干燥食品粉末，但它不能单独用于控制过敏原，因为有时它会滑过产品而不将其完全清除（Moerman 和 Mager，2016）。因此，通常需要在使用清管器后进行产品或配料的冲洗或清除，以消除剩余的食品残留物。

真空吸尘器是一种能够有效地从地板、墙壁和设备上清除干燥的食物残渣、灰尘和污垢的工具。为了去除食品工厂干洗区域的尘埃和碎片，已经开发了配备 HEPA 过滤器的高效过滤空气系统（中央和便携式），这些过滤器能够以 99.97% 的效率捕获 0.3 µm 的颗粒（Jackson 等，2008）。真空系统可以清除可见的食物颗粒，但如果不先刮擦或刷洗食品接触表面，它们对于深层清洁或去除干燥或烘烤过的残留物是无效的（Jackson 和 Al-Taher，2010；Moerman 和 Mager，2016）。为了防止过敏原传播到公共设施的其他地方，吸尘器应该只用于一个区域和一种用途，与干洗中使用的其他工具和设备一样。

为了清洁食品接触表面，首先用吸尘器去除大部分食物残留，然后用水、酒精或消毒液（季铵化合物）浸湿的一次性布或纸巾擦拭。这种方法的优点是只在设备的局部使用水，并且减少灰尘的产生（Jackson 等，2008）。Jackson 和 Al-Taher（2010）在实验室研究中发现，用酒精浸湿的一次性湿巾能有效地清除不锈钢、聚氨酯和特氟龙表面上烘烤过的多种过敏原食品残留（脱脂奶粉、大豆粉、豆基婴儿配方奶粉、花生粉、全蛋）。

目前，食品行业的趋势是开发和使用不含化学成分的清洁方法，以降低成本、保护工人并防止化学品残留（Powitz，2014）。一种无化学清洁的方法是使用"干"蒸气从食品接触表面上去除残留并进行消毒。商用干蒸气真空系统已被开发用于平面输送带的自动清洁。干蒸气是由一束过热蒸气，喷射到传送带表面后使食品残留变松，而真空管道用于去除碎屑并使传送带表面变干（Moerman 和 Mager，2016）。对干蒸气–真空系统的有限研究发现，其清洁效果取决于食品残留物的性质；例如，使用干蒸气–真空系统清理聚氨酯面传送带表面的蛋粉残留物十分困难（Al-Taher 等，2011）。

综上所述，虽然有许多清洁设备的技术可用于干式加工设备，但往往难以彻底清洁到"过敏原清洁"的程度。因此，需要进一步的研究来评估当前的干式清洁方法，并确定可用于使表面没有过敏原食物残留物的条件和技术。研究还应该着手开发新的非水性洗涤剂和其他用于干燥加工环境的过敏原清洁方法。

8.4.3　清洗或推送式清洁

产品或成分清除或"推送式"清洁是指在生产线上运行下一个固体、半固体或液体产品或成分，使其通过管道，以尽可能清除前一次生产留下的残留物（Stone 和 Yeung，2009）。这种清洁方法通常用于高脂肪糊状食品以及封闭且无法直接接触的生产线表面，如管道（Moerman 和 Mager，2016）。推送式清洁也经常用于清洗无法用其他传统方法清洗的成分，包括盐、糖、淀粉颗粒和面粉。有时也会使用油来冲洗以前输送其他高脂肪含量食品的管道和其他设备。为了有效地清除过敏性残留，需要进行验证研究来确定清洁过程中的条件（清洁材料的体积或重量、流速和温度）（Stone 等，2009）。然而，有报告指出使用产品推送式方法从加工设备中清除高黏性、黏稠食品十分困难（Taylor 和 Hefle，2005；Zhang 等，2013）。对于这些情况，专用设备可能是唯一真正降低过敏原交叉污染风险的方法（Stone 等，2009）。

干冰（固体二氧化碳）颗粒、苏打（小苏打）喷砂器和磨料喷砂是一种在低水环境中清除食品接触表面上的烘焙残留物和结块粉尘的技术（Moerman 和 Mager，2016）。这种技术对于硬质、非弹性的残留物非常有效，但对于软质、有弹性的残留物效果较差。这种技术的优点是可以清洁并去除大部分残留物，而不损坏设备表面。然而，这种技术也可能会使残留物分散，而不是将其从表面上完全移除（Jackson 等，2008）。

8.5　清洁验证和核查

过敏原清除的清洁验证是指评估技术信息或数据的过程，以证明给定的清洁程序能够有效地和一致地从特定的食品加工线或设备中消除致敏食品，或将过敏原的含量控制在可接受的水平（Jackson 等，2008；Stone 等，2009；Cochrane 和 Skrypec，2014）。验证研究的作用在于它们不仅提供了清洁程序有效性的证据，还识别了难以清洁的区域和设备，需要采取其他措施确保过敏原的去除（Jackson 等，2008）。

在产品开始商业生产之前，应该制定并验证清洁程序，以确保设备的卫生和安全。此外，如果加工程序或清洁程序发生任何变化，都应该重新验证清洁程序的有效性。这些变化可能包括加工时间延长，成分变化，加工温度变化，清洗顺序及时间变化，洗涤剂类型、浓度、温度等改变及其他影响因素（Jackson 等，2008；Stone 和 Yeung，2009）。不同的生产线可能需要不同的清洁程序，取决于它们的设计特点（Nikoleiski，2015）。为了保持清洁程序的最佳状态，建议每年至少重新验证一次，或者按照其他规定的时间间隔进行（Lopez 和 Morales，2015）。此外，如果产品标签或分析方法有所更新，也应该考虑重新验证清洁程序。

验证是指通过对所有可直接接触的食品接触表面进行物理（视觉）检查，以及在 CIP 清洗过程中分析设备表面的拭子样本和最终冲洗水样本、推送式清洁或净化所用材料，和 / 或变更后产生的产品样品，来检测过敏原食品残留的存在（Jackson 等，2008；Stone 等，2009；Brown，2009；Cochrane 和 Skrypec，2014）。

清洁确认是指在产品商业生产开始后，证明已验证的清洁程序得到正确实施，并且程序可按照计划运作的过程（Jackson 等，2008；Stone 和 Yeung，2009）。验证可以在每次更换生产线后完成，或按照预定的计划完成，以确保生产线是"过敏原清洁"的。验证包括许多相同的实践和程序（视觉检查，使用蛋白质拭子、三磷酸腺苷拭子、过敏原特异性侧流设备等分析测试）（Jackson 等，2008；Stone 和 Yeung，2009）。

8.5.1　验证和核查清洁程序的目测检查

清洁处理的验证和核查通常始于设备的目测检查，以确保所有表面都是视觉清洁的。应检查的区域包括最难清洁的区域，例如对食品进行加热的设备表面和可能藏有过敏性食品残留的位置（角落，O 形密封圈或垫片以及可能有划痕或裂缝等表面缺陷的设备）（Jackson 等，2008；Stone 和 Yeung，2009）。此外，还应检查加工区域上方的区域，墙壁和地面是否存在食品残留。如果能直接观察到食品残留物，即表示清洁程序失败，需要进行额外的清洁。然而，目测检查虽然是确定清洁程序是否有效的有价值的工具，但是该做法也有局限性。由于某些区域无法直接观察到，因此通常视觉检查无法检查所有食品接触表面。光线不足以及一些设备表面的颜色和质地都使得残留物难以直接被观察到（Jackson 等，2008）。

8.5.2　验证和核查清洁程序的样本获取

制订基于统计学的抽样计划，以获取用于评估清洁程序有效性的样本。抽样计划的目的是尽可能增大检测到接触食品表面、推送式清洁材料和生产线上生产的下一个产品中存在的过敏性食物的概率（Brown 和 Arrowsmith，2015）。在开发抽样计划时需要考虑的因素包括何时、何地以及如何获取样本，因为这些参数都可能影响验证研究的结果（Brown 和 Arrowsmith，2015）。此外，还应考虑过敏原的形态（颗粒状、粉末、糊状等）。如果抽样计划不当，可能会导致在样本中未检测到过敏原，从而批准了不充分的清洁程序。

应从难以清洁的区域（缝隙、可能有食物烧焦的区域、阀门等）以及每台设备的其他区域采集拭子样本。如果使用多条生产线，重要的是从所有生产线的设备中获取拭子样本。还应在清洁之前采集设备的拭子样本作为阳性对照样本，并确保用于采样设备表面的拭子适用，并且在采样前后制定防止过敏原污染的程序（Sheehan 等，2012；Baumert 和 Taylor，2013；Baumert，2014）。

在封闭或管道系统中，设备表面无法直接接触，因此可以在 CIP 清洁处理结束后对最后的清洗水进行采样（Brown，2009）。但是，由于清洗水中可能含有清洁溶液（清洁剂、消毒剂）的残留物，这可能会影响分析结果，所以检测清洗水中是否有过敏性食物残留是很困难的。此外，清洗水中的过敏原可能被稀释到低于分析测试的检测限（Brown，2009）。

在干式清洁中，需要用下一个产品或惰性材料（盐、糖等）来清除生产线上的食品残留，并制订抽样计划来确定在哪里、何时以及获取多少样品，以便从系统中移除过敏性残留物。应该在加工线的多个位置（不同的设备上）和使用不同体积的物料后采集推送式清洁材料的样品。如果有多条生产线，则需要采集所有生产线的推送式清洁材料的样品。生产线更换后生产的第一批产品样品中可能含有各种残留物，因此必须在清洗验证研究中采集这些样品（Brown，2009）。还应该在加工过程的中间和最后阶段采集样品，以确保它们不含有过敏食品残留。

为了进行过敏原检测，需要制订在统计上有效的抽样计划，用于获取拭子、推送式清洁和最终产品样品。这样的抽样计划将有助于验证清洗程序的有效性。如果将来要实施基于风险的食品过敏原标签法，这项研究就更加重要（Brown 和 Arrowsmith，2015）。

8.5.3　验证和核查清洗程序所使用的分析方法

在验证研究中，结合视觉检查和分析检测是很重要的，以保证"视觉上清洁"的接触表面也是"过敏原清洁"的。目前的分析方法可以分为两类：非特异性测试和特异性检测。非特异性方法不直接针对过敏性食物或过敏原蛋白，而是评估其他化合物的存在。最常用的非特异性分析是三磷酸腺苷（ATP）生物发光和总蛋白拭子或检测。ATP 拭子可以从多个供应商处购买，作为一般卫生指标，用于检测清洁/消毒后设备上是否有食品/食品残留和微生物中的 ATP。使用手持式光度计，ATP 拭子结果可以在 1 min 内现场获得。ATP 拭子比过敏原特异性方法便宜。但是，由于 ATP 拭子并不实际检测过敏性食物或蛋白质，所以用这种方法验证过敏原清洁效果的结果并不可靠。Jackson 和 Al-Taher（2010）发现，在验证干式清洁效果时，ATP 测试结果与过敏原特异性横向流动测试（LFD）测试之间没有相关性。因此，这种方法只能作为衡量清洁程序效果的一般指标。

与 ATP 检测相似，总蛋白拭子是一种通用的卫生指标，它能反映食品接触表面和最终冲洗水中存在蛋白质的所有潜在来源（如微生物、食品、灰尘等）。相比于更具特异性的方法（如免疫化学法、DNA 相关法、质谱法），蛋白质拭子的优势是成本低、敏感度高，它能在 <10 min 内检测出接触表面或溶液中 <10 μg 的蛋白质。当免疫化学法无法检测到由于热处理而发生构象变化的过敏原蛋白时，可以使用蛋白质拭子（Brown，2009）。Jackson 和 Al-Taher（2009）比较了特异性（ELISA）和非特异性（ATP、总蛋

白）方法在检测溶液和食品接触表面上大豆食品残留物方面的效果。他们发现，在不锈钢样品片上干燥的大豆粉、豆浆和大豆基婴儿配方奶粉（80℃，1 h）的总蛋白拭子检测比 ATP 和大豆特异性 ELISA 法更灵敏。尽管在这个特定的应用场景中，总蛋白拭子优于 ELISA，但它可能不适用于其他过敏原性食物残留物。因此，在进行清洁验证之前，需要评估蛋白质拭子以及其他分析方法对每种过敏原性食物的检测能力。

检测接触表面、水或食品样品中过敏性食物的最佳方法是使用免疫化学法，它可以针对样品中的过敏原蛋白或其他蛋白质进行特异性和有效性的分析。目前，有两种免疫化学法可用于清洁验证期间的样品检测：酶联免疫测定（ELISA）和 LFD。这些方法可以从不同的制造商购买，能够检测大多数主要过敏原，除了某些坚果和某些鱼类物种。ELISA 试剂盒可以定量地检测成品、冲洗水和推送式清洁材料中的过敏原，其检测限在 ppm（μg/g）范围内（Jackson 等，2008）。LFD 测试则可以定性地检测拭子样品和冲洗水中的过敏原，具有高灵敏度、低成本、操作简便和快速出结果（不到 5 min）的优点。无论是 ELISA 还是 LFD，只要检测到样品中有过敏原，就说明清洁程序存在设计或执行上的缺陷（Jackson 等，2008）。

ELISA 和 LFD 测试是检测食品和清洁验证样品中过敏原的有效方法，但也不是完美的。这些测试的原理是利用样品中的目标蛋白与试剂盒中特异性抗体的结合来识别过敏原。如果蛋白的结构或形态发生变化，就可能影响它们的溶解性和抗体亲和力，从而导致测试结果不准确。例如，热处理、发酵、水解、pH 值变化以及强氧化剂（如清洁剂中的）都可能改变蛋白的特性，使其难以被免疫化学方法检测到。此外，还有一些其他因素会干扰测试结果，如高脂食品基质、抗氧化物质（如多酚类）的存在，以及与目标蛋白相似的蛋白的交叉反应。另一个问题是，不同的 ELISA 试剂盒有不同的分析目标，并且缺乏统一的标准参考物质，导致不同试剂盒之间的结果难以对比。因此，在进行清洁验证研究之前，必须考虑这些局限性，并评估所选用的 ELISA 法和 LFD 法对过敏性食物残留的检测能力。

多数商业免疫化学方法只能针对单一过敏原进行分析，因此检测含有多种过敏原的食品或表面时，需要多个试剂盒。为了节省时间和成本，研究人员正在开发能同时检测多个过敏原的免疫化学方法。目前，市场上有一种 LFD 法可以检测多种树坚果（Neogen，2017），但是无法区分具体是哪种树坚果。另一种基于抗体的商业化方法是多分析物分析技术（xMAP®），它可以同时检测 14 种食物过敏原和麸质（Cho 等，2015）。这些过敏原包括甲壳类、鸡蛋、麸质、牛奶、花生、大豆和 9 种坚果（杏仁、巴西坚果、腰果、椰子、榛子、夏威夷果、松子、开心果和核桃）（Cho 等，2015）。该技术还需要进一步验证，并评估其在检测拭子样本和清洗程序验证样本中的适用性。

聚合酶链反应（PCR）试剂盒有时用于协助验证清洁方法，特别是当某些过敏原食物（某些树坚果、鱼类）没有 ELISA 试剂盒时（Holzhauser 和 Röder，2015）。PCR 方法具有特异性，因为它们检测过敏原食物的 DNA 的存在，而且可以多重化，以便在一个分析中检测多个过敏原食物。这些方法与 ELISA 等免疫化学方法相比有几个优点，例如 DNA 在食品加工过程中比蛋白质稳定性更高，而且基质效应对 PCR 方法的影响较小

（Baumert，2014）。然而，PCR 的一个主要缺点是，缺乏 DNA 并不能表明接触表面在过敏原蛋白质存在方面是"过敏原清洁"的（Brown，2009）。

质谱法（MS）是一种相对较新的检测过敏原的技术，它可以准确地鉴定蛋白质和多肽的组成和结构。MS 的优势在于它可以直接检测过敏蛋白，而不需要任何间接的标记或抗体。此外，MS 可以利用其高分辨率的能力来区分高度相似的蛋白质和肽，从而提高检测的特异性。与免疫化学方法（如 ELISA）相比，MS 对蛋白质在热加工过程中发生的构象变化不敏感，因此可以更好地反映食品中的过敏原水平。MS 还具有多重检测的潜力，因为它可以在同一次分析中同时检测多种过敏原（Monaci 和 Visconti，2009）。尽管已经有许多研究报道了使用 MS 检测食品中过敏原的方法（Chassaigne 等，2007；Monaci 等，2014；Parker 等，2015），但目前 MS 在食品分析领域的应用仍然受到一些限制，主要是由于仪器成本高，样品制备耗时，仪器操作需要专业技能以及使用 MS 定量食品中过敏原的难度。如果能够解决这些问题，MS 可能会成为验证过敏原清洁效果的有力工具。

8.6　过敏原清洁计划的制订

根据清洁过程的步骤，验证和核查程序的结果和改进，应将整个过程完整记录并纳入过敏原清洁计划（Jackson 等，2008；Stone 和 Yeung，2009）。该计划应包含以下三个部分：卫生标准操作程序（SSOP）、验证程序和确证程序。SSOP 应尽可能详细，并应说明① SSOP，设备和产品的适用范围；②执行清洁操作的人员；③清洁程序的具体步骤；④每次清洁过程的记录。验证和确证程序应包括①验证 / 确证的目的和范围；②用于验证和确证的分析方法；③采样程序及其依据；④清洁验证 / 确证的接受标准；⑤当清洁程序未达到接受标准时的纠正措施；⑥验证 / 确证程序的记录。应定期对整个清洁计划进行评估，以重新检验其有效性。

8.7　总结与结论

为了保护过敏性消费者的食品安全，需要采取措施避免食品在储存、运输和生产过程中受到过敏原的交叉污染。清洁是防止交叉污染的有效策略之一，只要清洁程序正确执行，就能有效地去除食品接触表面的过敏原。要制定和实施有效的清洁程序，必须考虑影响食品生产环境中致敏食品残留去除的各种因素。湿式清洁方法通常能够有效地清除过敏原，但是所有程序都必须经过严格评估，以确保达到预期效果。相反，干燥的食品环境中的过敏原清洁可能更具挑战性，因为没有水和清洁剂，过敏性食品残留难以被清除。需要开发新的干燥食品环境的清洁方法，能够去除过敏性食品残留，同时不增加微生物危害。尽管目前有许多用于检测食品和食品接触表面过敏原的分析工具，但仍需要研究开发更敏感、更便宜和更快速的多重过敏原检测方法，用于验证过敏原清洁程序。

参考文献

Al-Taher, F., C. Pardo, and L. Jackson. 2011. Use of a dry steam belt washer for removal of aller-genic food residue. International Association for Food Protection (IAFP) Annual Meeting, July 31, 2011–August 3, 2011, Milwaukee, WI.

Bagshaw, S. 2009. Choices for cleaning and cross-contact. In *Management of food allergens*, ed. J. Coutts and R. Fiedler, 114–137. Oxford: Wiley-Blackwell.

Baumert, J., and S. L. Taylor. 2013. Best practices with allergen swabbing. *Food Safety Magazine*. June/July edition. Available at: http://www.foodsafetymagazine.com/magazine-archive1/june-july-2013/best-practices-with-allergen-swabbing/. Accessed 17 April 2017.

Baumert, J. 2014. Detecting and measuring allergens in food. In *Risk management for food allergy*, ed. C.B. Madsen, R.W.R. Crevel, C. Mills, and S.L. Taylor, 215–226. Oxford: Elsevier.

Bedford, B., Y. Yu, X. Wang, et al., 2017. A limited survey of dark chocolate bars obtained in the United States for undeclared milk and peanut allergens. *Journal of Food Protection*. 80: 692–702.

Beuchat, L.R., E. Komitopoulou, H. Beckers, et al., 2013. Low-water activity foods: Increased concern as vehicles of food‑borne pathogens. *Journal of Food Protection*. 76: 150–172.

Boyce, J.A., A. Assa'ad, W. Burks, et al., 2010. Guidelines for the diagnosis and management of food allergy in the United States: Report of the NIAID-sponsored expert panel. *Journal of Allergy and Clinical Immunology*. 126: S1–58.

Brown, H. 2009. Validation of cleaning and cross-contact. In *Management of food allergens*, ed. J. Coutts and R. Fiedler, 138–149. Oxford: Wiley-Blackwell.

Brown, H.M., and H.E. Arrowsmith. 2015. Sampling for food allergens. In *Handbook for food allergen detection and control*, ed. S. Flanagan, 181–197. Cambridge: Woodhead Publishing.

Chassaigne, H., J.V. Nørgaard, and A.J. van Hengel. 2007. Proteomics-based approach to detect and identify major allergens in processed peanuts by capillary LC‑Q‑TOF (MS/MS). *Journal of Agricultural and Food Chemistry*. 55: 4461–4473.

Cho, C., W. Nowatzke, K. Oliver, et al., 2015. Multiplex detection of food allergens and gluten. *Analytical and Bioanalytical Chemistry*. 407: 4195–4206.

Cochrane, S., and D. Skrypec. 2014. Food allergen risk management in the factor‑From ingre-dients to products. In *Risk management for food allergy*, ed. C.B. Madsen, R.W.R. Crevel, C. Mills, and S.L. Taylor, 155–166. Oxford: Elsevier.

Cramer, M.H. 2006. *Food plant sanitation: Design, maintenance, and good manufacturing prac-tices*. Boca Raton, FL: CRC Press.

Deibel, K., T. Trautman, T. DeBoom, et al., 1997. A comprehensive approach to reducing the risk of allergens in foods. *Journal of Food Protection.* 60: 436–441.

Du, Q., F. Al-Taher, J. E. Schlesser, et al., 2011. Effectiveness of cleaning regimens for removing milk residue from a pilot-scale HTST pro⁻ cessing line. Poster presentation. 2011 Institute of Food Technologists Annual Meeting, New Orleans, LA.

Dunsmore, D.G., A. Womey, W.G. Wittlestone, et al., 1981. Design and performance of systems for cleaning product-contact surfaces of food equipment: A review. *Journal of Food Protection.* 44: 220–240.

FAARP (Food Allergen Research and Resource Program). 2008. Components of an effective allergen control plan. Available at: http://farrp.unl.edu/allergen-control-food-industry#english Accessed 5 April 2017.

FDA (Food and Drug Administration). 2016. Food allergen labeling and consumer protec⁻ tion act of 2004 (FALCPA). Available at: https://www.fda.gov/Food/GuidanceRegulation/ GuidanceDocumentsRegulatoryInformation/Allergens/ucm106187.htm. Accessed 10 May 2016.

FDA. 2017. FDA Food Safety Modernization Act (FSMA). Available at: https://www.fda. gov/Food/GuidanceRegulation/GuidanceDocumentsRegulatoryInformation/Allergens/ ucm106187.htm. Accessed 10 May 2016.

FoodDrink Europe. 2013. Guidance on food allergen management for food manufacturers. Available at: http://www.fooddrinkeurope.eu/publication/FoodDrinkEurope-launches-Guidance-on-Food-Allergen-Management/. Accessed 19 April 2017.

Fu, T.J., N. Maks, and K. Banaszewski. 2010. Effect of heat treatment on the quantitative detec⁻ tion of egg allergens by ELISA test kits. *Journal of Agricultural and Food Chemistry.* 58: 4831–4838.

Fu, T.J., and N. Maks. 2013. Impact of thermal processing on ELISA detection of peanut allergens. *Journal of Agricultural and Food Chemistry.* 61: 5649–5658.

Gabrić, D., K. Galić, and H. Timmerman. 2016. Cleaning of surfaces. In *Handbook of hygiene control in the food industry*, ed. H. Lelieveld, J. Holah, and D. Gabrić, 2nd ed., 447–463. Cambridge: Woodhead Publishing.

Gendel, S.M., and J. Zhu. 2013. Analysis of U.S. Food and Drug Administration food allergen recalls after implementation of the Food Allergen Labeling and Consumer Protection Act. *Journal of Food Protection.* 76: 1933–1938.

Gendel, S., J. Zhu, N. Nolan, et al., 2014. Learning from FDA food allergen recalls and report foods. *Food Safety Magazine.* April/May edition. Available at: http://www.foodsafe-tymagazine.com/magazine-archive1/aprilmay⁻2014/learning-from-fda-food-allergen-recalls⁻ and-report-foods/. Accessed 15 September 2016.

Gern, J.E., E. Yang, E.M. Evrard, et al., 1991. Allergic reactions to milk-contaminated "nondairy" products. *The New England Journal of Medicine.* 324: 976–979.

GMA (Grocery Manufacturers Association). 2009. *Managing allergens in food processing estab- lishments*. Washington, DC: Grocery Manufacturers Association.

Hefle, S.L., and D.M. Lambrecht. 2004. Validated sandwich enzyme-linked immunosorbent assay for casein and its application to retail and milk-allergic complaint foods. *Journal of Food Protection*. 67: 1933–1938.

Holzhauser, T., and M. Röder. 2015. Polymerase chain reaction (PCR) methods for detecting aller-gens in foods. In *Handbook of food allergen detection and control*, ed. S. Flanagan, 245–264. Cambridge: Woodhead Publishing.

Jackson, L.S., F.M. Al-Taher, M. Moorman, et al., 2008. Cleaning and other control and vali-dation strategies to prevent allergen cross-contact in food processing operations-A review. *Journal of Food Protection*. 71: 445–458.

Jackson, L. S., and F. Al-Taher. 2009. Comparison of allergen-specific (ELISA) and non-specific (visual inspection, ATP swabs, total protein swabs) methods for detection of soy-based food residues. Poster presentation, International Association of Food Protection (IAFP) Annual Meeting, Grapevine, TX, July 12–15, 2009.

Jackson, L.S. 2010. Efficacy of different dry cleaning methods for removing allergenic foods from food-contact surfaces. Poster presentation, International Association of Food Protection (IAFP) Annual Meeting, Anaheim, CA, August 1–4, 2010.

Jones, R.T., D.L. Squillace, and J.W. Junginger. 1992. Anaphylaxis in a milk-allergic child after ingestion of milk-contaminated kosher-pareve-labeled "dairy-free" dessert. *Annals of Allergy*. 68: 223–227.

Laoprasert, N., N.D. Wallen, R.T. Jones, et al., 1998. Anaphylaxis in a milk-allergic child following ingesting of lemon sorbet containing trace amounts of milk. *Journal of Food Protection*. 61: 1522–1524.

Lelieveld, H., J. Holah, and D. Gabrić. 2016. *Handbook of hygiene control in the food industry*. Cambridge: Woodhead Publishing.

Levin, M.E., C. Motala, and A.L. Lopata. 2005. Anaphylaxis in a milk-allergic child after ingest- ing of soy formula cross-contaminated with cow's milk protein. *Pediatrics*. 116: 1223–1225.

Liu, A.H., R. Jaramillo, S.H. Sicherer, et al., 2010. National prevalence and risk factors for food allergy and relationship to asthma: Results from the national health and nutrition examination survey 2005–2006. *Journal of Allergy and Clinical Immunology*. 126: 798–806.

Lopez, S. and M. Morales. 2015. Implementing an allergen cleaning validation program: Practical tips. International Food Hygiene Magazine. 26:18–19. Available at: http://www. positiveaction. info/pdfs/articles/fh26_3p18.pdf. Accessed 28 April 2017.

Merin, U., G. Gésan-Guiziou, E. Boyaval, et al., 2002. Cleaning-in-place in the dairy industry: Criteria for reuse of caustic (NaOH) solutions. *Lait*. 82: 357–366.

Moerman, F., and K. Mager. 2016. Cleaning and disinfection in dry food processing facilities. In *Handbook of hygiene control in the food industry*, ed. H. Lelieveld, J. Holah, and D. Gabrić, 2nd ed., 521–554. Cambridge: Woodhead Publishing.

Monaci, L., and A. Visconti. 2009. Mass spectrometry-based proteomics methods for analysis of food allergens. *Trends in Analytical Chemistry*. 28: 581–591.

Monaci, L., R. Pilollia, E. De Angelisa, et al., 2014. Multi-allergen detec⁻ tion in food by micro high-performance liquid chromatography coupled to a dual cell linear ion trap mass spectrometry. *Journal of Chromatography A*. 1358: 136–144.

Neogen. 2017. Tree nut allergy test. Available at: http://foodsafety.neogen.com/en/tree-nuts. Accessed 22 May 2017.

Nikoleiski, D. 2015. Hygienic design and cleaning as an allergen control measure. In *Handbook of food allergen detection and control*, ed. Flanagan, 89–102. Cambridge: Woodhead Publishing.

Parker, C.H., S.E. Khuda, M. Pereira, et al., 2015. Multi-allergen quantification and the impact of thermal treatment in industry-processed baked foods by ELISA and liquid chromatography-tandem mass spectrometry. *Journal of Agricultural and Food Chemistry*. 63: 10669–10680.

PennState Extension. 2017. Key concepts of cleaning and sanitizing. Available at: http://extension. psu.edu/food/dairy/sanitation-controls/key-concepts. Accessed 27 April 2017.

Powitz, R. W. 2014. Chemical-free cleaning: Revisited. *Food Safety Magazine*. October/ November edition. Available at: http://www.foodsafetymagazine.com/magazine-archive1/octobernovem⁻ ber-2014/chemical-free-cleaning-revisited/. Accessed 1 May 2017.

Schmidt, R.H., D.J. Erickson, S. Simms, et al., 2010. Characteristics of food-contact surface materials: Stainless steel. *Food Protection Trends*. 32: 574–584.

Schmidt, R. H. 2015. Basic elements of equipment cleaning and sanitizing in food processing and handling operations. University of Florida Cooperative Extension Service, Institute of Food and Agricultural Sciences. Available at: http://edis.ifas.ufl.edu/fs077. Accessed 27 April 2017.

Sheehan, T., J. Baumert, and S. Taylor. 2012. Allergen validation: Analytical methods and scien-tific support for a visually clean standard. *Food Safety Magazine*. December/January issue. Available at: http://www.foodsafetymagazine.com/magazine-archive1/december⁻2011janu-ary-2012/allergen-validation-analytical-methods-and-scientific-support-for-a⁻visually-clean-standard/. Accessed 27 April 2017.

Smith, D.L., and J. Holah. 2016. Selection, use and maintenance of manual cleaning equipment. In *Handbook of hygiene control in the food industry*, ed. H. Lelieveld, J. Holah, and D. Gabrić, 2nd ed., 627–648. Cambridge: Woodhead Publishing.

Spanjersberg, M.Q.I., A.C. Knulst, A.G. Kruizinga, et al., 2010. Concentrations of undeclared allergens in food products can reach levels that are relevant for public health. *Food Additives and Contaminants. Part A.* 27: 169–174.

Stone, W.E., M. Jantschke, and K.E. Stevenson. 2009. Key components of a food allergen manage-ment program. In *Managing allergens in food processing establishments*, ed. W.E. Stone and K.E. Stevenson, 25–40. Washington, DC: Grocery Manufacturers Association.

Stone, W.E., and J. Yeung. 2010. Principles and practices for allergen management and control in processing. In *Allergen management in the food industry*, ed. J.I. Boye and S.B. Godefroy, 145–166. Hoboken, NJ: Wiley and Sons.

Taylor, S.L., and S.L. Hefle. 2005. Allergen control. *Food Technology.* 59 (40–43): 75.

Taylor, S.L., J.A. Nordlee, L.M. Niemann, et al., 2009. Allergen immunoassays – Considerations for use of naturally incurred standards. *Analytical and Bioanalytical Chemistry.* 395: 83–92.

USDA (United States Department of Agriculture). 2016. Summary of recall cases in 2016. Available at: https://www.fsis.usda.gov/wps/portal/fsis/topics/recalls-and-public-health-alerts/ recall-summaries. Accessed 16 April 2017.

Valigra, L. 2010. Integral role for clean-in-place technology. *Food Quality and Safety.* Available at: http://www.foodqualityandsafety.com/article/integral-role-for-clean-in-place-technology/. Accessed 20 May 2017.

van Hengel, A.J. 2007. Food allergen detection methods and the challenge to protect food-allergic consumers. *Analytical and Bioanalytical Chemistry.* 389: 111–118.

Verhoeckx, K.C.M., Y.M. Vissers, J.L. Baumert, et al., 2015. Food processing and allergenicity. *Food and Chemical Toxicology.* 80: 223–240.

Wilson, D.I. 2005. Challenges in cleaning: Recent developments and future prospects. *Heat Transfer Engineering.* 26: 51–59.

Yeung, J. 2009. Allergen testing and research. In *Managing allergens in food processing establish- ments*, ed. W.E. Stone and K.E. Stevenson, 57–65. Washington, DC: Grocery Manufacturers Association.

Zhang, X., B. Bedford, T. J. Fu, et al., 2013. Effectiveness of cleaning regimens for removing peanut, milk and egg residue from a pilot-scale cereal bar processing line. Institute of Food Technologists Annual Meeting, Chicago, IL, July 13–16, 2013.

第 9 章
调查：餐厅和餐饮业的食物过敏原认识

David Crownover

9.1 美国的食物过敏症

  根据食物过敏研究与教育组织（FARE）的数据，研究人员估计约有 1 500 万美国人患有食物过敏（FARE，2016）。而且，这个数字还在不断增长，美国被诊断出食物过敏的儿童数量从 1997 年至 1999 年的 3.4% 增加到 2009 年至 2011 年的 5.1%，增长了 50%（Jackson 等，2013）。这意味着可能每 13 个孩子中就有一个患有食物过敏。

  患有食物过敏的人必须采取预防措施，避免食用导致他们过敏的致敏食物。当他们自己准备食物或亲人为他们准备食物（例如母亲为孩子准备食物）时，这种对过敏原的严格避免可能是可控的。然而，当这些人离开家时，这种避免就变得更加困难，因为他们必须依赖他人采取与他们相同的预防措施，以确保他们所消费的食物对他们而言是安全的。因此，外出就餐对患有食物过敏的人和他们的同伴来说都是一个重大挑战。例如，如果有食物过敏的人出现了过敏反应，与他们一起吃饭的朋友、家人或同事需要应对这种情况，也会因此受到影响。

  为了帮助消费者了解其购买的食品是否含有过敏原，《食品过敏原标签和消费者保护法》（FALCPA）于 2004 年通过。该立法的主要目标是针对 8 种常见过敏原（也称为"八大过敏原"：花生、树坚果、乳制品、鸡蛋、大豆、甲壳类动物、鱼类和小麦）制订通俗易懂的标签，帮助过敏消费者规避过敏食物。这项标签要求不适用于餐厅和餐饮业准备的食品。但一些州制定了法规要求餐饮服务人员接受食物过敏意识培训（见第 3 章），以便他们了解如何与过敏消费者交流并满足消费者的需求。

D. Crownover
ServSafe®, National Restaurant Association, Washington, DC, USA

Microbac Laboratories, Pittsburgh, PA 15229-2132, USA
e-mail: david.crownover@microbac.com

© Springer International Publishing AG 2018
T.-J. Fu et al. (eds.), *Food Allergens*, Food Microbiology and Food Safety, DOI 10.1007/978-3-319-66586-3_9

9.2　餐厅和餐饮行业

据估计，美国餐厅和餐饮行业在 2015 年的销售额达到 7 090 亿美元，高于 2014 年的 6830 亿美元，过去 5 年的年增长率在 3%~5%。这是最大的私营部门之一，2015 年该行业拥有近 1 400 万名员工，高于 2005 年的 1 220 万人。美国有超过 100 万家餐厅（NRA，2015）。

据估计，美国每周有 1.5 亿人外出就餐。根据美国全国饭店协会的数据，2015 年美国家庭在餐厅和餐饮服务上的支出占到了食品支出的 47%，创下历史新高。这一比例在 1955 年仅为 25%（NRA，2015）。这些数据表明，外出就餐已经成为美国人生活中不可或缺的一部分。然而，这也意味着食物过敏消费者面临着更高的风险，在餐厅用餐时可能发生过敏反应，这是一个亟待解决的公共健康问题。

9.3　餐厅和餐饮行业统计调查

美国全国饭店协会（NRA）注意到，由于食品过敏的消费者越来越多，而且美国人外出就餐的频率也在增加，因此有必要对食品服务行业的过敏认识进行评估。为了应对这一日益严峻的问题，NRA 正在根据评估结果为餐饮服务行业制定相应的策略和措施。

2012 年，NRA 与产品评估公司（PEI）合作，对美国餐厅和餐饮行业的食品过敏原认识和培训状况进行了一项调查。PEI 通过电话访问了 225 家不同类型的餐厅的管理者和所有者。这些餐厅都是《国家餐饮新闻》（NRN）评选的美国前 400 名以外的餐饮企业，主要包括独立经营的个体户和小型区域连锁店。受访者都是负责采购和员工食品安全培训的关键人员。PEI 发现，虽然通常很难让受访者在电话上停留超过 15 min，但这次调查中，大多数受访者都愿意花费 17 min 以上的时间回答问题。这说明受访者对这个话题非常感兴趣，并意识到其重要性。

根据这项调查，我们发现在 225 家餐厅的受访者中，大部分人能够辨认出八大过敏原中的大部分，并且认为食物过敏在餐饮业中是一个重要的问题。但是，他们在将这些知识运用到自己的经营中时，无论是在培训员工关于食物过敏的知识方面，还是在实施食物过敏控制的最佳做法方面，都存在一些不足。我们在下面总结了调查中提出的几个关键问题，以及受访者的回答。

通过第一个问题"您是否知道以下哪些食物会引起过敏？"可以看出受访者对八大过敏原有多少了解和认识（图 9.1）。结果显示，他们对花生、牛奶和小麦等过敏原比较熟悉，但是对大豆和树坚果等过敏原的认识度较低，只有 62% 和 60% 的受访者能够正确指出。这些数据与 Lee 和 Xu（2015）在他们对餐厅管理人员食物过敏知识的研究中报告的数据一致。例如，他们报告称，在参与调查的人员中，有 93.6% 的人能够正确识别花生，而只有 51.8% 的人能够正确识别大豆。

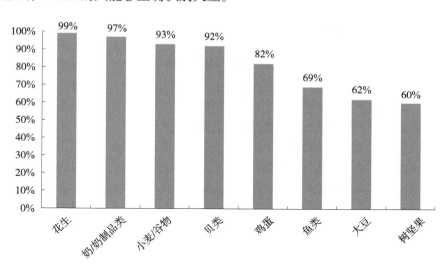

图 9.1　对特定食物过敏原的认识（*n*=225）

调查中的第二个问题是："以下哪些食物过敏原对餐饮业很重要？哪些对您 / 您的经营很重要？"图 9.2 显示，受访者认为过敏原对餐饮业的重要性与过敏原对他们自己经营的重要性存在明显差异。这可能意味着，一些认为某些特定过敏原不重要的人可能没有意识到他们在自己的经营中使用了这些过敏原。然而，当我们看到对麸质问题的认识差距很小时，我们推测这可能是因为消费者对"无麸质"食品的需求不断增加，使得麸质对受访者具有经济上的重要性。

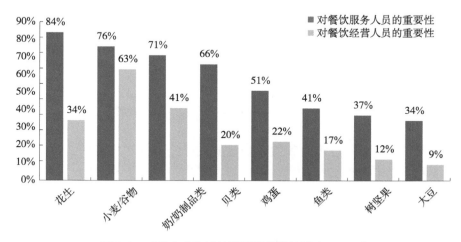

图 9.2　对特定食物过敏原重要性的认识（*n*=225）

麸质不是一种真正的过敏原，但对于乳糜泻患者来说，它是一种严重的健康隐患。有些消费者也因为个人喜好而选择不吃麸质。因此，许多餐厅开始推出"无麸质"选项。虽然市场上"无麸质"产品和菜单的增多缩小了这种需求差距，但这更多是基于经济和营销的考虑，而不是对过敏原控制在食品安全中的重要性的认识。所以，我们认为餐饮业从业人员在对过敏原的了解和重视方面还有很大的提升空间。

根据调查，87% 的受访者认为过敏原对餐饮业至关重要。78% 的受访者表示过去两年内行业对过敏原的关注度增加了，85% 的受访者预计未来两年内也会继续增加。这说明餐厅正在重视食品过敏原，并意识到这是一个长期的趋势。Lee 和 Xu（2015）的研究也支持了这一观点，他们发现在 110 家接受调查的餐厅中，有 73.6% 的餐厅认为食物过敏现象更加普遍，71.6% 的餐厅把食物过敏视为餐饮业的重大问题。

然而，当问及"您（或您的机构）是否对员工进行食物过敏原相关培训"时，只有 57% 的受访者回答"是"。这个比例与 Duipuis 等（2016）的研究结果类似。他们调查了费城的 187 家餐厅，结果显示只有 52.2% 的餐厅提供食物过敏原管理培训。Lee 和 Xu（2015）还指出，接受过食物过敏管理培训的人在食物过敏相关知识测试中，得分明显（20.2 ± 4.2）高于没有接受过培训的人（17.9 ± 5.8，$P<0.05$）。雇佣有更多知识的员工可以有效降低为食物过敏顾客提供含有过敏原食品的错误发生率。

对于那些回答"否"的企业，他们没有对员工进行食物过敏培训的原因如表 9.1 所示。

表 9.1　不提供培训的原因

理由	答案（%）
我掌握了基础知识／不认为需要额外培训	26
没有理由／从未真正考虑过	24
没有任何培训计划／信息可用	23
不提供过敏原食品／与我们无关	9
没有预算／成本太高	2
没有时间进行额外培训	1

注："为什么不进行培训？"的开放性回答（96 名未提供培训的参与者）。

根据调查结果，食物过敏对餐饮业的重要性已经得到了广泛的认可（87% 同意），但在员工培训需求（只有 57% 的受访餐厅对员工进行培训）和食物过敏管理系统的建立方面，仍有改进的空间。即使是那些提供培训的受访餐厅（57%），其培训方式也不够规范，只有 30% 提供"常规"培训，但未说明具体频次。培训材料的来源也不统一（表 9.2）。值得注意的是，在非正式的培训材料中，40% 的受访者使用口耳相传的案例，31% 使用新闻报道。这些来源或许能够强调食物过敏意识的重要性，但并不能提供如何建立食物过敏管理系统的系统性指导。

表 9.2 你使用什么信息或材料来培训员工有关食物过敏的知识？（n=129）

项目	途径	占比（%）
正式的培训材料	由我／我的机构创建的	54
	来自机构外部的资源	30
非正式的培训材料	卫生部门	49
	互联网／在线资源	49
	口耳相传／经验故事	40
	新闻报道	31

调查的最后一个问题是"您如何让顾客知道您制作中存在的任何过敏原"。如图 9.3 所示，有 76% 受访者表示，他们会在顾客询问时，告知所提供食品中可能含有的过敏原。然而，正如上文提到的，只有 57% 的人表示他们正在对员工进行食物过敏相关的培训。因此，我们不禁要问：是否有 19% 的餐厅是否在没有对员工进行安全培训的前提下，试图为食物过敏者提供服务？虽然目前没有规定餐厅必须在菜单上标明食物过敏原或过敏成分，但令人担忧的是，竟然有 1% 的受访者认为他们的餐厅不提供任何含有过敏原的食物（图 9.3）。尽管并非每个餐厅都含有所有种类的过敏原，但可以肯定的是，每个餐厅在经营过程中都至少可能含有 8 大过敏原中的一种。

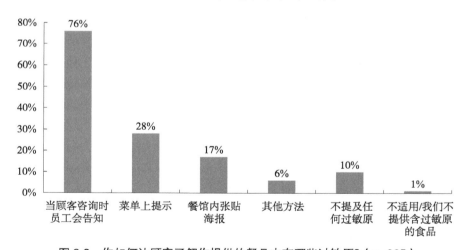

图 9.3 你如何让顾客了解你提供的餐品中有哪些过敏原？（n=225）

这项调查显示，餐厅经营者对食物过敏原的认识程度与采取的防范措施之间存在不匹配的情况。此外，只有少数公司（57%）积极参与相关培训，而没有培训的公司可能无法正确地为食物过敏者提供服务，这些都说明该行业需要得到帮助和指导，以保障公众的健康安全。

9.4 制订餐饮服务员培训计划（ServSafe® 食物过敏在线课程）

美国全国饭店协会在调查后发现，餐饮服务行业需要一种能提高食物过敏意识和食物过敏管理水平的培训计划。ServSafe® 食物过敏在线课程教授培训者食物过敏和食物过敏管理的基本知识，例如食物过敏的含义、食物过敏症状的识别、交叉污染的风险和正确的清洁方法。该课程还向培训者展示了前台和后厨如何采取常见的预防交叉污染的措施。它还告诉培训者如何与顾客和其他餐厅员工有效沟通，并介绍了应对紧急情况的方法。

该课程适合餐厅的所有员工，无论是经理、老板还是一线员工。它旨在让培训者了解食物过敏并增强他们的意识，而不是作为建立食物过敏管理系统的最后一步。截至本章完成时，该课程已被密歇根州和罗得岛州认可为符合监管要求的培训来源。

9.5 满足过敏性消费者需求的财务影响

有传言说，一些餐厅公司在讨论是否应该为食物过敏者提供服务时，感到很不方便。他们有些人担心，如果他们为某种食物过敏者提供服务，就意味着他们必须为所有类型的食物过敏者提供服务。还有些人担心，在他们的运营中建立食物过敏管理系统太过复杂。最后，餐厅还担心，实施一个能够解决所有问题的系统，不值得花费时间和精力。

事实上，这些担忧大部分是没有依据的。为某种食物过敏者提供服务，并不等于餐厅必须为所有类型的食物过敏者提供服务。由于业务或后勤的限制，他们可能无法做到这一点。同样，提供服务也不需要巨大的努力或资本投入。许多为降低食品安全风险而采取的措施，也可以用来减少食物过敏原的交叉接触：保持良好的个人卫生，避免交叉污染（类似于交叉感染），以及使用有效的清洁和卫生程序。

虽然目前还没有任何实证研究直接探讨实施食物过敏管理计划对过敏消费者的财务影响，但已经有了一些关于理论上的财务影响的讨论。例如，根据表 9.3 中概述的情况，美国餐厅每周可能增加 2.25 亿美元的收入。

表 9.3　在美国为过敏消费者提供服务时的理论收入

1 500 万人患有食物过敏
X 理论上认为可以为其中 10% 提供服务（例如，仅对花生等一种食物过敏）
=150 万食物过敏者想要在外面就餐
估计美国平均家庭规模约为 3 人
=450 万人（包括家人）想要在外面就餐
平均消费金额为 50 美元
= 每周可能创收 2.25 亿美元

对食物过敏的消费者来说，餐厅和餐饮服务业并不是唯一一个能满足他们需求的有市场前景的行业。根据预测，未来五年内，专为食物过敏和不耐受人群设计的全球食品市场将增长超过 265 亿美元（GIA，2016）。这个数字只是食品和餐饮行业的潜在总收入的一部分。

有研究表明，在考虑迎合食物过敏消费者的同时，还可以提高利润率。一家餐厅如果能为食物过敏的消费者提供服务，每年的利润可能增加 15%（Jones-Mueler，2011）。这主要是因为食物过敏的消费者会带着朋友或家人一起到餐厅就餐，并把原本要花在其他方面的钱用在餐饮上。也就是说，一张餐桌上的就餐人数越多，这张餐桌就越赚钱。

9.6　餐饮企业实施食品过敏管理系统面临的挑战及潜在解决方案

食品过敏管理系统是一套针对食品过敏问题的综合解决方案，它包括了餐饮企业制定和执行的一系列政策和流程。这些政策和流程旨在有效地控制和减少食品过敏的交叉污染风险，并向消费者提供清楚和准确的食品过敏原信息。实施这个系统并不是一件难事，只需要餐饮企业注意以下几个方面。

首先，也是最关键的一点，就是提高对食品过敏的认识。美国全国饭店协会的调查显示，虽然近十年来食品过敏的发病率和公众对食物过敏的了解都有所提高，但是餐饮企业在这方面仍然存在差距。餐饮企业可能不清楚应该做些什么，或者不知道怎么做才能有效地管理食品过敏问题。因此，针对食品过敏管理的培训是解决这一问题的首要且最有效的方法。

遗憾的是，第二个挑战直接影响了应对第一个挑战的方法。餐饮业的员工流动率一直高于其他私营行业。员工流动率可能会随着经济状况的变化而波动。例如，2006 年整个私营部门和餐饮业的员工流动率分别为 50.0% 和 82.2%，而 2013 年这些数字分别为 42.2% 和 62.2%（NRA，2015）。高员工流动率使得持续培训变得困难。但是，这个问题可能可以通过对关键、稳定的员工进行培训并指定他们为"过敏专家"来解决。这些"专家"是餐厅中的向导，了解餐厅的服务能力，并可以向顾客清楚地表达是否可以满足他们的需求。他们对于确保餐厅遵守所有适当的食物过敏管理程序，以便为食物过敏者提供安全的餐点，起着至关重要的作用。

对于一些提供全方位服务和精品餐厅来说，准确地在菜单上标明过敏信息可能是一个挑战。菜单可能不仅每周变动，甚至可能在一天之内发生重大改变，例如午餐时提供三文鱼特餐，晚餐时提供面包鸡肉特餐。如果餐厅在同一个食品制备工具表面上处理三文鱼和鸡肉，就有可能造成交叉污染，这也会增加难度。如果有适当的食物过敏管理系统，那么应对这些情况并不困难。这种系统可能需要完全分开的制备表面（例如，专用于鱼类的切菜板），或者如果无法做到完全分开，则需要在接触三文鱼后，再处理鸡肉之前彻底清洁制备表面。

最后，空间可能是餐厅实施食物过敏原控制措施时遇到的一个重要挑战。虽然食品加工设施可能拥有数百或数千平方英尺的使用空间，可以有完全分开的过敏原和非过敏原生产线，但餐厅的厨房空间可能很有限。有时，食品制备空间可能只有六英尺或更短。然而，适当的食物过敏原管理系统可以通过提供如何分配和隔离任务以及正确清洁工作空间的方法来帮助解决这一问题。

9.7 调整考虑事项

一些州已经制定了关于过敏原认知培训的法规。马萨诸塞州在 2009 年通过了《食物过敏意识法案》，成为第一个实施过敏原意识培训法的州（The Commonwealth of Massachusetts，2009）。这项法规的主要目标是要求每家餐厅至少有一个负责人接受过敏原意识培训。罗得岛州随后在 2012 年 6 月 22 日通过了《食品服务场所中的食物过敏意识法》（Rhode Island General Assembly，2012）。这项新法规也要求每家餐厅进行过敏原意识培训。密歇根州和弗吉尼亚州最近也通过了类似的法规。这些州的法规倡议也在本书的第 3 章中进行了讨论。

必须指出的是，餐厅应该根据自己的业务模式自主决定是否进行调整。专门制作冰激凌的餐厅不应该因为要迎合乳糖不耐受的人而被迫提供无乳制品的产品。这样做可能并不切实际。但是，如果一家餐厅主动确定了他们能够控制的食物过敏原，他们就已经有意识地承担了调整的责任，并且很可能会更加努力和热心地管理他们的食品过敏原系统。这一点会在餐厅员工与顾客沟通时显现出来。食物过敏者期待餐厅员工能够自信地沟通，这是餐厅了解或适应食物过敏者需求的第一个信号。

餐厅和餐饮行业的核心是款待。《牛津词典》将款待定义为"友好和慷慨地接待和招待客人、访客或陌生人"。许多餐厅之所以开业，就是因为他们想展示他们的才华，并为他们的顾客提供美食、舒适和乐趣。尽管吃饭是维持生命所必需的活动，但它也成为了一种可以在一天中任何时间任何地点进行的社交仪式。由于食物过敏原的特殊性，食物过敏者基本上被排除在这一仪式之外。他们必须小心避免可能摄入致命过敏原的情况。通过确定正确的步骤来安全地接待食物过敏者，餐厅有机会将一个感到失望和孤立的顾客重新带回到与他们的朋友、家人和同事一起享受这一社交仪式中。

参考文献

Duipuis, R., Z. Meisel, D. Grande, et al., 2016. Food allergy management among restaurant workers in a large U.S. city. *Food Control*. 63: 147–157.

FARE (Food Allergy Research and Education). 2016. Food allergy facts and statistics for the U.S. Available at: http://www.foodallergy.org/file/facts-stats.pdf. Accessed 27 July 2016.

GIA (Global Industry Analysts). 2016. Food allergy and intolerance products-A global strategic business report. Global Industry Analysts. Available at: http://www.strategyr.com/Food_Allergy_and_Intolerance_Products_Market_Report.asp#RCC. Accessed 13 March 2016.

Jackson, K.D., L.D. Howie, and L.J. Akinbami. 2013. Trends in allergic conditions among children: United States, 1997–2011. *National Center for Health Statistics Data Brief* 121.

Jones-Mueler, A. 2011. Interview with Paul Antico, Founder of AllergyEats.com. Available at: http://www.restaurantnutrition.com/Insights/Paul-Antico, -Founder-of-AllergyEats-com.aspx. Accessed 13 March 2016.

NRA (National Restaurant Association). 2015. *Restaurant industry forecast*. Washington, DC: National Restaurant Association.

Rhode Island General Assembly. 2012. Food allergy awareness in food-service establishment. Available at: http://webserver.rilin.state.ri.us/PublicLaws/law12/law12414.htm. Accessed 28 July 2016.

The Commonwealth of Massachusetts. 2009. General laws. Available at: https://malegislature.gov/ Laws/GeneralLaws/PartI/TitleXX/Chapter140/Section6B. Accessed 28 July 2016.

Lee, Y.M., and H. Xu. 2015. Food allergy knowledge, attitudes, and preparedness among restaurant managerial staff. *Journal of Foodservice Business Research*. 18: 454–469.

第 10 章
餐饮服务中食物过敏原的管理

Miriam Eisenberg and Nicole Delaney

10.1 引言

根据美国全国餐饮协会 2016 年《便携事实手册》（NRA，2016）的数据显示，90% 的消费者喜欢到餐厅用餐。其中一半的消费者表示餐厅是他们生活方式中不可或缺的一部分。七成的消费者认为他们最爱的餐厅食物是无法在家里轻易做出来的。八成的消费者表示与家人和朋友一起外出就餐是比在家做饭和干家务更好的休闲方式。

在受访的餐厅顾客中，有一部分可能患有食物过敏。在美国约 1.5 亿人口中，大约有 4% 的成年人和 8% 的儿童患有食物过敏（FARE，2016a）。据估计，美国餐饮业年总收入超过 7 000 亿美元，这些过敏人群可能占了其中相当大的一部分（NRA，2016）。

有食物过敏或家庭成员有食物过敏的人需要寻找能够安全、友好和自信地满足他们饮食需求的餐厅和其他餐饮场所，同时还可以提供美味的高品质食物。这些人会带着家人和朋友去这些能满足他们需求的餐厅，并成为忠实的顾客。他们会表扬那些提供积极就餐体验的厨房，但如果他们感受到不公平的对待或有不愉快的经历，他们也会通过口碑和社交媒体发表负面评价。因此，善待过敏客人将使餐厅的努力得到回报。

一家餐厅或连锁餐厅的食物过敏管理计划是一个明智的商业策略，应包括以下内容：

（1）基本的食品过敏和过敏原控制措施的知识要求；

（2）食材和供应商管理；

（3）过敏原清洁；

（4）服务和餐饮准则；

（5）沟通。

M. Eisenberg
EcoSure, a Division of Ecolab, Naperville, IL 60563, USA
e-mail: eisenmir@sbcglobal.net

N. Delaney
Institutional Corporate Accounts, Technical Service, Ecolab, Eagan, MN 55121, USA
e-mail: nicole.delaney@ecolab.com

© Springer International Publishing AG 2018

T.-J. Fu et al. (eds.), *Food Allergens*, Food Microbiology and Food Safety, DOI 10.1007/978-3-319-66586-3_10

10.2　食物过敏的基础知识要求

食物过敏是指易感人群在摄入含有过敏原蛋白的食物后，免疫系统产生异常反应。过敏原食物的摄入量很小，也可能导致过敏症状出现（FARE，2016b），例如：

（1）口腔刺痛感；

（2）舌头和喉咙肿胀；

（3）呼吸困难；

（4）诱发哮喘；

（5）荨麻疹或湿疹；

（6）腹部绞痛、腹泻、呕吐；

（7）血压下降；

（8）失去知觉；

（9）死亡。

一些人可能只有轻微症状，而其他人可能会逐渐出现不同程度的症状。过敏反应是一种严重的、突发的反应，可能导致血压骤降和呼吸道收缩，妨碍正常呼吸。目前还没有治愈食物过敏的方法。预防过敏反应的唯一办法是彻底避开引起过敏的食物。如果误食了过敏原，一般会使用肾上腺素，通常是通过过敏患者或医疗专业人士携带的肾上腺素自动注射器进行急救。

鉴于过敏反应的潜在严重性，因此必须制订并执行有效的食物过敏原管理计划。须确保食物过敏消费者的安全，就必须对过敏原进行控制并让他们对食品制作充满信心。

根据 2004 年颁布的食物过敏原标签和消费者保护法案（FALCPA），美国食品药品监督管理局（FDA）规定了 8 种常见的食物过敏原。这些食物导致了美国 90% 的食物过敏反应。因此，对这些过敏原的了解非常重要。FALCPA 要求所有包装食品（包括杂货店和食品服务的商品）用"简单易懂"的英语标明这些过敏原的名称。这 8 种过敏原是：①牛奶；②鸡蛋；③鱼（如鲈鱼、鳕鱼、比目鱼）；④甲壳类（如虾、蟹、龙虾）；⑤小麦；⑥花生；⑦树坚果（如杏仁、山核桃、核桃）；⑧大豆。

虽然"八大过敏原"是最常见的过敏原，但任何食物或成分都有可能导致敏感人群出现反应，有时甚至会出现罕见的症状。因此，食物过敏者在外出就餐时，可能需要向餐厅索要相关信息，以便根据自己的情况做出安全的选择。不同国家或地区有不同的常见过敏原清单。例如，除了美国的"八大过敏原"之外，加拿大的"优先过敏原"清单（Food Allergy Canada，2016）还包括作为海鲜过敏原的贝类（如鱿鱼、蛤蜊、牡蛎等）、芝麻、芥末和亚硫酸盐等。

欧洲联盟食品标准局（FSA，2015）在其常见过敏原列表中还包括了芹菜、芝麻籽、芥末、豆科（与花生相关的豆科）、软体动物（如贻贝、蛤蜊、牡蛎、扇贝等）、亚硫酸盐浓度超过 10 mg/kg 的食品或饮料以及含有麸质的谷物。

不同地区的常见过敏原之间的差异反映了各地饮食习惯和食物过敏症（如牛奶、鸡蛋等）的流行程度的不同。随着多元文化人口的交流和融合，常见过敏原也可能会发生变化。

由于以下事实（Bock 等，2001），食物过敏致死事件必须成为食物过敏原管理计划的首要考虑因素：

- 85% 的食物过敏致死事件发生在家庭以外的地方，其中将近一半的死亡是由于在餐厅就餐造成的。
- 98% 的致死事件是由于意外摄入食物过敏原引起的，花生和坚果是主要原因（39%）。88% 的死亡与未能及时注射肾上腺素有关。
- 对于一些过敏患者来说，摄入极少量的过敏原就可能引起过敏反应。
- 过敏反应可能会在摄入过敏原后的几秒钟或一小时内发生，并且不同个体之间观察到的反应有很大的差异性。

鉴于过敏患者在无意中摄入过敏原后可能会出现健康方面的问题，我们必须制订并执行一套完善且严格的食品过敏原管理计划。

10.3 建立食品过敏原管理（FAM）计划

在制订 FAM 计划时，应把它当作一个教育和管理的项目。应遵循联邦政府和地方的法规，以便对 FAM 计划进行规范，并使其符合相关要求。对配方中的过敏原的了解取决于正确的标签和与供应商的沟通。良好的配方设计以及对食品处理人员的培训可以避免过敏原的交叉污染。清洁也是过敏原管理的重要环节。通过沟通和培训，使每个员工都能够在保证过敏原顾客安全方面发挥作用从而将所有方面结合在一起。

10.3.1 监管方面的考虑

一旦决定继续制订 FAM 计划，就应审查监管要求。

截至本章写作时，美国的餐厅菜单上没有强制性的规定，要求用特殊的标签来标明含有过敏原的食物，也没有提供过敏原管理[1]的选项。这与欧盟有所不同，欧盟在 2014年 12 月实施了消费者食品信息法规第 1169/2011 号，要求食品企业，如餐馆、熟食店、面包房和三明治店等，提供未包装食品中的过敏原信息（FSA，2015）。虽然一些连锁店和个体餐馆可能会自愿提供一些受过敏原监管的产品，但这并不是法律要求。餐馆的老板或连锁店的管理者应该意识到，对于一些过敏者来说，哪怕是极少量的过敏原也可能引发危及生命的严重反应（过敏性休克），并应该为员工提供应对过敏反应的紧急培训。

目前，美国 FDA 食品法典（FDA 2013）对食品服务业的监管主要集中在经理的知识和员工的培训方面。在 2005 年修订的美国 FDA 食品法典中，第 2-1 部分是关于 "监督"

---

1 "过敏原管理"一词与"不含过敏原"相反，这是因为在多数案例中，餐饮厨房并不是完全没有过敏原，只是为了最小化过敏原的相互污染而实行了特别管制。

的，其中增加了 2-102 "知识证明"的部分。这一部分§2-102.11（C）（9）规定，"负责人需要了解已经确定为主要食品过敏原的食品及其可能导致的敏感人群的过敏反应症状。"这意味着经理们需要了解 8 种主要过敏原和过敏反应的症状，以便能够及时采取措施，如呼叫急救。当客人出现不适时，拨打 "9-1-1" 非常重要，因为症状可能会迅速恶化。

2009 年，美国 FDA 食品法典的 2-103 子节 "负责人的职责"段落§2-103.11（L）规定，"负责人应确保……员工接受过包括食物过敏意识的有关食品安全的适当培训，因为这与其所分配的职责相关。"这种要求可能根据不同的地方卫生部门和 / 或餐厅而有所不同，但它可以涉及餐厅服务员回答顾客问题的方式，到与制备工作人员的沟通，以确保洗碗机正确地清洁所有餐具。

由于美国 FDA 食品法典是一套针对食品监管机构的指导方针，而不是法律，因此美国 FDA 食品法典的任何部分的采用和执行在全国范围内都有很大的差异。许多州已经采纳了食品法典的建议，要求管理人员了解过敏原，并对员工进行一定的培训（请参见本书第 3 章）。马萨诸塞州制定了更高的标准。除了食品保护认证的管理人员，还必须通过马萨诸塞州公共卫生部认可的过敏意识培训项目。马萨诸塞州卫生部批准了马萨诸塞州过敏培训项目，其中包括由食物过敏研究和教育组织（FARE）开发的 30 分钟在线培训视频。此外，菜单或菜单板上必须注明，点餐时就餐者有责任告知服务员个人食物过敏情况。

10.3.2　准确的成分信息

为餐厅或连锁店建立食物过敏管理（FAM）计划，首先必须获取当前准确的成分信息。必须审核标准食谱，并可以使用已经制定的不含某些过敏原的食谱。接下来，可以选择修改食谱以去除和 / 或替换常见的过敏原，或者只使用当前已经不含某些过敏原的菜单项。

重要的是要明白，这将是一个过敏原 "管理"或 "控制"计划，而不是 "无过敏原"的计划，除非选择在厨房中消除某些过敏原。事实上，大多数餐饮厨房使用许多成分，因此过敏原可能存在于环境中。

因此，创建成分清单以便完全了解所有成分。所有成分必须符合 FALCPA 标准，以用易于理解的语言在食品标签上标明 8 种主要食物过敏原很有必要。例如，必须列出具体类型的坚果（杏仁、胡桃、核桃等），或者必须说明具体类型的甲壳类或鱼类。大豆、酱油和黄豆可以互相替代。当任何主要过敏原存在于调味料、色素和添加剂中时，它们也必须清楚地标明。虽然 FALCPA 不适用于酒精、新鲜肉类、家禽和某些蛋制品，但美国农业部食品安全检验局（USDA-FSIS，2013）建议使用与 FALCPA 一致的过敏原声明。

10.3.3　与产品标签和配料供应商合作

制订 FAM 计划时，向配料制造商和供应商传达期望非常重要。与食品供应商合作以获取准确的过敏原信息是必不可少的。不能对配料内容盲目猜测，因为一些过敏原可能不容易察觉。例如，大多数酱油和商业浓缩肉汤都含有小麦。冷冻薯条通常会撒上乳制品或小麦成分。一些供应商会在过敏原标签之外，还提供关于食品配料是在公用设备或加工含过敏原产品的工厂中制造的声明。这些声明的例子包括标签上提到产品"可能含有""在加工……的工厂中生产"或"与……共用设备制造"一种过敏原。这些声明不统一，也不受监管。具有这些标签的产品可能会带来过敏原风险，因此建议用不含过敏原的替代品替换这些配料。例如，"在加工花生产品的工厂中生产的饼干"应该被替换为没有这种警告的饼干。

此外，供应商在改变产品配方，尤其是这种改变会影响过敏原含量时，必须提供通知。分销商也应该与供应商保持信息沟通，并要求他们通知任何配料的变更。即使有了这些安排，仍应定期检查过敏原控制项目所使用的配料标签。烹饪人员应该接受培训，检查他们可能偶尔用于特餐的配料。

10.3.4 管理配方成分

为了更有效地管理过敏原食品的配方成分，建议使用电子表格来记录每个配方中的所有成分。这样，就可以将电子表格与 8 种过敏原进行比较，以标记出每种成分中可能含有的过敏原，从而在菜单项目中明确显示过敏原的存在。通过结合成分标签和食谱的信息，可以考虑是否有必要修改配方，以制作无过敏原的菜单，例如通过替换其他成分或寻找不含过敏原的替代品（参见表 10.1 中的一个示例）。利用这样的工具，可以确定哪些菜单已经符合无过敏原的要求，以及可以采取哪些措施来去除某些过敏原，从而创建更多的选择。

表 10.1 过敏原电子表格示例

成分	乳品	大豆	花生	树坚果	鸡蛋	小麦	鱼肉	甲壳类
Bob 酱油		×				×		
Bob 无麸质酱油		×						
辣酱油		×				×	×	
蓝芝士	×							
未漂白面粉						×		
玉米饼								
小麦饼						×		
预包裹虾肉		×				×		×

10.3.5 工厂和设备（FAM）

作为 FAM 的一部分，需要对干燥储存区域、冷藏设备和服务线进行整理。可能用于过敏原管理菜单的食品和成分一旦从原包装中取出，就应清楚地标明过敏原含量，并妥善存放，以防止含过敏原的食品污染无过敏原的食品。例如，切碎的坚果应与其他成分分开，以避免其他食品的污染。

您必须拥有足够的设备和器具来提供过敏原管理的菜品。在某些情况下，您可能需要增加设备以成功实施您的 FAM 计划。需要及时准备好清洁的器具和设备，并防止交叉污染。

10.4　过敏原清洁

彻底清洁和局部清洁是 FAM 计划成功的重要组成部分，并且涉及许多工作人员。过敏原通常是蛋白质，与食源性病原体不同，后者是病毒或细菌等微生物。引起过敏反应的蛋白质不是生物体，因此仅仅使用消毒剂并不是有效的过敏原管理方法。过敏原管理必须通过彻底清洁表面或区域来物理去除过敏原蛋白。

10.4.1　成功清洁的五个因素

正确的清洁包括需要成功整合以下因素：时间、温度、化学作用、机械作用和程序。为了清除表面的所有残留，包括过敏原，上述每个要素都是必需的。餐饮场所内的不同表面需要不同的处理过程、温度和化学选择。在程序文件中明确所有要求并培训负责人员正确执行该程序非常重要。

正确执行表面清洁所需的时间会有所差异。这个因素还包括应该多久清洁一次。不同类型的食物残留对温度有不同的要求。使用封闭的机械洗碗机可以达到更高的温度，从而减少员工接触化学品和高温的风险。化学作用指定了清洁特定表面和食物残留类型所需的合适的化学品选择和浓度。清洁工具等所选产品，应与待清洗表面相吻合匹配。否则可能导致表面损坏，从而成为食物残留和过敏原的藏身之处。机械作用是指施加在表面上的压力，可以通过机械水压或手动施加压力的清洁工具实现。工具可以包括各种尺寸的刷子、擦洗垫、刮板或其他专门设计用于清洁的设备。程序必须定义实现清洁和卫生表面所需的步骤。通过培训和观察以及张贴告示和视觉辅助工具可以确保程序的正确执行。另一个需要考虑的方面是，需要对必要的工具进行清洁和维护，以防止它们造成交叉污染，并将用于清洁食品接触表面的工具分开存放。

10.4.2　清洁剂考虑事项

选择合适的清洁剂成分是非常关键的。残留物主要有 4 种类型：油脂、碳水化合物、蛋白质和矿物质。不同类型的残留物有不同的特性，需要用不同的化学成分来清除。有些专业清洁剂会混合多种成分，以针对各种类型的残留物进行清洁。大部分食物都含有多种类型的残留物。要花一些时间来识别餐厅各个区域的食物残留物类型。

清洁剂或清洁化学品中有 6 种主要的化学成分可以帮助清除残留物，它们是碱、酸、氧化剂、酶、溶剂和表面活性剂（表 10.2）。

表 10.2　不同类型污垢的洗涤剂化学成分

化学成分	机理	举例	残留类型
碱	溶解或分散	NaOH、KOH	脂肪、碳水化合物、蛋白质
酸性物质	溶解	磷酸、硝酸	矿物质
氧化剂	水解	漂白剂、过氧化物	蛋白质
酶	水解	蛋白酶	蛋白质
溶剂	溶解	水、酒精	脂肪、碳水化合物
表面活性剂	液化，乳化	脂肪酸、洗涤剂	脂肪、碳水化合物

碱是 pH 值大于 7 的化学物质。在配方中添加碱性物质可以帮助溶解或分散任何有机残留物。如果残留物中含有碳水化合物、蛋白质或油脂，就应该使用含有碱性物质的清洁剂。酸是 pH 值小于 7 的化学物质。酸可以帮助溶解矿物质残留物，比如造成水硬度的矿物质。如果餐厅使用的水源硬度较高，就应该定期使用酸性清洁剂来减少表面的水垢积累，尤其是那些长期接触水的表面，比如蒸锅和洗碗机区域。

氧化剂会释放氧气来分解较大的分子。两种常见的氧化剂是次氯酸钠（漂白水）和过氧化物。建议使用氧化剂来清除蛋白质残留物。过氧化物或漂白水中的氧化剂会攻击蛋白质内部的氧原子，将蛋白质水解成更小的片段，从而有助于清除残留物。较小的蛋白质片段（肽）更容易溶于水，并且更容易被表面活性剂从水溶液中带走，而不是重新沉积在食品接触表面上。

使用蛋白酶是水解蛋白质的另一种有效方法。蛋白酶可以替代高 pH 值或氧化性的清洁剂，因为它们在室温下就能发挥作用，而且对大多数设备表面不会造成损害。溶剂用于溶解另一种物质。水是最常见的溶剂，但有时也需要使用酒精。例如，由于脂肪不溶于水，添加含醇的溶剂可以帮助去除脂肪。溶剂添加剂也可以帮助去除碳水化合物的残留物。表面活性剂是一种能够降低溶液中各成分之间表面张力的化合物。它们可以乳化水溶液中的脂肪、油和碳水化合物，防止它们重新沉积在清洁表面上。使用表面活性剂可以在较低的温度下清除大量的脂肪和油。另外，液化脂肪和油也可以加快去除的速度。这通常是通过提高洗涤水的温度或在表面（如烤架）还有热量的时候进行的。增加温度可以使脂肪从固态变为液态，从而更容易从表面清除。

10.4.3　清洁方法

餐饮业有许多清洁接触过敏原的设备的方法。一些设备，比如餐具，可以用洗碗机清洗。正确地准备餐具以进行机械清洗非常重要。这意味着要先预清洗，去掉可见的残渣，并在放入碗架之前冲水。这样可以尽量减少残渣进入洗碗机的水槽。如果水槽里的残渣太多，可能会导致残渣（包括过敏原）重新沉积在碗架上。对于循环使用的机器，建议每两小时至少换一次水。建议在换水后马上清洗对过敏原敏感的物品（即主要用于过敏原管理的工具），以尽量降低残渣重新沉积的风险。另外，要培训员工，让他们知道哪些物品不能放入洗碗机，因为它们可能不适合材质、温度或大小。例如，大容器可能会挡住洗涤臂，使过敏原留在表面上。如果清洁和消毒过程没有彻底去除过敏原，它们可能会在储存、制作或使用过程中造成交叉污染。

其他操作应该采用手动清洁器皿的方式。为了减少洗涤槽中的残留物，必须按照正确的预清洁程序处理器皿，这与使用洗碗机清洁器皿的方法相同。对于用于去除器皿上残留物的刷子等工具，也应该遵循规定的清洁流程。有些清洁工具可能会藏有食物残渣，从而增加微生物和过敏原的风险。在手动清洁时，建议优先清洁过敏原敏感的器皿，或者在更换洗涤液后直接清洁。这样做可以降低过敏原在餐具之间交叉污染的可能性。如前所述，仅仅清洁器皿而不彻底清洁所有表面是不能消除过敏原的。需要提醒员工检查洗碗机和手动清洁后的器皿是否有肉眼可见的食物残渣，并重新清洁这些器皿。

10.4.4　后厨以外的清洁

为了降低过敏原交叉污染的风险，保持环境卫生至关重要。这包括了使用合适的工具、程序和培训，以去除墙壁、设备和所有非食品接触表面上的残留物。环境卫生通常是手动完成的，尽管有些设备可以拆卸进行机械清洁。在评估过敏原风险时，应重点清洁那些靠近无过敏原成分或餐点的准备或存储区域的环境表面。特别要注意设备的底部、铰链或夹角，或其他容易被忽略的地方。这些表面应列入清洁检查表，并对员工进行程序培训，确保这些表面没有残留、过敏原和其他污染物。另一种方法是制订一个轮换的卫生排班表，每班或每个时间段专注于清洁特定的区域。这样可以更细致地关注每个区域，并轮流覆盖所有的环境表面。

前厅也应该注意过敏原卫生，特别是管理那些过敏客人可能接触到的"接触点"。例如，桌子、酒吧台和椅背等表面。仅仅用消毒剂擦拭这些表面是不足以去除过敏原的，因此需要采用适当的程序进行清洁，即用肥皂水清洗、用清水漂洗并最后消毒。如果餐厅能够将这种做法作为常规程序的一部分，那么那里就可以随时准备好迎接过敏客人。另外，在客人之间更换桌布也可以有效地减少客人接触桌面过敏原的风险。

10.5　服务和餐饮准备

确定了可以使用或经过修改可以符合过敏控制要求的菜单项后，就必须制定服务和准备指南。

作为其中的一部分，重要的是要向所有员工传达相关事实，以避免任何误解。在2007 年的一项研究中（Ahuja 和 Sicherer，2007），餐厅和餐饮从业人员表示，58% 的机构没有提供任何形式的食物过敏培训。该研究的其他发现包括以下内容：

- 70% 的受访者认为他们可以保证提供安全的餐点；
- 24% 的受访者认为食用少量的过敏原是安全的；
- 35% 的受访者认为油炸加热可以破坏过敏原；

- 54% 的受访者认为自助餐如果保持清洁是安全的；
- 25% 的受访者认为从成品中去除过敏原是安全的。

总的来说，该研究表明的许多观点是错误的，并且受访者服务的便利程度大于知识水平。

10.5.1　服务和前厅业务

为了提高服务质量，前台员工应该积极参与 FAM 计划。在客人预订时，前台和预订系统可以询问他们是否有任何饮食限制或过敏。这样，餐厅就可以提前知道哪些客人需要特别的注意和安排。餐桌上使用新的亚麻布也可以避免餐桌上的过敏原。

FAM 计划的成功不仅取决于菜单的设计，还取决于服务员的知识和培训。有些过敏原可能很容易识别，比如奶酪中的牛奶或面包片中的小麦，但有些过敏原可能隐藏在其他成分中。因此，服务员应该了解菜单上的每一道菜的成分和制作方法，并能够为过敏客人提供合适的建议。当过敏客人点餐时，服务员应该清楚地向厨房传达他们的需求，并在订单系统中做出特别标注。厨房也应该有一个能够突出显示过敏和特殊要求的订单系统，以确保每个订单都能正确地制作和传递。最好还能直接与厨房主管或生产线经理沟通这些特殊订单。所有涉及订单的员工都应该对过敏情况有所了解，并保持良好的沟通——从前台到服务员到厨房，再到服务员。

如果餐厅能够为过敏客人提供周到而专业的服务，这将增加客人的满意度，并建立客人与餐厅品牌之间的信任和忠诚。例如，如果客人对乳制品过敏，餐厅可以主动提供橄榄油代替黄油。如果客人对小麦过敏，餐厅服务员可以询问他们是否需要面包，或者提供其他替代品，如生菜沙拉等。

10.5.2　后勤运营

一旦订单被传达给厨师或主厨的任何环节，在准备过程中必须有一个中断。这是为了允许沟通和防止交叉污染——即过敏原从一个表面转移到另一个表面。

无论是指定单独的准备区域作为过敏原控制区域，还是必须为了准备清洁一个区域，负责人必须准备好该区域和任何需要的设备。食品接触表面在消毒前必须先洗净和漂洗，因为仅仅消毒过程不足以去除潜在的过敏原。处理即食食品时必须洗手并换上新手套。需要控制过敏原的食品必须使用清洁的器具、碗、盘等。需要一个始终保持干净的专用的"过敏原控制"工具包以便使用。商业过敏原控制工具包通常是紫色的，这是一个不常见但醒目的厨房颜色，可能包括切菜板、刀、钳子、勺子、铲子和温度计。包含的器具可以根据客户的操作需求定制。工具包不是必需的，但可以作为一种方便的选择。与商业过敏原控制工具包不同，对于给定操作所需的器具，可以将其放在一个方便使用的带盖容器中。在每次使用前后，必须小心清洁和消毒工具包中的物品，因为需要使用专用设备的餐点可能有不同的要求（例如不含乳制品和坚果与仅不含乳制品）。

监督准备过敏原控制食品的员工可以帮助确保准确性和适当的技术。对所有员工进行有关交叉污染来源和预防的定期培训是必须的。如果在准备过程中出现任何错误，必须丢弃并完全重新制作该菜单。不能从食物中去除可能含有的过敏原成分，例如为小麦过敏的客人提供带有面包片的沙拉，可能会留下过敏原的残留，这可能对高度过敏的客人是致命的。因此，去除过敏原不是一种可行的做法。

对于像明火烤架和烤盘这样的烹饪表面，必须确定是否曾在这些表面烹制过任何常见的过敏原。肉类、家禽、鱼类和甲壳类动物通常会在烤架的不同区域进行烹制。如果进行了分区，一些区域就可以保持不受某些过敏原污染。有些食品可以在烤架上用干净的平底锅或在锡箔纸上烹饪。每个设备都必须进行单独评估。

在开放式厨房中，要特别注意过敏反应的风险。过敏反应不仅可以通过食物引起，也可以通过空气传播。有些文献报道了与鱼、蛋、豆类、荞麦和牛奶的烹饪过程有关的空气传播过敏反应（Roberts 等，2002）。因为一些常见的烹饪方式，如撒粉或烧烤，可能会产生过敏原，所以过敏的客人应该远离这些区域。

为了给过敏的客人制作菜肴，每个步骤都应该换上新的一次性手套，保持手部清洁。经过过敏原管理的菜肴做好后，经理应该再次检查，并亲自送到客人手中。如果需要和其他菜肴一起上菜，要注意避免过敏原管理的菜肴和其他盘子接触。有时会在特殊菜肴上加上颜色标签，方便识别，并且服务员也会在上菜时确认。这些都是为了让客人安心的措施。

10.6　交流

良好的沟通至关重要。为了避免过敏原交叉污染，团队成员应该及时分享信息。沟通技巧应该配合正确的工作行为，比如回答过敏原问题和制作特殊餐点。在涉及生命安全的情况下，不能有任何疏忽。只有当 FAM 涵盖了食品服务机构的所有人员、与客人的交流、食品订单的流程、制作和服务的步骤以及恰当的清洁措施，才能在员工和客人之间建立信任。

10.7　总结

建立一个全面的食物过敏管理（FAM）计划需要多方的参与和协作，需要付出更多的努力。对食物过敏的基本知识、常见食物过敏原、反应症状、固有风险和标签指南的普遍了解是建立 FAM 计划的起点。对于错误履行计划会危及生命的危险的完全认识必须作为提供过敏管理特殊菜单的承诺的一部分。

计划必须考虑到法规要求以及详细的配料信息的整合。在设施方面、适当的食品存储和设备可用性是食品流程需要考虑的因素，如果管理得当，能够减少交叉污染的可能性和给客人带来的问题。清洁和化学计划的正确执行是 FAM 计划的重要组成部分。当然，培训和沟通的人性化方面必须通过定计划、菜单和执行情况审查来持续强调。适当的管理、良好的企业沟通以及对连锁餐饮服务设施的支持将有助于为过敏客人提供安全可信的就餐体验，且这种满意度可以帮助建立与消费者的长期关系。

参考文献

Ahuja, R., and S.H. Sicherer. 2007. Food allergy management from the perspective of restaurant and food establishment personnel. *Annals of Allergy, Asthma & Immunology*. 98: 344–348.

Bock, S.A., A. Munoz-Furlong, and H.A. Sampson. 2001. Fatalities due to anaphylactic reactions to foods. *Journal of Allergy and Clinical Immunology*. 107: 191–193.

Food Allergy Canada. 2016. Food allergens. Available at: http://foodallergycanada.ca/about-aller‐ gies/food-allergens. Accessed 28 September 2016.

FARE (Food Allergy Research and Education). 2016a. Facts and statistics. Available at: http://www.foodallergy.org/facts-and-stats. Accessed 1 September 2016.

FARE. 2016b. Symptoms. Available at: http://www.foodallergy.org/symptoms. Accessed 1 September 2016.

FDA (Food and Drug Administration). 2004. Food Allergen Labeling and Consumer Protection Act of 2004 (Public Law 108‐282, Title Ⅱ). Available at: http://www.fda.gov/Food/ GuidanceRegulation/ GuidanceDocumentsRegulatoryInformation/Allergens/ucm106187.htm. Accessed 28 September 2016.

FDA. 2013. Food Code 2013. Available at: http://www.fda.gov/food/guidanceregulation/retail‐ foodprotection/foodcode/ucm374275.htm. Accessed 26 September 2016.

FSA (Food Standards Agency). 2015. Food allergen labelling and information requirements under the EU Food Information for Consumers Regulation No. 1169/2011: Technical guidance. Available at: http://www.food.gov.uk/sites/default/files/food-allergen-labelling-technical-guid‐ ance.pdf. Accessed 28 September 2016.

NRA (National Restaurant Association). 2016. 2016 Restaurant industry pocket factbook. Available at: https://www.restaurant.org/Downloads/PDFs/News-Research/PocketFactbook2016_ LetterSize-FINAL.pdf. Accessed 1 September 2016.

Roberts, G., N. Golder, and G. Lack. 2002. Bronchial challenges with aerosolized food in asth‐ matic, food-allergic children. *Allergy*. 57: 713–717.

USDA-FSIS (United States Department of Agriculture ‐ Food Safety and Inspection Service). 2013. Journal of allergy and clinical immunology. Available at: http://www.fsis.usda.gov/wps/ portal/fsis/topics/food-safety-education/get-answers/food-safety-fact-sheets/food-labeling/ allergies-and-food-safety/allergies-and-food-safety/. Accessed 1 September 2016.

第 11 章
零售快餐店的食物过敏原管理

Hal King and Wendy Bedale[1]

11.1　引言

根据美国农业部经济研究局（USDA-ERS）的数据，美国人在外就餐和在家里购买食品的支出在 2015 年首次达到平衡，其中约 30% 的外出就餐支出用于有限服务餐厅，例如快餐店（又称快速服务）（USDA-ERS，2016）。随着越来越多的消费者选择外出就餐，餐厅成为食物过敏原引起严重反应的主要场所之一。2002 年一项以北美参与者为主的研究发现，17.6% 的食物过敏反应发生在餐厅中（Eigenmann 和 Zamora，2002）。最近的研究显示，12% 的儿童食物过敏性休克病例是在餐厅就餐后发生的（Rudders 等，2010），而在成人中，超过一半的食物过敏原暴露导致到急诊室就诊的情况也是在餐厅中发生的（Banerji 等，2010）。餐厅中的食物过敏反应可能会带来严重的后果：美国一项分析发现，在 1994 年至 2006 年，近一半的食物过敏死亡案例与食品机构有关，其中包括一些快餐店（Weiss 和 Munoz-Furlong，2008）。

快餐店和全服务餐厅在食物过敏原管理方面有很大不同。快餐店，无论是独立的还是特许的，都要面对一些特殊的挑战，才能有效地控制食物过敏原，保护食物过敏的顾客。表 11.1 列出了快餐店和全服务餐厅在食物过敏原风险和应对措施上的主要区别。

本书第 9 章和第 10 章介绍了适用于全服务餐厅的食物过敏原管理和控制方法。本章将重点介绍快餐店的食物过敏原风险，以及针对快餐店的食物过敏原管理策略（包括供应商管理、餐厅运营管理和成分信息传递）。

H. King

Public Health Innovations, LLC, Fayetteville, GA 30215, USA

e-mail: halking@pubhealthinnovations.com

W. Bedale

Food Research Institute, University of Wisconsin-Madison, Madison, WI 53706, USA

© Springer International Publishing AG 2018

T.-J. Fu et al. (eds.), *Food Allergens*, Food Microbiology and Food Safety, DOI 10.1007/978-3-319-66586-3_11

表 11.1　快餐店和全餐厅之间的食物过敏原风险和控制差异

类别和原料	快餐店	全服务餐厅	食品过敏风险和控制
管理供应链和原料	菜单有限，在许多餐厅中有限的标准化菜单，较少更改	菜单更加广泛，更频繁更改	在餐厅的菜单更为有限、配料更少的情况下，可以更容易地控制食品过敏
	菜单项目有非常明确定义的成分	厨师可能不想泄露食谱成分，并且可能不会每次以相同的方式制作同样的菜品	在快餐连锁店中，可能会有更多控制和透明程度来管理配方中的成分
	多个餐厅的成分通常由中央位置供应	成分更可能是本地采购的，并且采购渠道可能经常变化	在快餐服务餐厅中，供应链可以更加严密地控制；然而，如果出现问题，可能会影响更多人
餐厅运营	菜单项可能在中央位置完全或部分准备，而不是在餐厅内准备	菜单项目在餐厅内经常拥挤的厨房内准备	使用集中制备设施或从制造商使用预制食品，可以获得更多的空间和管理系统，以更好地隔离制备无过敏原的菜肴
	非常频繁的员工流动率	员工流动率较低	当员工流动率较高时，对菜单中的食品过敏原进行培训和与顾客沟通可能更加困难，且更新速度可能更慢
	通常是多餐厅特许经营连锁店的一部分	可能是餐厅特许经营连锁店的一部分，也可能不是	连锁餐厅无须从头开始制订自己的食品过敏管理计划，可能受益于母公司提供的定期检查和食品安全管理系统。大型连锁企业的母公司可能比独立的全服务餐厅更有能力审计和检查配料供应商
与客户沟通	食品可以用包装或其他一次性包装品来提供	食物盛在盘子里	包装或包装标签可以标示或警告食品过敏原的存在
	订单流程非常快速	点餐流程较慢	在快餐服务餐厅中，顾客在点餐时可能没有足够的时间来表达食品过敏的问题或提出问题并获得信息
	通常在点餐和将订单传达给厨房时使用技术工具	将订单传达给厨房通常是手动完成的	在快餐服务餐厅中，更有机会自动向顾客和厨房报告成分和食品过敏信息

11.2　快餐店中的食物过敏风险

11.2.1　快餐食品是用于即时消费的包装食品

在餐厅或快餐店里，食物一般是现做现卖，包装也很简单。这样一来，顾客很难知道食物里有什么成分，或者有没有可能引起过敏的物质。这跟在超市买的包装食品不一样，超市的食品都会标明成分表和过敏警示，比如说是不是在处理坚果的地方生产的。顾客可以根据这些信息来决定要不要买或吃这些食品。

　　同样，虽然可以在销售前对制造和包装食品进行检测，以确定是否存在未申报的过敏原，但在餐厅中，在最终制作食品和顾客食用之前，没有时间和适当的技术来进行任何形式的食物过敏原测试［除了粗略的视觉检查（例如，整个坚果）］，但这无法检测到涂层中隐含的过敏原（如牛奶或蛋白）。

　　为快速生产和提供食品，快餐店通常会保持食品的高温或低温。这可能会增加订单混淆的风险，尤其是当顾客有过敏要求或需要对菜单进行特殊修改时。例如，一个没有芝士的三明治可能会被放在同一个加热托盘里，与其他有芝士的三明治混在一起，从而导致交付错误的食品。快餐店应该对所有的特殊订单都采取同样的注意和处理方式，无论是出于过敏原还是偏好的原因，以避免可能造成严重后果的错误。另外，一些快餐店会在食品包装上贴上标签，以标明食品已经按照顾客的要求进行了特殊准备（例如，不含鸡蛋）。但是，这可能会给顾客造成误解，认为食品是完全没有接触过鸡蛋的，而实际上可能存在交叉污染的情况。

11.2.2　可能存在未申报的（和意想不到的）食物过敏原

　　对于有食物过敏的人来说，外出就餐时可能会遇到未标明或意外暴露的食物过敏原，这是非常危险的。快餐店的菜单更新、原料来源的变动、生产过程中的疏忽或者食品制作过程中的交叉污染都有可能导致新的食物过敏原风险。

　　快餐店的菜单虽然不像其他餐厅那样经常变动，但是对于"限时"产品，也必须像常规产品一样注意食物过敏原的问题。"限时"产品有可能使用了来自新供应商的原料，而这些供应商可能还没有经过充分的审核，或者菜单上的过敏原信息可能没有及时反映原料的变化或添加。此外，常规菜单项的原料供应商的更换也可能导致意想不到的过敏原出现。如果某种成分的来源发生了改变，而餐厅没有对新的来源进行彻底的调查或审核，那么食物过敏原就有可能悄悄地进入餐厅的产品中。在供应商的工厂里，也有可能发生制造缺陷、过敏原信息披露错误或标签控制错误／漏洞等问题。比如，如果一个原料是在同时处理花生的工厂里生产的，它就有可能被花生污染。这样的问题在快餐连锁店里可能会波及很多餐厅，最终影响到大量的顾客。

　　在餐厅中准备食物时，过敏原的交叉污染是一个需要注意的问题。由于快餐厨房的空间有限，可能没有专门的区域来处理无过敏原的食物。此外，定制订单也可能导致过敏原的混合。例如，如果一个蛋过敏的顾客要求一个无蛋的早餐三明治，柜台的员工可能只是从一个已经做好的三明治里拿掉蛋，或者用同一副手套制作一个新的三明治。这样做可能会让顾客暴露在过敏原中。

11.2.3　客户可能无法获得食品过敏原信息

　　食品过敏风险可能源于消费者行为、员工知识不足、未制订食品过敏清单或未向员工或消费者提供过敏信息（例如，未在菜单中标明过敏原）。有食物过敏的消费者可能因为社交压力，例如尴尬或害怕被认为挑剔，而不愿在餐厅询问食物过敏原信息（Leftwich 等，2011）。在快餐店里，通常匆忙（尤其是在驾车点餐时）而公开的点餐过程可能会增加这种回避的可能性。

在食品服务柜台询问产品是否含有食品过敏原，对于顾客来说可能是一件困难的事情。即使他们有足够的自信和积极性，他们也不一定能得到正确或准确的答案。快餐店的员工流动性很大（NRA，2016a），这导致了对所有员工进行食品过敏控制实践培训有所难度（以及缺乏动力）。员工的培训不足可能是导致无服务餐厅员工缺乏食品过敏管理知识的原因之一（Dupuis 等，2016）。快餐店员工可能不清楚食品过敏和食品不耐受的区别，也可能不知道食品过敏者意外摄入过敏原的后果比食品不耐受者更严重（Li，2007）。

餐厅可能没有准备好食品过敏原信息，或员工可能不知道如何从成分列表中识别过敏原；例如，他们可能不知道"花生油"或"酪蛋白"对于对花生或牛奶过敏的顾客可能是有害的成分。员工可能实际上不确定是否存在过敏原，或者可能不知道如何查找这些信息。在忙碌的快餐店里，当顾客询问过敏原时，员工可能更容易错误地说"没有"，而不是努力确定是否存在过敏原。相反，一些餐厅工作人员可能会过于谨慎，不敢（或不能）保证某种食品确实是无过敏原的，从而限制了食品过敏人员在餐厅点餐的选择（Leftwich 等，2011）。

此外，快餐服务员"可能不知道自己的无知"；一项调查发现，餐厅服务员在为食物过敏者提供安全餐食的信心与他们对食物过敏的认识之间并无关联（Ahuja 和 Sicherer，2007）。同样，另一项研究发现，虽然餐厅经理对能够为食物过敏者提供安全餐食很有信心，但他们在管理食物过敏原的知识和能力上却存在明显的不足（Wham 和 Sharma，2014）。本书将更详细地介绍这些风险以及培训餐厅员工管理食物过敏原的最佳方法（第 9 章和第 10 章）。

11.3　快餐服务中的食物过敏原控制

11.3.1　管理供应链以控制食物过敏原

快餐服务追求各部门的一致性和效率。因此，快餐服务通常使用从中央制造设施提供的预制或加工食品。个别餐厅也可能从当地采购一些原材料，例如新鲜的蔬菜、生肉、生鱼和鸡蛋。仔细管理所有这些原材料的供应链是快餐服务控制食物过敏原风险的一个重要途径。供应链管理包括验证供应商的过敏原控制程序、审批供应商并仅使用经审批的供应商、实施监督计划以及对供应商召回、模拟召回或客户投诉采取纠正措施。

在准备快餐食品时，需要首先评估配料是否含有未声明的过敏原。快餐店需要确保每个制造工厂都有文件记录每一批销售给餐厅连锁的产品所使用的所有配料。即使是微量的成分或加工助剂也不能忽视。为了评估和管理交叉接触风险，快餐店应该从每个供应食品配料和产品的食品制造工厂获取一份该制造厂使用和生产中所有过敏原的清单，并获取有关如何避免未声明过敏原的文件。还应利用最终产品测试来验证过敏原预防和清洁程序，以检测设施中使用的未在产品中申报的主要过敏原。快餐连锁店应要求供应商保留每批产品的样品，并且如果包含任何 8 种主要过敏原的产品在同一生产线上制造，则应要求供应商保留每批产品的样品，以便以后对特定批次进行测试。根据《食品安全现代化法案》（FSMA）的 FDA 新要求（以过敏原预防控制的形式），为了防止人造食品中的未声明过敏原，餐厅和连锁店可以强化和监控它们在供应链中采购的原料和食品的预防控制措施（King 和 Bedale，2017）。

独立快餐店或连锁店的每个食品配料供应商必须按照包括过敏原管理的安全标准进行评估，并在使用其产品之前得到快餐店的批准。快餐店或连锁店应该每年更新这个批准。

所有的快餐店应该只使用经过适当评估认可的品牌的供应商，以防止出现未申报的过敏原。各快餐店必须明白，它们不能用未经批准的供应商或品牌进行替换（例如，如果他们用完了某种原料，他们不应该使用来自不同供应商的类似原料，除非该原料已经过未申报过敏原的潜在可能性评估）。在供应商无法提供所需原料时，备用的批准供应商可能是一个好主意。快餐店应该定期进行自我评估，以确保只有经批准的供应商和配料被分销商接受并用于准备食品。在个别餐厅接收到散装产品时（例如用于油炸的高度精炼的花生油），应在收到时进行验证，以确保它们来自批准的供应商。

成为快餐连锁店的一部分可以提高建立经批准的供应商的效率。同时，作为一个大型组织的一部分，也可以更有效地监督供应商，以确保分销给连锁店的原料 / 产品的安全。母公司可以通过多种方式监测餐厅特许经营者使用的特定原料或产品中的未申报过敏原的情况。例如，他们可以定期监测 FDA 的相关警告和产品召回，并在必要时向所有餐厅传达这些信息。母公司还可以访问和检查原料和制备食品的供应商或进行产品测试。例如，指定仅使用花生油进行油炸的母公司可以通过第三方认可实验室对油进行测试，以确保油中不存在花生蛋白，作为验证来自该供应商的油是高度精炼和非过敏原的方式，并定期对产品进行重新评估。

如果通过测试或 FDA 报告发现未申报过敏原，则快餐店有责任建立快速有效的实施产品撤回或召回的方法。通过使用互动语音响应系统（IVRS）和 / 或电子邮件 / 文本系统，即使是一个非常大的快餐连锁店中的所有餐厅也可以高效快速地联系起来，以提醒每个餐厅注意问题并制定适当的响应措施。该系统还可以用于自动收集每个餐厅对提醒的响应的信息，以确保受影响的产品不会出售给客户。

个别的快餐店和连锁店还应建立一个顾客投诉系统，包括食物过敏问题，并且餐厅和 / 或连锁店需要持续监测投诉并迅速调查，以确保没有任何成分或产品含有未申报的过敏原。首先，如果一个或多个客户投诉有关未申报过敏原暴露或对产品的反应，并且该产品是在使用这些未声明过敏原的工厂中生产的，那么这个产品应该被暂停销售和进一步分销到零售店。如果发现该产品含有未声明的过敏原（并且这种过敏原不是在顾客购买食物的餐厅中准备食物时使用的），那么应该根据生产日期通知召回该产品，将该产品从所有餐厅中清除并防止进一步分销。在完成根本原因评估以确认相关产品中没有未声明的过敏原之前，每个顾客的投诉都应该被视为有效。

11.3.2 过敏原风险的零售管理：餐厅运营

餐厅运营中过敏原控制的关键步骤包括食品过敏原培训、食品过敏原管理控制计划（包括完成订单、防止交叉接触）、食品过敏原信息的交流、纠正措施和自我评估。

自 2005 年以来，美国食品法规包括了帮助餐厅保护消费者免受食品过敏原影响的规定（FDA，2005）。这些规定要求在运营期间任命一个负责人，该负责人应了解主要的食品过敏原、过敏反应的症状以及防止交叉接触所需的清洁程序。该负责人还负责确保其他员工根据他们在餐厅内的职责接受食品过敏原防范意识的培训。

快餐店老板和员工都需要接受食品过敏原培训。新的快餐店老板在开业前应接受包括食品过敏原在内的一般食品安全原则的培训，并应定期更新培训。当引入新产品时，应向特许经营所有者和员工传达该产品的任何潜在食品过敏原风险。可以通过餐厅所有权和 / 或母公司通讯（如通讯简报）建立持续的意识。年度会议是为餐厅连锁店的特许经营所有者进行过敏原复习培训的理想时机，既可以回顾关于过敏原风险和控制的重要概念，也可以展示食品过敏原控制对组织的重要性。

在快餐店培训餐厅员工时，需要应对人员流动频繁、培训成本高昂、培训时间紧张和语言障碍等挑战（Kwon 和 Lee，2012）。为了有效地提高餐厅员工对食物过敏的认识和处理能力，培训内容必须具有针对性、经济性和易理解性（Bailey 等，2014）。全国餐饮协会开发了一个在线食物过敏培训和考试项目，专门针对餐厅员工和管理人员的需求（NRA，2016b）。该项目有英文和西班牙文两种语言版本，大约需要 90 min 的学习时间。该项目涵盖了食物过敏的基本知识、常见症状、过敏原的识别方法、交叉污染的预防措施等内容，并根据前厅员工（如与客户沟通、应对紧急情况等）和后厨员工（如阅读食品标签、处理食品运输等）的不同职责，提供了相应的指导。除此之外，一些地方和州的监管机构也提供了食物过敏安全培训，例如明尼苏达大学推出的面向食品服务员的食物过敏培训课程（详见第 12 章）。

快餐店的食物过敏培训应该针对不同的工作岗位进行，让员工熟悉 8 种常见的过敏原以及它们在菜单中的可能出现的地方。员工要能够回答顾客关于快餐店提供的食品是否含有过敏原的问题，避免误导顾客。比如，一个有效的方法是，当顾客询问某种食品是否含有某种过敏原时，员工不要直接回答"没有"，而是给顾客看食品的成分表（比如，一本列出每种食品成分的营养指南），让顾客自己做出判断。

除了定期进行食物过敏培训外，餐厅经营者还可以实施计划来加强员工之间的过敏原控制最佳做法。所有餐厅特定的食品准备配方和工作辅助材料都可以用视觉提示来突出显示何时某个程序可能会引入食物过敏原风险（例如，书面材料描述了加入切碎鸡蛋到沙拉中时采取的预防措施，以防止与共享同一空间的其他产品发生交叉接触）。可以通过给员工发送电子邮件、薪资单附页以及餐厅内的海报 / 工作帮助，不断提高食品过敏意识和公司对其控制的重视程度。

　　确保过敏原信息准确地从消费者传递给接受订单的人员，然后再传递给准备食物的人员，这在快餐店中也非常重要。应该建立一种方法来标记和跟踪顾客提出的特殊订单（例如，"不要加奶酪"可能是对牛奶过敏的关注），以提醒厨房的工作人员正确准备食物，并防止食物中含有未声明的过敏原。

　　特殊的工具、程序、配方和指定的食品制备区域可用于帮助管理食品过敏原交叉接触（图 11.1）。配方可以排除前 8 种过敏原，以便在餐厅制备的厨房中不含有这些过敏原，或者过敏原（例如杏仁）可以由供应商包装在一个单独的包装中（例如像调味品一样），然后交给顾客，由顾客自行添加到产品中。提供彩色编码工具（例如，仅用于过敏原免费区域的紫色工具），并仅在指定的制备区域中使用，可以减少过敏原与其他食品的交叉接触。

　　当顾客提出特殊要求时，使用一次性手套也是减少食品处理人员在处理含有过敏原的食品时交叉接触的有效方法。员工可以先摘掉手套，然后用一副新的手套来制作特殊订单食品。然而，需要注意的是，当用于处理有乳胶过敏的消费者食用的食品时，乳胶手套本身已被证明会引发过敏反应（Franklin 和 Pandolfo，1999；van Drooge 等，2010），而且一些州不允许在食品服务操作中使用乳胶手套（食品咨询委员会添加剂和成分小组，2003）。乳胶手套的替代品，如丁腈手套和乙烯基手套，可以广泛使用且价格与乳胶手套相当。

　　快餐店应定期进行质量和食品安全的自我评估，其中包括对食物过敏原控制的检查，以便有效地管理过敏原风险（King，2016）。自我评估过程不仅可以帮助餐厅发现和解决潜在的问题，还可以加强员工的培训。如果发现有任何违反餐厅过敏管理标准操作程序（SOP）的行为或操作，应立即采取纠正措施，例如移除和丢弃可能受影响的食品，重新培训员工，并 / 或通知负责人以便适时修订 SOP。

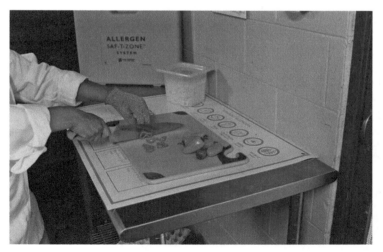

图 11.1　餐厅内分离过敏原的食品制备空间（照片经 San Jamar 许可使用）。使用单独的食品制备区域和分隔使用的餐具（仅用于含有过敏原的产品）可以降低其他食品中过敏原交叉接触的风险

11.3.3 在快餐店向消费者传达过敏原信息

即使消费者在快餐店就餐时不愿透露自己的食物过敏情况，餐厅也需要采取措施确保消费者知道何时可能出现过敏原。有食物过敏的消费者通常会事先计划并访问餐厅的网站，以确定餐厅的"食物过敏友好程度"。快餐连锁店拥有有限的且在许多地点相对固定的菜单，因此它们很好地利用自己的网站向客户告知其产品的过敏原含量。当前的技术可以创造性地和有效地让客户实时地或者在计划外出用餐时在家里访问过敏原信息。任何产品的成分信息可以在服务点（餐厅标识）、公司网站或智能手机上使用的移动应用程序上按需提供。例如，快餐店的移动应用程序可以轻松快速地让消费者确定特定菜单项是否含有特定过敏原（图 11.2）。

快餐店可以利用其购买点（POP）注册和软件系统，为特殊订单生成特殊标签，并贴在最终产品上，以便客户确认他们收到了正确的产品。此外，快餐店还可以利用其现有的技术基础，保护食物过敏者。例如，当客户询问过敏情况时，可以打印出一份清单（图 11.3），列

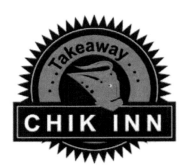

5569 Chicken Feet Drive
Peckingville, Georgia 00001

DATE: 02/02/2014
TIME: 11:11
ALLERGEN: MILK
TYPE: Cheese

CUSTOMER
NAME: ELSA B
SERVER: 34 ROSEBUD

INGREDIENTS

Water, Carrots, Onions, Red Lentils (4.5%) Potatoes, Cauliflower, Leeks, Peas, Cornflower, **Wheat** flour, Cheese (**Milk**), Yeast Extract, Concentrated Tomato Paste, Garlic, Sugar, **Soy** Seed, Sunflower Oil, Herb and Spice, White Pepper, Parsley.

ALLERGY ADVICE

For allergens, see ingredients in **bold**

Customer Copy

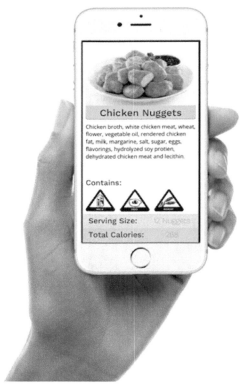

图 11.2　包含过敏原信息的移动网站（照片由 Josh King 制作）

图 11.3　包含配料清单的顾客打印单据示例

出产品的成分，并突出显示任何可能引起过敏反应的物质，让消费者一目了然地知道他们要订购的食物是否含有已知的过敏原。当然，对于未知的过敏原（即不属于产品成分，而是厨房中用来制作食物的其他物质），消费者也需要注意，并采取其他措施以防范。

为了保护食物过敏者的健康，餐厅有责任提供清晰和准确的食物成分信息。但是，在许多餐厅，食物是现场制作的，没有任何标签或通知来警告顾客可能存在的过敏原。这对于那些对特定食物敏感的人来说是非常危险的。相比之下，快餐店的食物通常是预先包装好的，这就为餐厅提供了一个机会，通过外层包装纸或容器上的标签来告知顾客食物中可能含有的过敏原。图 11.4 展示了一个避免信息的例子，它在炸鸡盒上使用了一个简单的声明，来提醒顾客产品中可能含有一些食物过敏者需要注意的成分。

此外，FDA 和其他科学家认为高度精制的油，比如花生油不会导致过敏反应（Crevel 等，2000），所以不需要把它们作为食物过敏原标注出来（FDA，2004）。但是，有些对花生严重过敏的消费者还是会避开所有含有任何形式的花生油的食物。图 11.4 展示了一个标签示例，它明确地说明了产品使用了花生油（即便是精制的），并且可能含有花生过敏原，让消费者可以在了解情况后自行选择是否购买。

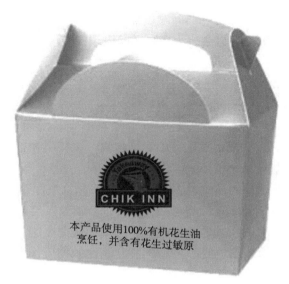

图 11.4　快餐包装中显示预防性标签

11.4　展望

该技术已经被用于在餐厅内传达风险、培训餐厅员工和为客户提供实时的食品过敏信息。未来，该技术在传达食品过敏风险方面可能会发挥越来越大的作用。

除了通过上述方法开发预防食品过敏问题的方法外，快餐店可以通过医疗手段建立推迟和 / 或预防可能在其设施内发生的过敏反应的能力，当接触发生时，设施可能发生过敏反应。当预防失败时，使用肾上腺素迅速治疗过敏反应可以挽救生命。由于过敏反应通常发生在摄入过敏原后的 30 min 内（Jarvinen，2011），它们可能在一个人离开餐厅之前就已显现出来。不幸的是，许多对食物过敏的人并不总是随身携带肾上腺素自动注射器；一项针对儿科患者的调查发现，只有 29% 的那些曾经经历过需要使用肾上腺素的食物过敏反应的人在调查时随身携带（或有陪同家庭成员携带）可自注肾上腺素（Curtis 等，2014）。餐厅提供紧急肾上腺素注射以治疗过敏反应的能力面临着法律障碍，许多州正在试图克服这些障碍，类似于近年来让肾上腺素在学校中可用的举措。例如，餐厅（而不是个人）必须获得使用于特定人的非指定肾上腺素处方的许可。工作人员必须接受药物的正确储存和使用方面的培训，并在法律上被允许进行注射。责任的考虑也是另一个潜在的障碍。目前，至少有 27 个州通过了立法，使得公共机构如餐厅更容易维护和使用肾上腺素（FARE，2015）。在餐厅提供肾上腺素的可用性可以被认为类似于现在在许多公共设施中找到的自动体外除颤器的存在。尽管如此，培训员工如何识别客户可能出现的过敏反应，并立即拨打 911 仍然很重要。

根据 Branum 和 Lukacs（2009）的研究，食品过敏的发病率呈上升趋势，这使得人们对食物过敏的问题更加关注。在快餐店工作的人员很可能会遇到食物过敏的顾客，因此他们有机会成为在自己的组织中宣传食物过敏知识的优秀代表。

11.5　总结与结论

与全面服务餐厅不尽相同，快餐店在处理食物过敏原风险方面有着自己的难题。根据 Kwon 和 Lee（2012）的研究，一些（但不是所有）食物过敏患者表示，他们在连锁餐厅（包括快餐店）就餐时比在独立餐厅更放心。连锁餐厅可以通过控制供应链和原料、规范餐厅运营（包括员工培训）以及与客户沟通来预防食物过敏问题。快餐店还需要克服对责任问题的担忧：错误是无法完全避免的，但疏忽才是真正的问题。最后，建立一种重视食物过敏并将控制食物过敏物质作为优先事项的餐厅文化，是所有零售餐饮企业的重要责任。

致谢：作者要感谢傅通珍、Lauren S. Jackson 和 Kathiravan Krishnamurthy 协调本书撰写并组织本书编委会议。Hal King 要感谢 S. Truett Cathy 允许他在 Chick-fil-A Inc. 的快餐店研究和实施过敏控制计划。

参考文献

Additives and Ingredients Subcommittee of the Food Advisory Committee. 2003. Food-mediated latex allergy: Executive summary. FDA Center for Food Safety and Applied Nutrition. Available at: http://www.fda.gov/ohrms/dockets/ac/03/minutes/3977m1.pdf. Accessed 22 August 2012.

Ahuja, R., and S.H. Sicherer. 2007. Food-allergy management from the perspective of restaurant and food establishment personnel. *Annals of Allergy Asthma and Immunology*. 98: 344–348.

Bailey, S., T. Billmeier Kindratt, H. Smith, et al., 2014. Food allergy training event for restaurant staff; a pilot evaluation. *Clinical and Translational Allergy*. 4: 26.

Banerji, A., S.A. Rudders, B. Corel, et al., 2010. Repeat epi- nephrine treatments for food-related allergic reactions that present to the emergency depart-ment. *Allergy and Asthma Proceedings.* 31: 308–316.

Branum, A.M., and S.L. Lukacs. 2009. Food allergy among children in the United States. *Pediatrics.* 124: 1549–1555.

Crevel, R.W.R., M.A.T. Kerkhoff, and M.M.G. Koning. 2000. Allergenicity of refined vege 表 oils. *Food and Chemical Toxicology.* 38: 385–393.

Curtis, C., D. Stukus, and R. Scherzer. 2014. Epinephrine preparedness in pediatric patients with food allergy: An ideal time for change. *Annals of Allergy Asthma and Immunology.* 112: 560–562.

Dupuis, R., Z. Meisel, D. Grande, et al., 2016. Food allergy management among restaurant workers in a large US city. *Food Control.* 63: 147–157.

Eigenmann, P.A., and S.A. Zamora. 2002. An internet-based survey on the circumstances of food-induced reactions following the diagnosis of IgE-mediated food allergy. *Allergy.* 57: 449–453.

FARE (Food Allergy Research and Education). 2015. Public access to epinephrine. Available at: http://www.foodallergy.org/advocacy/advocacy-priorities/access-to-epinephrine/public-access-to-epinephrine. Accessed 22 March 2016.

Franklin, W., and J. Pandolfo. 1999. Latex as a food allergen. *New England Journal of Medicine.* 341: 1858–1858.

Jarvinen, K.M. 2011. Food-induced anaphylaxis. *Current Opinion in Allergy and Clinical Immunology.* 11: 255–261.

King, H. 2016. Implementing active managerial control principles in a retail food business. *Food Safety Magazine.* February/March.

King, H., and W. Bedale. 2017. Hazard analysis and risk-based preventive controls; improving food safety in human food manufacturing for food businesses. Elsevier.

Kwon, J., and Y.M. Lee. 2012. Exploration of past experiences, attitudes and preventive behaviors of consumers with food allergies about dining out: A focus group study. *Food Protection Trends.* 32: 736–746.

Leftwich, J., J. Barnett, K. Muncer, et al., 2011. The challenges for nut-allergic consumers of eating out. *Clinical and Experimental Allergy.* 41: 243–249.

Li, J. 2007. Mayo Clinic office visit: Food intolerance vs. food allergy. An interview with James Li, M.D., Ph.D. *Mayo Clinic Women's Healthsource* 11: 6.

NRA (National Restaurant Association). 2016a. Employee turnover rate tops 70% in 2015. Available at: http://www.restaurant.org/News-Research/News/Employee-turnover-rate-tops-70-in-2015. Accessed 25 March 2016.

NRA. 2016b. ServSafe allergen training. Available at: http://www.servsafe.com/allergens/the-course. Accessed 25 March 2016.

Rudders, S.A., A. Banerji, M.F. VassalloF, et al., 2010. Trends in pediatric emergency department visits for food-induced anaphylaxis. *Journal of Allergy and Clinical Immunology.* 126: 385–388.

FDA (Food and Drug Administration). 2004. Food Allergen Labeling and Consumer Protection Act of 2004 (Public Law 108‒282, Title Ⅱ).

FDA. 2005. Food Code 2005. Available at: http://www.fda.gov/Food/GuidanceRegulation/ RetailFoodProtection/FoodCode/ucm2016793.htm. Accessed 25 March 2015.

USDA-ERS (United States Department of Agriculture—Economic Research Service). 2015. Trends in U.S. food expenditures, 1953‒2013. Available at: http://www.ers.usda.gov/data-products/food-expenditures/interactive-chart-food-expenditures.aspx. Accessed 25 March 2016.

USDA-ERS. 2016. Food Expenditures, table 15. Available at: http://www.ers.usda.gov/data-products/ food-expenditures.aspx. Accessed 25 March 2016.

van Drooge, A.M., A.C. Knulst, H. de Groot, et al., 2010. Pseudo‒ food allergy caused by carry-over of latex proteins from gloves to food: Need for prevention? *Allergy.* 65: 532–533.

Weiss, C., and A. Munoz-Furlong. 2008. Fatal food allergy reactions in restaurants and food-service establishments: Strategies for prevention. *Food Protection Trends.* 28: 657–661.

Wham, C.A., and K.M. Sharma. 2014. Knowledge of cafe and restaurant managers to provide a safe meal to food allergic consumers. *Nutrition and Dietetics.* 71: 265–269.

第 12 章
食物过敏原在线培训：以推广部门的教育作用为例

Suzanne Driessen and Katherine Brandt

12.1 引言

　　明尼苏达大学推广部门是大学的一个重要组成部分，它利用并拓展了大学的研究优势，为社会提供了有价值的教育项目，并促进了大学与社会的互动和交流（明尼苏达大学推广部门，2011）。明尼苏达大学推广部门的食品安全教育者致力于向消费者和食品行业（包括小型食品生产商、食品服务商和零售商）提供专业的食品安全教育，帮助他们在家庭和公共场合享用健康、可持续和安全的食物。

　　明尼苏达大学推广部门的食品安全教育者具有丰富的实践经验，他们为食品服务行业设计和授予了高质量的食品安全课程，每年培养了约 1 000 名合格的学员。明尼苏达大学推广部门的团队还以他们先进的在线食品安全课程而受到赞誉，每年有平均 350 名食品经理（CFM）通过这一课程获得了认证的资格。2014 年，明尼苏达州有 6 406 名CFM 更新了他们的证书，其中 378 人或 6% 的人选择了推广部门的在线更新课程来满足培训要求。

　　为了审查对明尼苏达州食品规范的拟议修改，卫生部和农业部成立了一个由政府、社区和行业代表组成的咨询委员会（明尼苏达州卫生部）。该委员会于 2011 年 1 月 25 日投票通过了美国食品药品监督管理局（FDA）2009 年食品规范建议模型（FDA，2009；明尼苏达州卫生部，2011），其中包括要求餐饮行业员工接受食物过敏意识培训。为了执行这一要求，明尼苏达大学推广部门的食品安全教育者在明尼苏达州食品规范规则修订委员会食物过敏小组委员会的支持下，开发了一个针对餐饮服务员工的在线食物过敏培训课程。这个在线课程符合食品安全教育者的主要任务：保持现有的高质量食品安全项目，开发新的计划来支持明尼苏达州的安全食品供应。此外，这个课程也体现了推广部门战略计划中利用技术吸引更多参与者的目标。

S. Driessen, K. Brandt

Extension, University of Minnesota, St. Paul, MN 55108, USA

e-mail: driessen@umn.edu; brand030@umn.edu

© Springer International Publishing AG 2018

T.-J. Fu et al. (eds.), *Food Allergens*, Food Microbiology and Food Safety, DOI 10.1007/978-3-319-66586-3_12

食品服务员工的食品过敏培训课程是一门由明尼苏达大学推广部门的食品安全教育者开发的在线课程，旨在教授餐饮服务员工如何安全地为食品过敏人群提供食物。该课程是一门自主学习的课程，通过明尼苏达大学的 Moodle 平台提供 60 min 的互动教学。个人或雇主可以通过大学的继续教育注册系统随时注册该课程，注册费为 25 美元，可在线支付。注册后，学习者有 3 个月的时间完成课程。

该课程的目的是提高食品服务场所对食品过敏的认识和预防，从而降低食物过敏反应的风险。该课程是为了符合明尼苏达州食品法规修订委员会对食品处理人员进行过敏意识培训的要求而开发的。该课程基于最新的研究、法规和最佳实践，采用以学习者为中心的互动方式，帮助学习者掌握相关的知识和技能。该课程内容的设计旨在使参与者能够做到以下几点：

- 解释食物不耐受和食物过敏之间的区别；
- 理解食品过敏的严重性，并认识到主要食品过敏原；
- 描述它们在预防食物过敏反应中的作用；
- 解释与食品过敏相关的不安全食品处理实践的后果；
- 分析导致在美国引起 90% 食物过敏反应的 8 种食物的菜单项；
- 识别食物过敏反应的常见症状；
- 区分交叉接触和交叉污染控制措施；
- 实行安全的食品处理方法，防止食物过敏反应；
- 描述应对食品过敏事件的适当反应。

本章将介绍餐饮服务员食物过敏培训课程，展示推广部在外展和教育方面的作用。该课程是为餐饮业设计的现成培训工具，课程内容和授课以成人学习理论为基础，并结合健康教育行为改变理论的关键原则。Hodell（2000，2011）的教学设计过程被用来开发一个分析 – 目标驱动的课程，旨在提供以学习者为中心的最佳体验。该课程采用了引人注目的图形、因果关系故事、视频、多个交互式活动和旁述内容等多种方式，以迎合餐饮服务员的不同学习风格。

本章首先回顾了文献，了解支持教学设计方法的背景。文献发现解释了餐饮服务员如何学习和描述，以及他们对食物过敏原的了解不足。然后，简要概述了所采用的教育方法，该方法应用了成人学习原则来建立对在线课程设计过程的理解。最后，总结了该课程的价值和影响，展示了学习者的知识收获和行为变化。

12.2 文献综述

本项目首先通过文献综述，分析了食物过敏原知识和食品处理方法的现状和不足。此外，本项目还调查了餐饮服务员的学习方式和需求，以便制定适合目标群体的有效教育方案。基于研究结果，本项目设计了一套课程，并在后续章节中进行了详细介绍。

12.2.1　文献综述发现：餐饮员工的知识和培训不足

根据 Bailey 等（2011）在 Jaffe 食品过敏研究所进行的研究，零售食品行业的经理和员工对食品过敏原的认识不足，这可能会危及食客的健康。该研究对 12 名经理和 74 名员工进行了问卷调查，结果显示：

- 25% 的人认为"出现过敏反应的人应该喝水稀释过敏原"；
- 23% 的人说"摄入少量过敏原是安全的"；
- 21% 的人认为"从成品餐中去除过敏原会使其变得安全"。

Jaffe 的研究以及另一项由 Ajala 等（2010）进行的研究表明，餐饮业的员工对食物过敏原的了解不足，而且存在很多误区。

除了知识方面的不足，培训方面也存在缺陷。在明尼苏达州，有资格认证的食品经理（CFM）和负责人（PIC）有责任向员工提供食品安全方面的培训（明尼苏达州卫生部，2014）。然而，在有些情况下，CFM 和 PIC 可能没有培训他人的能力或者兴趣。因此，他们没有提供必要的培训。为了了解外部培训提供者的需求，明尼苏达大学推广部的食品安全教育专家在 2010 年秋季对 73 名 CFM 进行了一项调查，询问了他们关于员工培训的实践和偏好。这项调查（Brandt 和 Driessen，2010）虽然不是针对食物过敏原培训的，但是证实了餐饮业员工对在线食品安全培训计划的需求和兴趣。

- CFM 认为他们在培训员工的政策、程序和食品处理方法以预防食源性疾病方面做得"还可以"（22%，$n=16$）到"一般"（34%，$n=25$）。
- 34%（$n=25$）的人"绝对会使用"在线课程培训员工。
- 21%（$n=15$）的人喜欢有一个统一的提供者（推广部）提供课程。
- 23%（$n=17$）之前没有参加推广部的在线更新课程，因为他们不知道这个课程，但是现在计划在未来参加它，这说明这些课程的营销对它们的成功非常关键。

12.2.2　文献综述发现：食品服务员工的学习偏好

本文还对文献进行了回顾，以更好地了解食品服务员工的学习方式。Beegle（2004）认为，大多数食品服务员工属于口头文化的学习者，他们需要有令人信服的信息才能坚持执行食品安全实践。这些信息可以涉及预防食源性疾病或食物过敏反应事件的重要性。Beegle 建议通过使用故事和富有生动例子的谚语来向口头文化学习者传达食品安全概念，以使员工"感受"到某一行为的影响。他们需要了解食品安全操作"为什么"和"如何"与他们准备、服务和销售的食品相关，这可能会挑战他们以前的经验和看法。Tart（2012）描述了书面文化学习者与口头文化学习者之间的差异。书面文化学习者寻求书面信息，注重细节和事实（Tart，2012）。大多数监管者和教育者都是书面文化学习者。Tart 还指出，大多数食品安全教育材料和教学方法都是由书面文化学习者开发并为书面文化学习者开发的。口头文化学习者常常误解或忽视书面信息。美国食品药品监督管理局的口头文化学习者项目（Tart 和 Pittman，2010）的研究测试了教育材料，如故事板、因果关系海报、视频和演示等，认为这些方式是与食品员工有效沟通的工具。

食品安全的规则和法规是经过严格制定的，但并不是所有人都能够理解它们。这可能与不同的学习风格有关，即人们如何接收和处理影响他们的理解和动机的信息。对于那些习惯于阅读和写作的学习者，详细的书面食品安全规则和法规是有帮助的，例如监管机构和食品安全教育工作者。但对于那些更倾向于口头交流的学习者，这些规则和法规可能并不适合，例如大多数餐饮服务员工。口头交流的学习者更信任并依赖于他们认识的人提供的信息。他们需要与信息建立个人联系，以了解自己的行为可能带来的正面或负面的影响。这种个人联系可以增强员工对食品安全和保护公共健康的责任感。

12.2.3 文献综述发现：食品服务员工的自我效能和文化背景

在开发教育材料之前，教育工作者和课程开发人员不仅要了解目标受众的首选学习风格，还要考虑和了解组织文化和目标受众的基本健康和文化信仰，这是一个重要的维度（Powell 等，2011；Stuart 和 Achterberg，1997）。

学习食品安全规则和法规的知识是必要的，但并不全面。实践食品安全行为可以有效地预防食源性疾病暴发和食物过敏反应。Schafer 等（1993）的研究利用健康信念模型来分析食品安全行为的影响因素。他们发现，认识到食源性疾病的危害只是促进安全食品处理行为的一种方法。食品员工还需要具备自我效能感（相信自己能够完成某项任务）和自我责任感（相信自己作为个体能够在食品安全方面做出贡献），在这个案例中，就是预防食物过敏反应。

文化差异不仅会影响与健康有关的信仰，也会影响与健康有关的行为（Kreuter 等，2003）。例如，苗族的传统信仰认为疾病是灵魂或精神失衡的结果（Cha，2003；Pinson-Perez 等，2005）。因此，预防疾病可能是他们采取良好的食品安全行为的主要动机，而不是其他因素，如避免餐厅的财务或法律风险。文化背景也会直接影响人们对食品安全等健康促进项目的态度和接受度（Kreuter 等，2003）。为了改变认知和提高依从性，培训技巧可能需要根据文化信仰进行适当的调整。

12.3 食品服务员工食品过敏原培训课程概述

文献综述表明，食品服务员在食物过敏的知识和食品处理的实践上存在不足。文献综述还指出，组织文化和员工的自我赋权会影响食品安全的行为。这些发现，以及缺乏适合明尼苏达州食品服务员食品过敏培训要求的现成培训计划，促使推广教育家开发了一门基于网络的、以学习者为中心的食品服务员食品过敏培训课程，以弥补这些空白。

该课程针对食品服务员，旨在向食品工作者、食品经理以及监管和培训专业人员传授食品过敏的相关知识。该课程适用于在各种食品设施中工作的广大受众，包括餐馆、餐饮企业、学校食品服务、托儿所、社区中心、教堂、医院、保健设施、食品救济站、杂货店、食品市场、合作社、面包店、便利店以及其他向公众提供或销售食品的实体。课程的关键模块（包括认识食品过敏原、管理食品过敏原以及应对过敏反应紧急情况）

涵盖了各种食品服务的角色，包括负责人、前台和后台工作人员。服务员、厨师和经理应该完成整个课程，以了解他们在处理食品过敏请求中各自的重要作用。

　　该课程是针对那些对食品过敏知识不够了解或完全不了解的人的基础培训，也可以作为"巩固／复习课程"，为所有食品工作人员和经理提供食品过敏信息的统一标准。该课程还可以帮助明尼苏达州认证的食品经理满足继续教育的要求。此外，该课程也为新入职的食品和卫生检查员提供专业发展培训的机会，并为注册卫生员和食品安全培训师提供继续教育。

　　根据之前的讨论，研究显示大部分食品员工属于口头文化学习者（Beegle，2004；Tart 和 Pittman，2010）。口头文化学习者需要有说服力的信息来理解遵守正确的食品安全实践的重要性。因此，本课程采用了一种创新的叙事方式，并在整个课程中使用，以吸引这类学习者（图 12.1）。

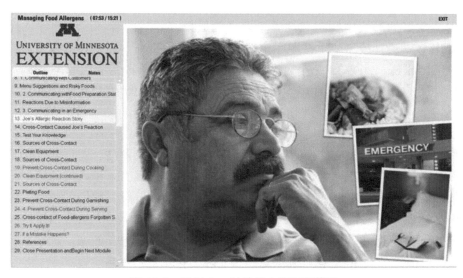

图 12.1　关于 Joe 过敏反应的课程截图

　　本课程讲述了 Joe 的食物过敏经历。Joe 对花生、牛奶和虾都有过敏反应。他因为工作原因经常出差，所以经常在外面吃饭。他希望各种餐饮服务提供商能够提供安全的食物，避免引发过敏。本课程用 Joe 的故事来说明食物过敏在餐饮服务中的风险（例如，当 Joe 触碰到一份有牛奶残留的餐具时）。他的亲身叙述能够让学习者感受到食物过敏者的困境，并了解过敏反应的严重性。本课程还跟踪了 Joe 的故事，展示了他在一次餐饮业从业人员的失误后被送往医院的情景。本课程通过这个案例（由于使用了同一把勺子，导致一道菜品发生了过敏原交叉污染）介绍了交叉污染的概念。本课程还介绍了应对食物过敏反应的最佳实践，包括立即呼叫急救、让发生反应的顾客保持就座，并与所有员工一起调查过敏的原因，以便改进餐饮服务的质量。

12.4 教学课程的设计与开发过程

教学设计是一种创造性的实践，它旨在提供"有效、高效和有吸引力的教学经验，以促进知识和技能的习得"（Hodell，2000）。这一过程通常涉及识别学习者的需求、明确教学的目标，并制定"干预策略"来帮助学习者实现这些目标。

为了指导教学产品的开发，已经有许多教学设计模型被提出。ADDIE 是一个流行的教学设计模型，它是一个五阶段课程设计过程的首字母缩写，为设计者和教师提供了一个结构化而灵活的框架，从而开发以目标为导向的课程，并最终提供以学习者为本的优质体验（Hodell，2000，2011；Peterson，2003；Molenda，2003）。本文选择 ADDIE 来开发"食品过敏培训课程"，因为它能够为设计者和内容专家提供架构和焦点，使其在一个用户友好的形式中制定和调整学习者的成果，并与内容、活动和评估过程相一致。ADDIE 教学设计模型要求按顺序执行五个阶段——分析、设计、开发、实施和评估（Ozdilek 和 Robeck，2009），每个阶段的学习都为下一个阶段的学习打下基础。在每个阶段进行设计，对于创建一个以学习者为中心的课程，避免学生遇到困难和挫折是非常重要的。

食品服务员工的食品过敏培训课程是基于协作式成人学习模型（Stacey 2007）设计的。这种模型要求学习者对自己的技能进行自我监控和自我评估。课程的开始是一个简短的预测试，检测学习者对食品过敏安全现有知识的掌握程度。预测试的结果只在这时显示给学习者；课程结束时，会进行相同的测试，让学习者看到他们的进步。协作式成人学习模型适合不同的目标受众，因为课程中使用的程序化学习方法可以适应各种学习风格和餐饮服务经验水平。课程还包括一些与工作相关的任务（例如，识别有特定食物过敏的顾客可以点的菜单项），以确保培训与实际工作场景相联系。

过敏培训课程是由教育工作者在一个为期 10 个月的大学专业发展研讨会"主要在线学习"中编写、设计和开发的，该研讨会由远程教育和技术办公室资助。项目团队由食品安全教育者作为主题专家，食品安全团队领导作为项目经理，一名信息技术顾问，一名专业的电子学习教学设计师和程序员，以及一个咨询委员会组成。

下面介绍了设计和开发面向食品服务员工的食品过敏原培训课程的各个阶段以及相应的例子。

12.4.1 分析

内容开发的第一阶段是分析并收集有关目标受众的信息，确定项目的总体目标，并概述"大局"内容。

为了实现这一目标，成立了一个课程咨询委员会，其中包括外部顾问，他们对文献综述中的信息进行分析（在 12.2 节中讨论），评估目标受众，并确定项目的具体目标（列在 12.1 节中）。

目标受众是食品服务行业的各个岗位的从业人员（经理、服务员和厨师），他们在餐厅、学校、日托中心、医疗机构和便利店等所有零售食品服务设施工作。食品过敏原培训课程旨在提高食品服务环境下的安全食品处理实践，从而减少食物过敏反应。该课程需要以在线方式提供当前研究、法规和最佳实践，以学习者为中心。该课程的设计要求所有目标受众成员完成整个课程，以强调每个人在应对食品过敏原请求中的重要作用。

考虑到目标受众的特点，一个小时的在线课程被认为是一种方便、高效和经济实惠的培训方法。美国劳工部劳工统计局（BLS）报告称，食品服务行业的员工流失率超过50%（NRA，2015）。这种高流动率表明需要持续的易于访问和负担得起的培训。

正如 Lee 和 Kwon（2011）所讨论的，在线课程对食品服务业有许多好处：

- 对于食品服务企业来说具有成本效益；Bell Canada 通过改用在线培训而不是课堂培训，为每个参与者节省了 632 美元；
- 提供一致和统一的信息；
- 在线课程比书面课程更容易更新和保持最新状态；
- 自主确定学习进度；
- 全天候可用（1 天 24 h/ 每周 7 天）。

12.4.2　设计

内容开发的第二阶段是设计。在这个阶段，开发人员根据分析阶段收集的信息制定了课程大纲。他们选择了符合目标受众需求的教育理论和教学设计模型。项目团队开始"深入挖掘"，详细规划课程内容。他们确定了课程的顺序和流程，将整个项目分解为可执行的任务。

在设计阶段，学习模块的顺序如下：

- 模块 1：介绍——概述课程内容和结构。
- 模块 2：了解食物过敏原——提供有关食物过敏的背景知识，与过敏有关的食物以及过敏反应的症状。
- 模块 3：管理食物过敏原——解决如何响应餐食要求以及如何安全地准备和服务食物以预防反应。
- 模块 4：应急响应食物过敏反应——处理过敏反应发生时的响应措施。
- 模块 5：总结——提供后测、资源、评估和完成证书。

教育工作者在确定学习模块的顺序后，就要制定模块的学习目标。确定目标的关键问题是："课程结束后，学习者能够掌握哪些新的能力？"学习目标要与课程层面的总体目标相协调，从学生的视角出发，明确可评估的成果。食品服务员食物过敏培训课程设定了 9 个学习目标，如本章开头的项目符号列表所示。

明确了学习目标后，下一步是设计帮助学习者达成目标的策略，并确定评估方法以检验目标是否达成（图 12.2）。这是一个重要的过程，需要仔细考虑目标、内容、活动和评估之间的一致性。如果目标与内容、材料、资源和学习活动相匹配，学生就能够顺利完成评估任务。

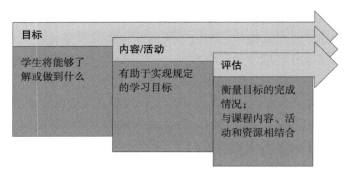

图 12.2　从目标开始的倒向设计过程

采用向后设计法（Wiggins 和 McTighe，2005）可以保证最终产品符合目标。对于食物过敏课程，教育工作者从期望的结果出发，逆向设计其他课程元素，如内容、活动等。例如，课程的一个期望结果是参与者能够识别食物过敏反应的常见症状。

本模块制定了有助于实现这一结果的内容。在前几个模块中，我们向参与者介绍了食物过敏反应的症状，从皮疹、呼吸困难到死亡不等。然后，我们更详细地说明了可能发生的各种症状。最后，我们播放了一段视频，让 Joe 用自己的话描述了食物过敏反应的感受。此外，我们还设计了一个简短的测验，以检验参与者对食物过敏反应症状的知识掌握情况。

在了解食物过敏原的模块中，另一个期望的学习效果是，参与者能够识别导致美国 90% 食物过敏反应的"八大类"食物。为了传递这一内容，我们制作了一个叙述性的演示文稿，回顾了"八大类"食物过敏原。为了帮助参与者记住这些信息，我们设计了一些记忆增强器。评估工具是一个菜单活动，要求参与者根据所学的内容和活动，判断哪些食物对 Joe 来说是安全的。无论答案正确与否，都会给出相应的反馈。最后，我们安排了一个工作任务，让参与者运用和巩固阅读标签以识别"八大类"食物过敏原的技能。这个内容对目标的例子如图 12.3 所示。

对齐示例

学习者目标	内容、活动以实现目标	评估
识别导致90%食物过敏反应的"八大"食物过敏原	• 通过叙述式演示提供内容 • 记忆增强活动以记住"八大"	• 学习者需要输入"八大"食物过敏原 • 菜单活动：乔能吃什么？ • 工作场所作业：阅读标签以了解"八大"食物过敏原

图 12.3　内容与目标一致

在课程开发的设计阶段，我们编写了一份详细的设计文档，概述了 3 个项目阶段的活动：

- 第一阶段：概念提案。概述了背景和环境，明确了项目目的和目标，目标受众，确定了可能和非常初步的学习结果，并包括项目可交付成果的一般描述。
- 第二阶段：一般项目规划。概述目标和二级市场，提供了有关项目可交付成果和可用和需要的技术的具体细节，描述了开发课程所需的人员和支持，讨论了利益相关者和合作伙伴、知识产权、资金和市场营销。
- 第三阶段：教学设计计划。确定了设计和开发过程，探讨了项目人员配置、项目里程碑和时间表，规划了项目管理、项目评估和质量保证活动，开发了实施和维护计划，并规划了预算和其他所需资源。

设计过程受益于制订了详细的时间表，该时间表明确了每个任务的负责人和截止日期。团队成员被要求严格遵守时间表，并安排专门的时间来完成项目。时间表涵盖了从脚本到编辑、编程、审阅以及最终产品的所有阶段。标出团队成员不可用的日期有助于制订合理的计划安排。

在这个阶段结束时，最终课程内容的大纲如下：

（1）培训计划介绍、材料、免责声明。

（2）了解食物过敏原。

（a）什么是食物过敏？

（b）了解食物过敏和食物不耐受之间的区别。

（c）识别最常见的过敏性食物。

（d）识别菜单上提供的前 8 种食物过敏原和 / 或成分。

（e）阅读标签，了解食物过敏原和隐藏成分。

（f）识别过敏反应的症状。

（g）了解食物引起的过敏性休克的原因。

（3）食物过敏原响应。

（a）食品服务机构的政策、程序和响应计划。

（b）与顾客和食品准备人员建立明确的沟通。

（c）通过交叉接触避免隐藏的食物过敏原。

（d）解释交叉污染和交叉接触控制措施之间的区别。

（e）了解通过共用餐具、设备、烹饪、装饰和服务产生交叉接触的来源。

（f）识别被遗忘的交叉接触来源。

（g）在烹饪、装饰和服务期间采取防止交叉接触的措施。

（h）发生错误时采取纠正措施。

（4）对食物过敏反应的紧急响应。

（a）食品服务机构的政策和程序。

（b）适当的紧急响应步骤。

（5）总结。

（a）乳糜泻和无麸质饮食。

（b）食物过敏原响应：一个机会。

（c）总结。

（d）在线资源。

（e）结业证书。

（f）评估。

（g）参考资料。

（h）推荐我们的网站，关注我们的 Twitter。

12.4.3 开发

在第三阶段，课程的发展受到了设计的指导。团队明确了生产产品的具体要求和细节。在这个阶段，课程创建涉及团队会议、确定内容、编写和修改脚本、设计学习和评估活动，以确保课程以学习者为中心。

在这个阶段，最终的脚本和活动被转化为故事板。故事板是一个展示在线课程中每个"屏幕"内容的工具。它包含了脚本、活动和评估的信息，并说明屏幕上将显示什么。它也是一个促进团队成员和程序员之间沟通的工具。此外，故事板是一个检查和平衡的机制，可以保证内容、活动和评估的一致性，以达到学习者的目标。

在制作故事板时，我们可以利用这个过程来加强或补充我们想要传达的信息。例如，在一个培训模块中，我们展示了一个视频，讲述了 Joe 在一家中国餐厅发生的食物过敏事件。这个故事不仅展示了 Joe 的经历和感受，还向学员介绍了餐厅为食物过敏客人提供安全服务的一些方法。比如，Joe 要求他的炒菜在单独的炒锅里烹制。Joe 还提到，餐厅经理在他注射肾上腺素后立即拨打了 911。这些都是餐厅应该遵循的"最佳实践"，即使它们没有在培训课程中明确列出。

Joe 的故事还涉及他的儿子 Mike，他现在在一家咖啡馆做预制厨师。Joe 说 Mike 从不随意回答顾客对菜单中成分的问题；他总是向负责人或厨师询问。通过讲故事的方式，我们可以从不同的角度探讨食物过敏的问题。

除了视频、音频或 Joe 的故事之外，课程中还介绍了其他一些预防交叉污染的最佳实践，例如：

- 在为食物过敏客人准备或提供食物之前，要确保所有的表面、容器和设备都已经彻底清洁（或者使用专门的设备）。
- 仔细阅读食材的标签，以确认是否含有潜在的过敏原。
- 在烹饪过程中，使用新鲜、未经污染的油、水、汤或其他液体。
- 将不含过敏原的食物和装饰物与其他食物分开存放，并避免交叉接触。
- 为食物过敏客人提供的装饰物不应从公共区域取用，而应使用洁净的手、手套或工具来操作。
- 在搅拌或摆盘食品时，要小心避免溢出或溅出，以防造成交叉污染。

- 在送餐之前，请务必洗手，并将食物放在一个单独、干净的托盘上或亲手交给客人。
- 在送餐时，请与客人确认订单的内容，以免与其他客人的订单弄混。
- 将外卖订单放在独立的袋子里，并防止与其他订单发生接触或混淆。
- 如果订单出现错误，请不要试图去除过敏原成分，而是重新制作一个新的订单，即使错误只是一个小的装饰物。

图 12.4 展示了一个例子，评估学习者如何运用所学知识，让他们从菜单中选择 Joe 可以吃的食物。

点击每个菜品将提供任何可能使其对食物过敏者不安全的成分的解释。这个练习使一些隐藏的过敏原的危险性得到了凸显。例如，炸薯条可能是在也用于炸虾的油炸锅中烹制的，或者布朗尼中可能含有坚果。黄油可能存在于米饭或与烤鸡胸肉一起食用的蒸西兰花中。

食品服务员工的食物过敏原培训课程使用了 Articulate 软件程序——Engage、Quizmaker 和 Presenter——来创建模块，并将录音、视频、测验和互动活动打包成自动化格式。这个软件有助于创建一个引人入胜的学习者评估活动。

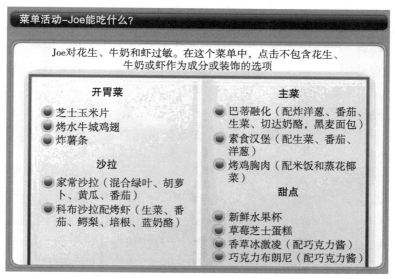

图 12.4　菜单活动截图

12.4.4　实施

使用 ADDIE 方法创建培训项目的第四阶段是实施。这个阶段包括可用性和试点测试（根据需要进行调整），完成课程的所有方面，建立营销策略，最后推出课程。

可用性和试点测试由六名咨询委员会成员和食品安全教育者进行。评审人员评估课程导航、课程内容和课程设计。他们在开始课程之前收到了明确的指示，跟踪完成课程所需的时间。在推出课程之前，建议和意见会被纳入到最终产品中。

实施计划的一部分是营销。主要的营销渠道是推广部门的食品安全网站（明尼苏达大学推广部，2016）。潜在客户可以在网站上了解课程、观看推广视频并在网上报名参加课程（http://www.extension.umn.edu/food/food-safety/courses/online/food-allergen-training/）。

继续采用多种方法来接触目标受众，包括推广部门的食品服务培训手册（向16 000多名CFMs和监管机构发布），通过电子邮件联系以前的学生，明尼苏达州环境卫生协会的通信和会议，以监管伙伴（明尼苏达州卫生部、明尼苏达州农业部等）为重点的会议，社交媒体（http://twitter.com/umnfoodsafety）和推广视频（https://www.youtube.com/watch?v=HSoFvKFOrm0）。

12.4.5　教育

课程的最后一步是评估课程的效果，看看是否达到了预期的目标。这一步可以提供证据支持课程的成功，或者指出需要改进的地方。

课程设计了3种方式来评估学习效果：

（1）通过正式的测试来检验用户的知识水平（前测和后测），以证明他们完成了课程。

课程有一个前测和一个后测。这两个测试都有相同的5个问题（但只有用户可以看到前测的答案），这样可以让用户对比他们在课程前后的知识差异。重复相同的问题也有助于巩固学习内容。要获得课程证书，用户必须在后测中得到至少80%的正确率。这些测试不仅可以评估用户是否成功地完成了课程，还可以提供一些客观的数据，反映课程是否有效地传达了所需的内容。测试涉及的问题包括：

- 食物过敏和食物不耐受是一回事吗（是或否）。
- 用同一双手套接触花生酱饼干和糖饼干会引起对花生过敏的人出现过敏症状吗（是或否）。

（2）课程的量化用户反馈（在线）。

在完成食品服务员工的食品过敏培训课程后，参与者需要填写一份在线课程反馈表。这份反馈表使用了生活技能评估系统（Washington State University Extension，http://ext.wsu.edu/ LifeskillsNew/），该系统可以评估学习者在决策能力、资源利用、动机和自我责任等方面的水平，以预防食物过敏事件的发生。生活技能评估系统是一个经过验证的评估工具，适用于成人课程（Life skill evaluation system，2011）。评估问题旨在衡量学习者在参加课程后在特定知识和技能方面的提升。该工具采用了回顾性的课前/课后问题集的设计。Bailey和Deen（2002）指出，这种回顾性的课前/课后设计可以减少自我报告相关的偏差，避免了课前和课后的编码，并且易于实施。

该课程的另一个目标是改变食品服务工作者对食品过敏管理的态度。根据推广教育工作者的经验和文献的发现，食品服务工作者往往没有重视食品过敏管理，并认为预防过敏反应是顾客的责任。

根据课程反馈问题，学习者在学习前后评价了自己对食物过敏严重性的态度。结果显示，96%（n=101）的参与者在完成该课程后对食物过敏的严重性有了更深的认识

（图 12.5）。这与 Choi 和 Rajagopal（2013）的研究结果一致，他们发现培训能够提高与食物过敏严重性相关的积极态度，并促进安全处理实践的转化。

课程后的评估还反映了课程参与者（*n*=106）在其他方面的知识和行为变化，例如：

- 预防食物过敏反应的安全食品处理实践的自我效能：在课程开始前，只有 24% 的人认为自己能够做出安全的食品处理决策，而在课程结束后，这一比例提高到了 95%。
- 能够列出导致美国 90% 食物过敏反应的 8 种食物：在课程开始前，有 48% 的人回答"不知道"或"知道很少"，而在完成课程后，有 94% 的人能够正确地列出这些食物。
- 处理食物过敏紧急情况的信心：在课程开始前，有 40% 的人回答"不自信"或"很不自信"，而在完成课程后，"自信"水平达到了 94%。
- 在影响和行为变化方面，有 87% 的参与者表示他们会改变在食品服务机构中的食品处理方式，以预防食物过敏反应。

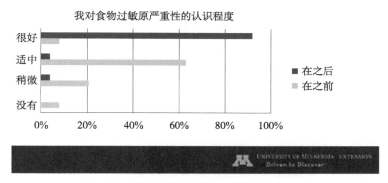

图 12.5　课程对食物过敏严重性认识的影响

（3）定性的 3 个月课程后评估（电话访谈）。

本研究是一项 3 个月后的课程评估，旨在评估食品服务员工参加食物过敏培训课程后的知识保留、行为变化和系统变化。根据评估技术的文献综述和与评估专家的咨询，确定了一种定性的问卷调查方法，即深入访谈，作为 3 个月后的课程跟进评估的最佳工具。深入访谈是一种严谨的方法，它只需要少量的受访者（5～30 人），但可以通过开放式问题收集更多的信息（Dworkin，2012），以深入探索参与者的经验并发现代表性的主题。本研究采用配额选择抽样方法，从完成课程的人员中选择了 24 名受访者。通过电子邮件邀请了 8 名受访者（其中 5 名是 CFM）以"选择加入"或"选择退出"的方式参与本研究。

本研究试图回答以下问题：①课程是否促进了工作场所的知识转移，以预防食物过敏反应？②课程是否促进了工作场所的技能转移，以预防食物过敏反应？③课程是否导致了食品服务机构的政策或组织变化？

问题包括以下示例：

- 像这样的在线课程是否能有效地传授员工食品安全知识？
- 完成此课程后，您是否发现与食物过敏原相关的食品处理方式有所提高？
- 课程是否促进了您的食品机构在政策或组织方面的变革？

所有 CFM 的受访者都认为在线课程是一种传授员工食品安全知识的好方法。完成课程后，60% 的参与者在其工作场所采取了预防食品过敏反应的措施。例如，他们设立了专门制作花生酱三明治的区域。研究结果（Brandt 和 Driessen，2013）还表明，80%的受访者打算分享或将食品过敏培训纳入其食品安全培训计划中。然而，仍有 40% 的人认为食品过敏原在他们的食品服务运营中不是一个重要问题，这突显了所有餐饮服务机构都需要持续进行食物过敏原培训的必要性。当食物过敏原培训没有融入食品安全文化时，这是一个特别的挑战，因为随时可能有对某些食物过敏的顾客光临餐饮服务机构。

12.5　在线课程开发需要考虑的其他提示和建议

设计和开发一个有效的以学习者为中心的在线课程需要仔细的规划、时间和资源。以下是一些有关在线课程设计的建议：

- 设计和实施有效的以学习者为中心的课程，需要时间、资源和所有利益相关者的承诺。协作可以提高课程的质量和效果。
- 建立一个由食品服务业、监管部门和推广部门代表组成的咨询委员会，以指导课程内容的制定、提供课程开发过程中的反馈，并进行试点测试。
- 食品服务员工的食品过敏培训课程通过了质量问题（Quality Matters，QM）的第三方学术评审，QM 是目前以学习者为中心的在线教育质量保证的"黄金标准"，并已被认证为符合质量问题评估标准。在整个开发和评审过程中，使用这些评估标准（https://www.qualitymatters.org/rubric，马里兰大学）来评估所有的课程内容，可以帮助展示课程的质量和价值（Quality Matters Rubric，2015）。
- 花时间完成一份教学设计文档。这是您的课程蓝图。它应该包括您的目标、目标受众、课程概述、课程和模块目标、课程大纲、实施计划、评估计划、人员配备计划和项目营销计划。这是一个动态的文件，因为它会随着项目的进展而变化和更新。在开始开发之前，您应该有一个清晰的想法，您希望课程看起来是什么样子的，这样您就可以与程序员、课程设计师、支撑人员和其他人一起讨论什么是可行和不可行的。例如，推广部门的课程开发团队最初想要创建自己的视频片段，但后来发现由于人员配置、预算和时间限制，这是不可行的。
- 对开发一门完整的课程所需的时间要有合理的预期。开发针对食品服务员工的食品过敏培训课程花了 10 个月的时间。要投入足够的时间来确保培训质量和效果。
- 评估每个团队成员的优势、技能、喜好和厌恶，以确定角色和任务分配。如果团队成员能够发挥自己的优势，那么完成产品和过程将更加顺利和成功。

- 沟通非常重要！进度计划可能会出现变化。要有一个应急计划，寻求帮助，调整策略，并及时通知所有人变化情况。
- 指定一个愿意担任项目经理或者外包这个角色给专业人士。有一个负责人来维护项目进度和时间表是至关重要的。在试点测试和可用性测试后，要留出时间来修改和更新课程。
- 与您所在州或县的合作推广部门联系。推广部门将大学研究转化为有效教育计划，并提供给社区。这是一个双向过程——推广部门依赖于强大的伙伴关系和网络。正如我们的项目所获得的成果和影响力，成功的推广工作通过教育展示了其价值。

参考文献

Ajala, A.R., A.G. Cruz, J.A. Faria, et al., 2010. Food allergens: Knowledge and practices of food handlers in restaurants. *Food Control.* 21: 1318–1321.

Bailey, S., R. Albardiaz, A.J. Frew, et al., 2011. Restaurant staff's knowledge of anaphy-laxis and dietary care of people with allergies. *Clinical and Experimental Allergy.* 41: 713–717.

Bailey, S.J., and M.Y. Deen. 2002. Development of a web-based evaluation system: A tool for measuring life skills in youth and family programs. *Family Relations.* 51: 138–147.

Beegle, D. 2004. Oregon environmental health specialist network communication study, Oregon Department of Human Services. Available at: https://public.health.oregon.gov/HealthyEnvironments/FoodSafety/Documents/ehsnet.pdf. Accessed 4 June 2017.

Brandt, K., and S. Driessen. 2013. Food allergen training for food service employees evaluation study. Retrieved from the University of Minnesota Digital Conservancy. Available at: http://purl.umn.edu/160486. Accessed 4 June 2017.

Brandt. 2010. Employee and online training survey: What do the results mean? Implications for marketing and program planning. Unpublished report. Department of Extension. University of Minnesota, St. Paul, MN.

Cha, D. 2003. The Hmong 'Dab Pog Couple' story and its significance in arriving at an understanding of Hmong ritual. *Hmong Studies Journal.* 4: 1.

Choi, J.H., and L. Rajagopal. 2013. Food allergy knowledge, attitudes, practices, and training of foodservice workers at a university foodservice operation in the Midwestern United States. *Food Control.* 31: 474–481.

Dworkin, S.L. 2012. Sample size policy for qualitative studies using in-depth interviews. *Archives of Sexual Behavior* 41: 1319–1320.

FDA (Food and Drug Administration). 2009. Food Code 2009. Available at: http://www.fda.gov/Food/GuidanceRegulation/RetailFoodProtection/FoodCode/ucm2019396.htm. Accessed 17 June 2016.

Hodell, C. 2000. *ISD from the ground up: A no-nonsense approach to instructional design.* Alexandria, VA: Association of Talent Development (formerly known as American Society for Training and Development).

Hodell. 2011. *ISD from the ground up.* Alexandria, VA: American Society for Training and Development Press.

Kreuter, M.W., S.N. Lukwago, D.C. Bucholtz, et al., 2003. Achieving cultural appropriateness in health promotion programs: Targeted and tailored approaches. *Health Education and Behavior.* 30: 133–146.

Lee, Y. M., and J. Kwon. 2011. The effectiveness of web-based food allergy training among restaurant managers. Available at: http://scholarworks.umass.edu/cgi/viewcontent.cgi?article=1236&context=gradconf_hospitality. Accessed 4 June 2017.

Life skill evaluation system. 2011. Life skill evaluation system. Washington State University. Available at: http://ext.wsu.edu/LifeskillsNew/. Accessed 4 June 2017.

Minnesota Department of Health. n.d.. Minnesota Food Code Rule Revision Advisory Committee. Available at: http://www.health.state.mn.us/divs/eh/food/code/2009revision/committees/. Accessed 17 June 2016.

Minnesota Department of Health. n.d.. 2011.MinnesotaFoodCodeRuleRevisionAdvisoryCommitteemeetingminutes.01/25/2011. Available at: http://www.health.state.mn.us/divs/eh/food/code/2009revision/11_0125mtg/min– utes.pdf. Accessed 21 June 2016.

Minnesota Department of Health. n.d.. 2014. Minnesota Certified Food Manager (CFM). Available at: http://www.anfponline. org/docs/default-source/legacy-docs/mn/documents/mn-certified-food-manager-fact-sheet. pdf?sfvrsn=0. Accessed 17 June 2016.

Molenda, M. 2003. In search of the elusive ADDIE model. *Performance Improvement.* 42: 34–37.

NRA (National Restaurant Association). 2015. Hospitality employee turnover rose in 2014. In News & Research. Available at: http://www.restaurant.org/News-Research/News/Hospitality-employee-turnover-rose-in-2014. Accessed 4 June 2017.

Ozdilek, Z., and E. Robeck. 2009. Operational priorities of instructional designers analyzed within the steps of the Addie instructional design model. *Procedia-Social and Behavioral Sciences.* 1: 2046–2050.

Peterson, C. 2003. Bringing ADDIE to life: Instructional design at its best. *Journal of Educational Multimedia and Hypermedia.* 12: 227–242.

Pinson-Perez, H., N. Moua, and M.A. Perez. 2005. Understanding satisfaction with Shamanic practices among the Hmong in rural California. *International Electronic Journal of Health Education.* 8: 18–23.

Powell, D.A., C.J. Jacob, and B.J. Chapman. 2011. Enhancing food safety culture to reduce rates of foodborne illness. *Food Control.* 22: 817–822.

Quality Matters Rubric. 2015. Quality Matters Rubric. University of Maryland. Online.

Available at: https://www.qualitymatters.org/continuing-and-professional-education-rubric-program. Accessed 4 March 2017.

Schafer, R.B., E. Schafer, G.L. Bultena, et al., 1993. Food safety: An application of the health belief model. *Journal of Nutrition Education.* 25: 17–24.

Stacey, E. 2007. Collaborative learning in an online environment. *International Journal of E-Learning and Distance Education.* 14: 14–33.

Stuart, T.H., and C. Achterberg. 1997. Education and communication strategies for different groups and settings. *FAO Food and Nutrition Paper*: 71–108.

Tart, A. 2012. Modifying the behavior of food employees. Using educational materials educational materials designed for oral culture learners. Presentation slides. U.S. Food and DrugAdministration. Atlanta, GA. Available at: https://www.fsis.usda.gov/wps/wcm/connect/b96d8482-e3fd-470b-8426-f9facc3fe082/Slides_FSEC_ATart_Oral.pdf?MOD=AJPERES&CACHEID=60451509-cb4b-43f7-8283-b3ba45a531c0. Accessed 4 June 2017.

Tart A., and J. Pittman. 2010. Changing the behavior of food employees using materials designed for oral culture learners. Presentation. AFDO 114th Annual Education Conference, Norfolk, VA.

University of Minnesota Extension. 2016. Food allergen training for food service employees. Available at: http://www1.extension.umn.edu/food-safety/courses/online/food-allergen-training/. Accessed 22 February 2016.

University of Minnesota Extension. 2011. Guidelines for decision-making: Extension strategic plan. Available at: http://www. extension.umn.edu/about/facts/extension-strategic-plan-2011.pdf. Accessed 17 June 2017.

Wiggins, G.P., and J. McTighe. 2005. *Understanding by design.* Alexandria, VA: Association for Supervision and Curriculum Development.

第 13 章
食物过敏原的家庭控制

Binaifer Bedford

13.1 引言

对于美国的许多家庭来说，家庭安全的讨论已经超越了婴幼儿安全和消防安全的议题。鉴于美国食品过敏发生率的日益升高，食物过敏患者及其护理人员就需对食品安全方面进行更多的思考，即严格规避过敏原（Gupta 等，2011）。在家庭环境中，为了尽量减少风险、鼓励健康并确保食物过敏家庭成员的情绪健康，有多种措施可以采取。控制家庭中过敏原的方法通常因过敏体质、家庭情况和个人信仰而异。本章探讨了在为每个家庭量身定制的食物过敏原控制计划时需要考虑的一般因素。

虽然 Bock、Muñoz-Furlong、Xu 等的研究表明，大多数（＞65%）与食物相关的致命过敏性反应发生在家庭外（Bock 等，2001，2007；Muñoz-Furlong 和 Weiss，2009；Xu 等，2014），但每种情况都可以从中学到很多。一些可能导致这些悲剧发生的常见因素包括延迟使用或缺乏可用的肾上腺素自动注射器，伴随的健康状况（如哮喘），食物过敏个体的年龄（主要是青少年和年轻成人），以及所摄入的食物（饼干、糖果、亚洲食品）或过敏原（花生、坚果、牛奶、海鲜）。教育食物过敏患者和照顾他们的人们及时识别反应的迹象／症状，并立即使用肾上腺素自动注射器并拨打911的方法，可以取得良好的效果，尤其是患有哮喘的高危患者。鼓励食物过敏消费者在产品标签上寻找过敏原信息，明确告知他们的食物过敏信息，并了解食品店如何保证餐点的"安全"，可以帮助将不良反应的风险降到最低。另一个需要考虑的因素则要基于产品召回情况了解被认为对过敏个体来说具有高风险的食物。例如，对于对牛奶过敏的消费者及其照顾者来说，应该注意糕点、巧克力／糖果／糖果制品和甜点类食品可能含有未注明的牛奶过敏原，属于高风险食品类别（Gendel 和 Zhu，2013；Gendel 等，2014）。同样，除非特定餐厅有

B. Bedford

Division of Food Processing Science and Technology, U.S. Food and Drug Administration,
Bedford Park, IL, USA
e-mail: binaifer.bedford@fda.hhs.gov

© Springer International Publishing AG 2018

T.-J. Fu et al. (eds.), *Food Allergens*, Food Microbiology and Food Safety, DOI 10.1007/978-3-319-66586-3_13

为过敏性食品客户提供的良好服务记录，否则最好不要去一些民族餐厅（例如泰国、中国和印度餐厅），因为这些餐厅通常在许多菜谱中使用花生和坚果等成分。

了解这些风险因素和注意事项可以帮助制订和加强家庭过敏原控制计划。理想情况下，计划应包括个人/家庭对家庭内过敏原引入程度的理念、产品标签审查、切入点确定、最小化交叉污染情况和应对涉及外卖餐厅食品或聚餐活动的策略。最后，计划应包括为家庭成员/访客/照顾者提供过敏反应症状教育/培训、如何使用肾上腺素自动注射器和执行医疗紧急计划的步骤。

13.2　家庭理念和兄弟姐妹因素

为了有效地控制家庭中的食物过敏原，建议制订一个口头或书面的家庭过敏原控制计划。这样可以提前与家庭成员讨论食物过敏的问题，并确定什么对患者和其他家庭成员最有利。制定一些基本规则，明确哪些过敏原应该引入或避免，以确保家庭环境的舒适度和安全度。在制订计划时，需要考虑以下因素：家庭成员的年龄和成熟程度（包括食物过敏者、兄弟姐妹和同住的亲戚）、需要避免的过敏原的种类和数量（单一或多种）、家庭中其他人的医疗、饮食或营养需求。例如，如果只有一个孩子对一种食品过敏，并且能够采取适当的措施减少意外接触的风险，家庭可能会选择在家中保留过敏原。另外，如果有多个年幼孩子或多种过敏原，家庭可能会决定将过敏原完全排除在家庭环境之外，尤其是如果他们不确定能否有效地限制过敏原在住所内的传播。反之，如果家庭中有多种过敏原，并且从营养角度来看，排除所有过敏原太难太苛刻，他们可能会设计一套允许和控制家庭过敏原的系统。最后，要记住，每个家庭的情况都不同，没有固定的标准或答案来决定如何在家中处理食物过敏原。

定期重新评估过敏原控制计划可以提高食物过敏成员在决策过程中的责任感和参与感。每年与医生或过敏症专家进行咨询时，可以根据患者的最新病情和过敏反应情况，重新评估家庭的过敏原控制策略。此外，如果发生了严重的过敏反应事件，也可能需要改变家庭的观念和行为，增加一些预防和保护措施。归根结底，是否在家中纳入或排除过敏原是个人或家庭的自主决定，这取决于具体的情况和条件，并且通常会随着过去和当前的情况而有所变化。

13.3　标签审查和切入点

13.3.1　对过敏声明的标签审查

无论一个家庭选择将过敏原排除在家庭之外还是控制家庭环境中过敏原的引入，都需要阅读标签。2004 年通过的《食品过敏原标签和消费者保护法案》（FALCPA）于

2006 年生效，要求所有受 FDA 监管的预包装食品在产品标签上明确披露 8 种主要食品过敏原（花生、树坚果、牛奶、鸡蛋、大豆、小麦、鱼类和甲壳类），如果故意添加为食品成分，则使用简明易懂的英语（FDA，2004）。关于 FALCPA、过敏原标签要求和豁免（高度精制油）的细节可以在 FDA 网站和《食品标签指南》（FDA，2013）中深入了解。此外，应注意到，在成分说明中需要清楚地声明具体的树坚果类型（例如核桃、开心果、杏仁或山核桃）、鱼类品种（例如鳟鱼、鳕鱼或鲑鱼）或甲壳类（例如螃蟹、龙虾或虾）。

图 13.1 展示了产品包装上关于过敏原声明的两种可接受版式（FDA，2013）。

消费者应该知道，预防性或建议性标签的使用并不是随意的。自从 2006 年 FALCPA 实施以来，许多包装产品上都出现了"可能含有……""在有……的设施中加工""与……共用设备制造""可能含有微量……"等类似的短语，这些短语增加了产品中过敏原存在的不确定性，也增加了一些消费者的风险行为（Pieretti 等，2009；Crotty 和 Taylor，2010；Ford 等，2010；Hefle 等，2007）。

对于一些消费者来说，带有建议性或预防性标签声明的产品是一个困境，因为它们可能含有足以引发过敏反应的过敏原水平（Gendel 和 Zhu，2013；Pieretti 等，2009；Simons 等，2005）。由于标签声明的使用缺乏统一标准和明确指导，许多食物过敏的消费者倾向于购买成分说明中没有列出过敏原的产品，或者寻找在专业设施中生产的对过敏者友好或不含过敏原的产品。

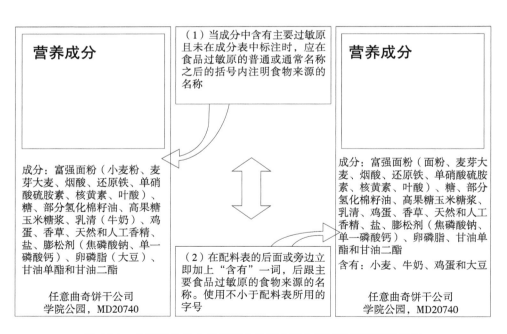

图 13.1　美国出售的食品标签上关于主要食品过敏原声明的举例

[资料来源：FDA 行业指南：食品标签指南（FDA，2013）]

选择避免引入某些特定的过敏原的家庭，通常决定避免购买带有建议性声明的食品，以期打造一个对过敏家庭成员安全的环境。FALCPA 的规定只适用于 FDA 监管的产品，而对于 USDA 食品安全和检验局（FSIS）监管的产品，没有强制性的食品过敏原标签要求。不过，FSIS 已经发布了指导文件和最佳实践建议，用于控制和申报肉类和禽类产品中的过敏原（USDA-FSIS，2015）。

同样，消费者也应该知道，大部分含酒精的饮料都由财政部的酒精和烟草税收和贸易局（TTB）管理，而不是 FDA 管理。这意味着，根据 FALCPA 的规定，这些饮料不必在标签上注明可能引起过敏反应的成分（FDA，2014a；TTB，2012；TTB，2014）。对食物过敏的年轻人要特别注意这一点，并且要明白，很多含酒精的饮料可能隐藏了过敏原。唯一的例外是一些由 FDA 监管的特殊含酒精的饮料，比如不含传统啤酒成分的啤酒（FDA，2014a）。因此，检查标签的范围和深度不仅仅是 FDA 监管的食品和饮料，还包括 USDA 和 TTB 监管的产品，它们都有各自不同的过敏原相关指导文件。

家庭讨论标签审核的重要性，以及如何避免或选择带有警示标签的产品。同时，也要了解带有预防声明的产品中可能含有过敏原的风险。这些都是制订过敏原控制计划时需要考虑的过敏原管理方面的内容。

标签审核虽然看似简单，但其实是一项耗时耗力的工作，尤其是当我们购买的食品几乎都需要检查时。除了 FDA 规定的 8 种常见过敏原过敏之外还对其他食物过敏的消费者来说，阅读标签更是要格外小心。如果带着婴儿或幼儿一起购物，可能会分散注意力，导致只是粗略地看了一眼标签就不小心买了含有过敏原或警告信息的产品。为了避免这样的失误，一种有效的方法是反复阅读成分表，先从头到尾，再从尾到头，仔细核对感兴趣的过敏原。另外，也可以请别人帮忙复核一遍标签。随着孩子的成长，我们可以让他们参与到阅读标签的过程中来，培养他们的"安全"意识和习惯，逐步让他们承担起管理过敏原的责任，并根据他们的年龄水平进行适当的指导。

13.3.2　食品 / 饮料过敏原的切入点

过敏原进入家庭的途径有很多，比如从杂货店买的食品、外卖或送餐的餐厅菜肴、聚会的食物、从学校 / 工作 / 运动场带回的零食，以及与庆祝活动或节日相关的食物。

要防止过敏原进入家庭，最重要的一步是在购物时仔细阅读食品标签。根据 FALCPA 的规定，制造商必须在产品标签上准确地列出过敏原，这样才能赢得消费者的信任和忠诚。如果制造商经常因为过敏原问题而召回产品，消费者就会对其失去信心。如果消费者允许含有过敏原（如牛奶、鸡蛋、花生和坚果）的食品或带有预防性声明的食品进入家中，就必须严格控制交叉污染，避免让有食物过敏的家庭成员不小心接触到过敏原。

订外卖和在餐厅用餐一样，需要注意食物过敏的问题。CDC 的一项研究显示，餐厅管理者和员工对食物过敏的认识和态度有很大的差异（Radke 等，2016）。因此，最好从有过敏友好服务经验的餐厅订外卖。如果有条件，最好亲自去餐厅了解情况，而不是打电话问。要选择非忙碌的时间，和合适的人员（通常是经理或厨师）沟通。要了解餐厅是否能够与有特殊饮食需求的客户合作，以及他们的意愿如何。要询问员工是否接受过关于过敏原、食物制作、专用设备（如油炸锅、烤架、华夫饼机、砧板等）、避免交叉污染等方面的培训。

为了帮助食物过敏的人们，网上有一些关于外出就餐的优质资源，介绍了在订外卖时应该注意的事项（FARE，2017a）。通过与餐饮服务提供商保持清楚的沟通和建立信任，可以降低意外过敏原进入家中的可能性，从而减少过敏反应的风险。另外，有些食物过敏的家庭会选择不使用外卖送餐服务，以避免增加与处理食物的人员（从餐馆员工到送餐司机）接触的次数，并且在直接从餐馆厨房取餐时会感到更安心。

其他可能带来过敏原的途径包括由朋友在家里准备的聚会餐点、零售食品服务场所（比如杂货店熟食柜、咖啡厅或面包店）。在这些情况下，也可以采用与餐馆和外卖类似的策略来避免过敏问题。

13.3.3 非食品产品：隐藏的过敏原切入点

除了食品或饮料，对于其他食用的产品也要仔细检查标签，看是否含有过敏原成分或声明。这些产品包括维生素、膳食补充剂、蛋白粉或药物等。

有些家庭为了避免特定过敏原进入家中，还会注意其他可能接触到过敏原的途径，比如皮肤。随着市场上植物和天然产品的增多，很多外用的产品中都可能含有食物过敏原，例如肥皂、乳液/面霜、润唇膏、护发和护甲产品、化妆品、口腔护理产品、家用清洁剂/抛光剂、艺术/手工制品，甚至是盆栽土壤/堆肥（Kim，2011）。有些案例研究显示，一些人对化妆品和肥皂中的食物过敏原会产生过敏反应（Glaspole 等，2007；Laurière 等，2006；Pootongkam 和 Nedorost，2013）。皮肤过敏反应也可能是由于产品中含有牛奶（肥皂/洁面乳）、水解小麦蛋白（化妆品/洗发水/护发素）或树坚果（如杏仁或核桃）的去角质洁面乳等成分引起的。常见的症状包括湿疹加重或出现荨麻疹/皮疹等过敏反应。消费者还应该知道，化妆品及其成分和标签不受 FALCPA 的规范，也不需要 FDA 的批准（FDA，2017）。

宠物食品是另一个常见的接触点，也是食物过敏原意外暴露的来源之一。特别是对于有幼儿或小孩的家庭，需要特别注意宠物食品的处理和防止孩子误食的措施。家庭对于宠物食品中的食物过敏原也需要有一个清晰的概念，除了仔细检查标签外，还要考虑是否有无过敏原的宠物食品替代品。意识到宠物可能是食物过敏原的潜在来源，并且可能通过宠物或孩子将其带到家里其他地方，这是在养宠物或改变宠物饮食时需要考虑的一个重要因素。

另外，有些家庭选择在家里保留各种形式的过敏原，但是他们采取了措施来降低风险并控制过敏原的传播。标签审核仍然是决定是否让过敏原进入家庭环境的重要步骤，但是引入过敏原也意味着需要更加警惕和勤洗手，以减少因为交叉污染而造成的意外暴露。如果家里允许存放含有过敏原的宠物食品，对于敏感的个体来说，与宠物互动时需要避免接触宠物的唾液和皮肤。例如，花生酱或鱼（鲑鱼）是一些狗零食和狗粮中常见的成分，在控制花生或鱼过敏原的家庭中需要特别小心。

13.4　交叉污染控制

根据个人经验和理念，每个家庭在过敏原管理方面都有不同的交叉污染控制水平。如果限制过敏原进入家庭，那么在家庭内部的控制措施通常较少，只需注意标签检查和洗手。如果允许过敏原进入家庭，那么交叉污染控制通常从厨房开始实施。需要考虑的因素包括：在储存过程中对过敏原产品进行物理隔离；如果产品没有保存在原始包装中，就要转移标签和过敏原信息；在准备膳食时，优先制作无过敏原的膳食；使用专用的餐具 / 工具 / 设备；以及在座位安排上进行分区 / 限制，并进行有效的清洁。

细节方面需要特别注意，例如储存空间的组织方式，以防止过敏原交叉污染。一种常用的方法是在冰箱、冰柜或储物室中储存食品，以隔离过敏原。通常，含有过敏原的产品会放在特定的架子、箱子或容器中，并尽量放在儿童够不到的地方。建立一套统一的标签系统，包括将标签和过敏原信息转移到次级容器中，有助于清楚地区分不含过敏原（即安全食用）或含有过敏原的产品。这一步骤对于有效沟通和降低过敏原风险非常重要。

在餐前，控制过敏原交叉污染的关键是彻底洗手，并保持食物准备和烹饪表面的卫生。食品准备的顺序也很重要，如果可能的话，应该优先烹制不含过敏原的菜肴，以减少与过敏原食物接触的机会。在备餐过程中，可以使用专门的切菜板、炊具、餐具 / 刀具和餐具 / 瓷器来避免过敏原转移。

为了避免过敏原交叉污染，有些家庭会给难以清洁的厨房用品（如烤面包机和华夫饼铛）配备专用设备，因为这些用品可能会接触到含有麸质、牛奶、鸡蛋或坚果等过敏原的面包或面糊。油炸锅和共用的食用油也是潜在的过敏原交叉污染的来源（Lehrer 等，2007；Lehrer 等，2010）。使用专用的油炸锅可以尽量减少过敏原从一种食品转移到另一种食品。此外，在备餐期间，注意自己的行动和行为也是避免简单的交叉污染情况的关键。例如，要避免用同一把刀在面包上涂抹乳酪黄油或坚果酱，然后再插入果酱 / 果冻容器中，这样就会导致果酱 / 果冻与标签上没有的各种过敏原（小麦、牛奶、花生或坚果等）发生交叉污染。同样，要避免搅拌一杯含有牛奶的咖啡，然后在另一种食品中重复使用同一把勺子，这样也会增加交叉污染风险。

在厨房或餐桌上，一些家庭为了控制过敏原的传播，划分了专属的座位空间作为过敏原安全区。这对于有年幼的孩子和兄弟姐妹的家庭尤其有用。一位母亲分享了她如何保护她 3 岁的儿子（他对牛奶、鸡蛋、花生和坚果都过敏）在厨房里和他 7 岁和 2 岁的兄弟姐妹相处时避免意外接触过敏原的策略。她除了先做不含过敏原的饭菜外，还用不同颜色的杯子、餐具和座位安排来区分，还采取了额外的预防措施来控制幼儿的过敏反应，比如用带盖子和吸管的杯子来减少牛奶溢出。这个 3 岁的过敏儿童已经知道了用别人的杯子或餐具的危险，因为他曾经几次因为意外接触过敏原而被送到急诊室。这个家庭明白了共用可能含有过敏原的杯子、餐具和吸管的风险，并非常重视使用专用的碗碟

/ 餐具来方便识别孩子们无过敏原食物的容器（FARE，2016；Kim，2011）。他们也意识到了过敏原在唾液中的持久性，以及它可能造成交叉污染的问题（Brough 等，2013；Kim，2011）。其他吃过含过敏原食物的人可能通过唾液无意间转移微量过敏原，这也强调了避免共用杯子和餐具的必要性。

要想尽可能地减少家中食物过敏原的扩散，应该只在厨房和餐厅区域进食，并及时用一般的家庭清洁剂（Perry 等，2004；Watson 等，2013）和一次性的湿巾或纸巾清理污渍。海绵不适合用来擦拭，因为它们容易滋生细菌，并会把微生物从一个地方带到另一个地方（Mirlei Rossi 等，2013；Biranjia-Hurdoyal 和 Latouche，2016）。如果要用海绵，要经常更换，并且要分开用于不同的目的，以避免过敏原的交叉污染。建议用温水和洗碗液仔细手洗餐具，或者在放入洗碗机之前先冲掉餐具上的可见残留物（Brough 等，2013；FARE，2016）。

13.5　交流、教育和急救培训

在家庭中有效地控制过敏原，需要进行沟通和教育，不仅要涉及家庭成员和亲属，还要涉及访客、客人、保姆和其他人。根据具体情况，可以适当地提醒大家进餐前后洗手的重要性。对于如何避免将过敏原带入家中，无论是通过聚餐、外卖食品还是可食用礼物，也要进行明确的交流，这样才能减少过敏原在家庭内的传播。例如，有一个家庭曾经遇到过这样一个问题，保姆带着花生酱三明治来上班，却忘记了她照顾的孩子对花生过敏。这种问题可以通过要求所有进入家中的人洗手、检查潜在的过敏原以及制订紧急护理计划来预防。

紧急护理计划通常包含了过敏反应的征兆和症状、如何使用肾上腺素的指导、拨打紧急救援电话的号码和步骤以及其他紧急联系信息等重要内容。消费者可以在线下载和使用各种样本的紧急护理计划（FARE，2017b）。完成的紧急行动计划和联系电话通常放在肾上腺素和电话附近。一些过敏患者还选择佩戴医疗手环或标签，以便在紧急情况下让他人了解他们的健康状况。

过敏者、家属和主要护理人员应该接受培训，学会识别过敏反应的征兆和症状，知道肾上腺素的存放位置以及如何使用自动注射器给药。许多家庭会在常用的厨房或餐厅区域放置额外的肾上腺素，并明白在发生反应时要立即使用肾上腺素并拨打 911。定期复习培训对护理人员和过敏者是有益的，每半年或每年一次，特别是当过敏的孩子已经能够自己携带和注射肾上腺素时。复习培训也是检查肾上腺素有效期的好机会，并确保肾上腺素、抗组胺药、哮喘吸入器和其他药物没有过期。

过敏专家和患者 / 家长之间的诚实沟通是确定合适的过敏原控制措施的一个重要因素。过去的过敏反应经历、其他健康状况，包括哮喘或湿疹，以及饮食或生活方式选择（如素食 / 纯素）也会影响整体健康和营养需求，以获得安全和健康的生活质量。可以让营养师 / 营养学家参与进来，通过支持团体和非营利性宣传组织提供更多的沟通、教育和支持，并分享其他食物过敏家庭的经验。

13.5.1　通报意外过敏反应

《食品安全现代化法案》（FSMA）是 2016 年发布的一项新法规，要求对食品设施采取过敏原控制措施。《人类食品预防性控制》最终规则涉及多个方面，其中包括防止过敏原因交叉污染而意外进入食品的情况。FSMA 不仅规定了过敏原控制的要求，还赋予了 FDA 强制召回食品的权力（FDA，2016a）。Gendel 等（Gendel 和 Zhu，2013；Gendel 等，2014）的报告显示，与食品过敏原相关的召回事件在可报告食品注册表（FDA，2014b）中呈上升趋势，并指出了过敏原相关召回中常见的高风险食品类别。

尽管《预防性控制规则》和 FALCPA 要求在食品标签上提供正确可靠的过敏原信息，以保护过敏人群的安全，但消费者也应该知道，有时食品中可能含有未标明的过敏原，这对过敏者来说是一种潜在的危险。如果怀疑某种食品因为含有未标明的过敏原而导致过敏反应，可以在接受紧急治疗后，按照以下步骤向 FDA 反馈信息：

- 如果可能，保留引起怀疑的食品的原始包装，并记录或拍照产品标签上的信息，如产品名称、成分表、批号和保质期。如果有必要，可以将产品放入密封袋中并冷冻保存。
- 通过电话或网上联系您所在地区的 FDA 消费者投诉协调员。FDA 网站上有关于消费者如何向 FDA 报告不良事件或严重问题的详细信息（FDA，2016b），其中介绍了 4 种向 FDA 自愿通报此类不良事件的方法：

（1）在线填写报告表。

（2）下载并填写消费者报告表 FDA 3500B，然后按照表格上的说明进行传真或邮寄。

（3）拨打 FDA 1-800-FDA-1088 进行电话报告。

（4）填写健康专业人员通常使用的表 FDA 3500，除了联系 FDA 外，消费者也可以向生产商反馈不良反应。

13.6　总结与结论

对于每个家庭来说，是否避免或允许过敏原进入家中都是非常个性化和特殊的决定。没有"对或错"的答案。关键是要根据孩子的成长或情况的变化，灵活地调整和改变家庭过敏原控制措施。有些家庭可能一开始在家中对过敏原控制较少，如果发生过敏反应，就会增加防护措施。有些家庭可能选择高度警觉，尽量避免过敏反应的发生。食物过敏患者及其家人和照顾者需要持续地进行风险管理。阅读标签，有效地控制交叉污染风险，进行沟通、教育和预先制订紧急应对计划，是食物过敏患者及其照顾者日常生活中必不可少的部分。

致谢：作者感谢多人在 DuPage 过敏儿童家长（POCA）支持小组会议和各种客座演

讲中分享的个人故事。感谢与其他父母、成年过敏患者及其配偶的沟通交流，特别感谢：Julie Hooven J.D.、Roxana Dubash、Chris Powers、John Koontz，Ph.D. 和 Tim Duncan，Ph.D.

披露声明：作者没有潜在利益冲突。作者是两个患有多种食物过敏的孩子的家长，也是 FARE 的成员。本章所表达的观点是作者的个人观点，不一定反映美国食品药品监督管理局（U.S. FDA）的观点。

参考文献

Biranjia-Hurdoyal, S., and M.C. Latouche. 2016. Factors affecting microbial load and profile of potential pathogens and food spoilage bacteria from household kitchen 表 s. *The Canadian Journal of Infectious Diseases & Medical Microbiology* 2016: 3574149.

Bock, S.A., A. Muñoz-Furlong, and H.A. Sampson. 2001. Fatalities due to anaphylactic reactions to foods. *Journal of Allergy and Clinical Immunology.* 107: 191–193.

Bock, S.A., A. Muñoz-Furlong, and H.A. Sampson. 2007. Further fatalities caused by anaphylactic reactions to food, 2001-2006. *Journal of Allergy and Clinical Immunology.* 119: 1016–1018.

Brough, H.A., K. Makinson, M. Penagos, et al., 2013. Distribution of peanut protein in the home environment. *Journal of Allergy and Clinical Immunology.* 132: 623–629.

Crotty, M.P., and S.L. Taylor. 2010. Risks associated with foods having advisory milk labeling. *Journal of Allergy and Clinical Immunology.* 12: 935–937.

FARE (Food Allergy Research and Education). 2016. Creating a food allergy safety zone at home. Available at: https://www.foodallergy.org/file/home-food-safety.pdf. Accessed 27 December 2016.

FARE. 2017a. Dining out with food allergies:. Available at: https://www.safefare.org. Accessed 13 January 2017.

FARE. 2017b. FARE food allergy and anaphylaxis emergency care plan. www.foodallergy.org/faap. Accessed 24 January 2017.

FDA (Food and Drug Administration). 2004. Food Allergen Labeling and Consumer Protection Act of 2004 (FALCPA). Available at: http://www.fda.gov/Food/GuidanceRegulation/ GuidanceDocumentsRegulatoryInformation/Allergens/ucm106187.htm. Accessed 12 January 2017.

FDA. 2013. FDA Guidance for industry: A food labeling guide-Ingredient lists. Available at: http://www.fda.gov/Food/GuidanceRegulation/GuidanceDocumentsRegulatoryInformation/ LabelingNutrition/ucm064880.htm. Accessed 23 January 2017.

FDA. 2014a. Labeling of certain beers subject to the labeling jurisdiction of the Food and Drug Administration guidance for industry. http://www.fda.gov/FoodGuidances. Accessed 23

December 2016.

FDA. 2014b. The repor 表 food registry-A five year overview of targeting inspection resources and identifying patterns of adulteration: September 8, 2009-September 7, 2014. Available at: http:// www.fda.gov/Food/ComplianceEnforcement/RFR/ucm200958.htm. Accessed 7 October 2016.

FDA (Food and Drug Administration). 2016a. FDA Food Safety Modernization Act (FSMA): Rules & guidance for industry. Available at: http://www.fda.gov/Food/GuidanceRegulation/ FSMA/ucm253380.htm. Accessed 15 September 2016.

FDA. 2016b. How consumers can report an adverse event or serious problem to FDA. Available at: http://www.fda.gov/Safety/MedWatch/HowToReport/ucm053074.htm. Accessed 25 January 2017.

FDA. 2017. Consumer updates: Is it really "FDA approved?". Available at: https://www.fda. gov/ForConsumers/ConsumerUpdates/ucm047470.htm. Accessed 1 February 2017.

Ford, L.S., S.L. Taylor, R. Pacenza, et al., 2010. Food allergen advisory labeling and product contamination with egg, milk, and peanut. *Journal of Allergy and Clinical Immunology.* 126: 384–385.

Gendel, S., J. Zhu, N. Nolan, et al., 2014. Learning from FDA food allergen recalls and repor 表 foods. *Food Safety Magazine.* April/May edition. 46–48, 50, 52, 80.

Gendel, S.M., and J. Zhu. 2013. Analysis of U.S. Food and Drug Administration food allergen recalls after implementation of the Food Allergen Labeling and Consumer Protection Act. *Journal of Food Protection.* 76: 1933–1938.

Glaspole, I.N., M.P. de Leon, J.M. Rolland, et al., 2007. Anaphylaxis to lemon soap: Citrus seed and peanut allergen cross-reactivity. *Annals of Allergy, Asthma and Immunology.* 98: 286–289.

Gupta, R.S., E.E. Springston, M.R. Warrier, et al., 2011. The prevalence, severity, and distribution of childhood food allergy in the United States. *Pediatrics* 128: e9–e17.

Hefle, S.L., T.J. Furlong, L. Niemann, et al., 2007. Consumer attitudes and risks associated with packaged foods having advisory labeling regard-ing the presence of peanuts. *Journal of Allergy and Clinical Immunology.* 120: 171–176.

Kim, J.S. 2011. Living with food allergy: Allergen avoidance. *Pediatric Clinics of North America.* 58: 459–470.

Laurière, M., C. Pecquet, I. Bouchez-Mahiout, et al., 2006. Hydrolysed wheat proteins present in cosmetics can induce immediate hyper-sensitivities. *Contact Dermatitis.* 54: 283–289.

Lehrer, S.B., L. Kim, T. Rice, et al., 2007. Transfer of shrimp allergens to other foods through cooking oil? *Journal of Allergy and Clinical Immunology* 119 (1, Suppl): S112.

Lehrer, S.B., S.W. Oberhoff, P. Klemawesch, et al., 2010. Unintended exposure to shrimp allergen: Studies of cooking oil used to deep fry breaded shrimp. *Journal of Allergy and*

Clinical Immunology 125 (2, Suppl 1): AB226.

Mirlei Rossi, E., D. Scapin, and E.C. Tondo. 2013. Survival and transfer of microorganisms from kitchen sponges to surfaces of stainless steel and polyethylene. *Journal of Infection in Developing Countries*. 7: 229–234.

Muñoz-Furlong, A., and C.C. Weiss. 2009. Characteristics of food-allergic patients placing them at risk for a fatal anaphylactic episode. *Current Allergy and Asthma Reports*. 9: 57–63.

Perry, T.T., M.K. Conover-Walker, A. Pomés, et al., 2004. Distribution of peanut allergen in the environment. *Journal of Allergy and Clinical Immunology*. 113: 973–976.

Pieretti, M.M., D. Chung, R. Pacenza, et al., 2009. Audit of manufactured products: Use of allergen advisory labels and identification of labeling ambiguities. *Journal of Allergy and Clinical Immunology*. 124: 337–341.

Pootongkam, S., and S. Nedorost. 2013. Oat and wheat as contact allergens in personal care prod-ucts. *Dermatitis*. 24: 291–295.

Radke, T.J., L.G. Brown, E.R. Hoover, et al., 2016. Food allergy knowledge and attitudes of restaurant managers and staff: An EHS-Net study. *Journal of Food Protection*. 79: 1588–1598.

Simons, E., C.C. Weiss, T.J. Furlong, et al., 2005. Impact of ingredient labeling prac- tices on food allergic consumers. *Annals of Allergy, Asthma and Immunology*. 95: 426–428.

TTB (Alcohol and Tobacco Tax and Trade Bureau). 2012. Major food allergen labeling for wines, distilled spirits, and malt beverages. U.S. Department of Treasury. Available at: https://www. ttb.gov/labeling/major_food_allergin_labeling.shtml. Accessed 6 February 2017.

TTB. 2014. Consumer corner: Alcohol beverage labeling and advertising. U.S. Department of Treasury. Available at: https://www.ttb.gov/consumer/labeling_advertising.shtml. Accessed 6 February 2017.

USDA-FSIS (United States Department of Agriculture-Food Safety and Inspection Service). 2015. FSIS compliance guidelines: Allergens and ingredients of public health concern: Identification, prevention and control, and declaration through labeling. Available at: https://www.fsis.usda.gov/wps/wcm/connect/f9cbb0e9-6b4d-4132-ae27-53e0b52e840e/Allergens-Ingredients.pdf?MOD=AJPERES. Accessed 6 February 6 2017.

Watson, W.T., A. Woodrow, and A.W. Stadnyk. 2013. Persistence of peanut allergen on a surface. *Allergy, Asthma and Clinical Immunology* 9 (1): 7.

Xu, Y.S., M. Kastner, L. Harada, et al., 2014. Anaphylaxis-related deaths in Ontario: A retrospective review of cases from 1986 to 2011. *Allergy, Asthma, and Clinical Immunology*. 10: 38–38.

表

第 14 章
大学餐饮服务中的食物过敏原控制

Kathryn Whiteside, Lindsay Haas,
and Marissa Mafteiu

14.1 引言

根据食物过敏研究与教育组织（FARE）最近发布的管理大学校园食物过敏的最佳实践指南，食物过敏是一个严重的公共卫生问题，尤其是对于青少年。据统计，18 岁以下有食物过敏的青少年数量在 1997 年至 2011 年增加了 50%（FARE，2014）。这部分人群在上大学之前可能会得到家庭和学校的支持和指导，但在上大学之后就必须学会自我管理。因此，大学应该提供适当的资源和服务，帮助这些学生保护自己的健康和安全。

根据美国残疾人法案（ADA），食物过敏和乳糜泻可以被视为残疾症状，因为它们限制了进食这一重要的生活活动（ADA，1990）。在美国，90% 的食物过敏由 8 种常见的过敏原引起，它们是小麦、大豆、牛奶、蛋、花生、树坚果、鱼和贝类。大学生的社交生活很大程度上取决于在食堂或零售咖啡馆与同学共进餐，因此每个学生都应该有权选择安全的食物。高等教育和残疾协会（AHEAD）建议学生向学校报告他们的食物过敏或乳糜泻作为残疾症状，以便他们能够获得适当的食物（AHEAD，2012）。为了降低学生在校园餐饮服务场所用餐时发生不良反应的风险，管理食物过敏原是必要的。不同的学校可能会采用不同的过敏原控制措施，这取决于他们实施以下建议协议的资源情况。

本章为其他学院和大学提供了一种资源，帮助他们制定一项政策，以保障患有食物过敏或乳糜泻的学生的住宿安全。本章介绍了了解学生饮食需求、提供各种服务方案、进行必要的员工培训以及制订应急响应计划的一般最佳实践。本章还讨论了如何在采购、

K. Whiteside · L. Haas
Michigan Dining, University of Michigan, Ann Arbor, MI 48109, USA
e-mail: kswhites@umich.edu

M. Mafteiu
School of Public Health, University of Michigan, Ann Arbor, MI 48109, USA

© Springer International Publishing AG 2018
T.-J. Fu et al. (eds.), *Food Allergens*, Food Microbiology and Food Safety, DOI 10.1007/978-3-319-66586-3_14

存储、生产和服务的整个过程中跟踪和避免过敏原和麸质的交叉污染。本章还举例说明了密歇根大学为学生提供过敏原和成分信息的资源。

14.2　最佳实践

创建一个确保包容性和安全性的系统需要校园内的跨学科方法。大学应该首先公布有关如何处理食物过敏的政策和程序，以支持用餐者。餐饮、住宿、残疾和健康服务应参与制定食物过敏政策，并在报告食物过敏时将其分发给父母和学生。该政策应概述学生可能需要提供的文件，以及餐饮和住房可提供的适当措施、工作人员的培训要求、紧急情况响应、过敏标签的提供、前台和后台程序以及学生责任。

FARE 与关键的主题专家举行了两次大学峰会，以帮助制定学院和大学的过敏原标准。除了来自 50 多所学校的代表外，还有来自 AHEAD、教育部和其他领先专家的代表。学生和家长也参加了会议并对这些建议的制定提供了意见。这些指南于 2014 年出版（FARE，2014），并在全国 12 个校园进行了试点，包括密歇根大学。

指南建议学校有关过敏管理的政策应提供以下广泛的要求（FARE，2014）：

- 一个校园范围的方法；
- 一个不会成为负担且能满足学生需求的透明过程；
- 一项全面的食物过敏政策；
- 紧急响应计划和培训；
- 保密性。

食物过敏政策应该向全校的员工和学生公布，并提供一个在线链接，该链接包含书面政策、相关联系方式和必要的表格等资源。该政策可以作为大学的残疾救助政策的一部分，也可以单独制定，其中应明确规定学生如何申报过敏情况和采取相应措施的流程。此外，应对员工进行培训，使他们熟悉政策的内容和自己的职责。培训和执行的具体方式将根据校园的组织架构和政策的制定形式而有所不同。

14.2.1　文档

学生可以通过向学校报告他们的食物过敏情况来获得帮助，这样可以让负责管理过敏原的部门了解他们的具体需求。这个部门可以协助学生与他们在住宿期间可能会接触的餐厅工作人员进行沟通。如果学校有注册的营养师，他们也可以和学生见面，向他们介绍可用的资源和如何获得安全营养的食物。最后，学生有义务向大学告知他们的食物过敏、乳糜泻或其他饮食需求。在学生被录取之后，他们应该有多种途径来做到这一点，比如填写住宿申请或健康表格、购买餐饮计划、通过学校网站或在迎新日或开放日等活动中申报相关信息（FARE，2014）。其他一些促进学生透露他们饮食需求的方式可能包括为潜在的学生提供校园参观、社交媒体和邮寄给学生的宣传材料。给学生多次机会来报告他们的饮食需求，并让他们了解校园内相关的资源，将提高他们在校园里得到支持和便利的可能性。

根据 AHEAD 的指导，大学应该根据每个学生的具体情况，评估他们的残疾和便利需求（AHEAD，2012）。这意味着即使有相同的残疾，不同的学生也可能需要不同的便利措施。AHEAD 建议，为了避免歧视和 / 或骚扰，应该有文件记录食物过敏或饮食限制（AHEAD，2012）。对于那些确诊患有食物过敏的学生，学校有法律责任为他们提供便利，保证他们能享受平等的服务和多样的安全用餐选择。食物过敏的文件应该包含学生的医生在过去两年内出具的声明，因为有些食物过敏是可以消失的。乳糜泻疾病的文件也应该由医生提供，但不一定要是最近的，因为这种病是无法治愈的（FARE，2014）。

大学可以自行决定是否要求学生提供食物过敏或饮食限制的医学文件；如果是在紧急情况下或申请残疾服务，提供文件是有益的，但大学也可以选择对所有自述的饮食需求一视同仁，不管它们是由什么原因引起的。然而，在某些情况下，例如要求免除在校内居住期间的强制性膳食计划，可能需要提供医疗文件。医疗文件应该妥善保存在负责食物过敏事务的部门，并且只能由授权人员查看。为了防止文件丢失，可以制作电子备份。

14.2.2　解决设施

中央部门（例如餐饮服务）应该负责食物过敏患者的住宿、相关政策的推行，并为校园内有食物过敏的学生提供支持。同时，其他部门的代表也应该协助提供校园内的食物过敏资源信息。学生一旦向负责处理食物过敏和住宿的中央部门报告了自己的饮食需求，就应该被鼓励向学校的残疾服务部门登记。这样，该部门可以确保学生的教授们知晓情况，并在发生与食物相关的紧急事件时给予必要的学时延期。如果没有适当的文件，学校可能无法为学生提供这些服务。

食物过敏政策应该明确谁负责为有食物过敏或乳糜泻的学生提供便利，并说明如何向学生传达这些信息。每个学生可能需要根据自己的需求制定特定的解决方案。与学生用餐相关的调整方案可能包括（FARE，2014）：

- 识别每一种餐食中不含或含有过敏原的食物；
- 制定程序以避免交叉污染；
- 向学生提供有关成分和食物制备方法的信息；
- 为学生提供无过敏原的制备区域；
- 免除学生的强制性膳食计划；
- 对患有相同过敏的学生安排配有厨房的住房；
- 如果学生对某种食物产生不良反应，则提供学术上的灵活性。

解决过敏问题，需要仔细考虑各种方案，以兼顾不同人的饮食需求和健康状况。不能一刀切地消除所有的过敏原，也不能只提供单一的选择，否则可能造成更多的困难和不便。比如，给乳制品过敏的人提供杏仁奶，对于同时对坚果过敏的人来说就没有帮助。因此，最好是提供多种选择，让每个人都能找到合适的食物。目前，一些大学已经采取了一些有效的措施，包括设立专门的无过敏原服务台和制作区域，提供预订膳食服务，准备专门的过敏友好食品或无麸质食品储藏室，或者综合使用这些方法（FARE，2014）。下面是对每种措施的具体介绍和建议。

14.2.2.1　无过敏原的服务站

这些服务站专门提供不含学校指定过敏原的菜肴，以满足有特殊饮食需求的学生。这些服务站可以排除 8 种常见过敏原，或者根据学校的调查结果排除最易引起过敏反应的食物。

- 这种做法适合在服务众多学生的情况下，保证他们的饮食安全和健康。
- 学校负责确定这些服务站应该避免哪些过敏原，并制定有效的后厨管理制度，以确保不会出现不合格的食物。
- 学校还可以决定这些服务站是对所有学生开放还是仅限于有特殊饮食需求的学生。限制进入可以减少交叉污染的可能性，但也可能造成食物浪费。因此，需要对学生进行教育，让他们明白自己在这些服务站应该如何避免交叉污染。
- 最好能让厨师在这些服务站现场准备食物。他们应该使用单独存放在密封容器里的原料和烹饪用具。如果无法在服务站设置完善的准备区，也可以在共用的厨房空间里准备食物，但必须严格执行和遵守防止交叉污染的规则。
- 在不同的服务站之间应该设置物理隔离，以进一步防止交叉污染，并避免工作人员随意从一个含有过敏原的站点到另一个站点。
- 应该始终有经过培训的服务人员在场，以防止学生将其他食物带入服务站。此外，还应该在服务站上放置明显的标识和禁用成分清单。

14.2.2.2　预订餐点服务

这项服务旨在促进学生和餐饮员工之间的联系，让学生可以根据自己的饮食需求预定餐点，并在约定的时间从餐厅领取。

- 这对于小型餐厅或为少数有食物过敏的学生提供服务的场合很合适。
- 无过敏原餐点的制作应由专门的厨师或烹饪人员负责，并在隔离过敏原的专用区域内进行。
- 厨师应获得每位学生的具体需求的书面记录。
- 与学生保持持续的沟通有助于提高他们的满意度并避免食物浪费。
- 应为学生提供一个方便的系统，让他们可以与厨房联系，并给予厨房足够的时间在学生到达之前准备好餐点。一个在线订餐的表格是理想的选择。

14.2.2.3　专门食品储藏室

这些是专用的橱柜、冰箱 / 冷藏柜或房间，只存放无特定过敏原或无麸质的食物。这些设施可以向所有人开放，也可以限制只有持有钥匙的具有特殊饮食需求的学生使用。

- 学校可以根据需要决定这些设施是公开还是私密的。私密的设施应该上锁，只允许经过批准的学生进入。学生可能需要刷卡或者向经理申请开锁才能使用储藏室。

- 应该对所有可能接触到储藏室的人员进行适当的培训，告知他们使用餐具和设备的注意事项，以及不得在储藏室内放置其他食物的规定。培训可以在线上或线下进行，并在储藏室内张贴标志牌作为提醒。
- 储藏室内只能存放指定的食物，并且应该向学生提供所有食物的成分清单。
- 所有在储藏室内允许的自制食品必须在专用的无过敏原或无麸质的准备区域中制备，以防止交叉污染。
- 应该为学生提供清洁用品，要求他们在使用储藏室后进行清洁。
- 储藏室应该配备冰箱、微波炉、烤面包机、柜台和橱柜。其他设备可以根据需要选择。
- 餐厅里的单独橱柜或冷藏柜也是提供无过敏原或无麸质食物的一种方式，同样应该遵循上述指南。

14.2.3　员工培训

所有涉及食物过敏和乳糜泻管理的工作人员，无论他们属于哪个部门，都应该接受适当的培训。餐厅经理、住宿顾问以及他们之间的所有人员都应该清楚食物过敏反应的严重性，以及如何有效地预防和处理。

培训应该包括食物过敏和乳糜泻的基本概念、反应的症状，以及如何识别和帮助发生过敏反应的人。培训还应该介绍大学的政策和资源，并告知员工持续培训的要求。培训的内容将根据员工在大学中的不同角色而有所差异。例如，食品制作和服务人员需要掌握比住宿顾问更多关于过敏原和无麸质控制的专业知识。

许多州已经制定了针对食品服务机构管理人员的特定培训法规。在制订校园培训计划时，必须遵守这些法规，以确保符合州和国家的标准。

14.2.3.1　住宿顾问培训

住宿顾问（RA）通常是学生与大学工作人员之间的桥梁，学生可能会觉得与 RA 交流比与其他员工交流更轻松。这使得 RA 有机会与他们建立开放的关系，并鼓励他们采取安全的行为。这包括向与他们共享宿舍和餐厅的同学或为他们提供食物的人员透露他们的食物过敏或乳糜泻情况，始终随身携带肾上腺素，并在发生过敏反应时及时求助。

RA 了解食物过敏并熟悉校园资源以便在必要时引导学生也是很重要的。在策划活动时，他们应该考虑到学生的食物过敏情况，以提供一个包容性的生活环境。此外，RA 应该注意酒精饮料中可能含有食物过敏原的风险。酒精饮料不受联邦法规的约束，无须标明可能含有的食物过敏原，而喝酒的学生可能会忘记带上肾上腺素针或在吃东西前仔细检查食物。酒精可以加快食物的摄入，从而增加过敏反应的可能性。过敏性休克和酒精中毒有许多相似的症状，如皮肤发红、呕吐、意识不清和昏迷。当有食物过敏的学生出现这些症状时，RA 应该始终做最坏的打算，并立即寻求医疗援助。

14.2.3.2　餐饮人员培训

餐饮人员应该熟悉食物过敏原、麸质以及不遵守适当程序可能导致的严重后果。培训应该包括如何准确地提供过敏原信息，以及如何在食品的制作、储存、清洁和服务过程中防止交叉污染（FARE，2014）。

所有餐饮工作人员应该学会如何阅读食品成分标签。《食品过敏原标签和消费者保护法》（FALCPA）规定所有含有 8 种主要过敏原的食品都必须在食品标签上清楚地标明（美国法典，2004）。食品标签上标示过敏原的方式有两种（图 14.1）。它们可以单独列在成分列表的下方，或者列在含有过敏原的成分的旁边。重要的是要讲解这些食品标签上识别过敏原的方法，以免被负责标记食品标签的人员忽略。

a）成分：强化面粉（小麦面粉、烤大麦、烟酸、还原铁、硫胺酮硝酸盐、核黄素、叶酸）、糖、部分氢化的大豆油和/或棉籽油、高果糖玉米糖浆、乳清（牛奶）、鸡蛋、香药、天然及人工调味料、盐、膨松剂(酸性焦磷酸钠、磷酸一钙)、卵磷脂（大豆）、单酸甘油酯和二酸甘油酯（乳化剂）	b）成分：强化面粉（小麦面粉、烤大麦、烟酸、还原铁、硫胺酮硝酸盐、核黄素、叶酸）、糖、部分氢化的大豆油和/或棉籽油、高果糖玉米糖浆、乳清、鸡蛋、香药、天然及人工调味料、盐、膨松剂(酸性焦磷酸钠、磷酸一钙)、卵磷脂、单酸甘油酯和二酸甘油酯（乳化剂）。含有:小麦、牛奶、鸡蛋、大豆

图 14.1　食品标签中说明 8 种主要过敏原的两种方法
（a）在成分列表中包含过敏原名称。（b）在成分列表下包含一个过敏原的声明（FDA，2004）

由于食品上的预防性过敏原标签的不明确性，学校需要制定一项关于如何在其设施内标注的政策。可能会指派一个特定的人员与食品生产商联系，以获取关于产品的预防性标签的更多信息。食品过敏政策应该告知学生，以便他们知道如何处理预防性标签的问题。

所有工作人员都应该接受培训，以按照标准化的食谱制作食物，并避免随意更换，除非新旧产品的过敏原特性相同。这样可以确保食谱的成分和过敏原概况的准确无误。工作人员还应该熟悉大学的标签政策（即图标、关注的过敏原、信息的位置），并知道如何引导学生寻求食品安全方面的帮助。在这些情况下，最好的做法是让管理人员处理所有过敏原或无麸质的问题。

餐厅工作人员负责解决他们在食物制作过程中发现的任何问题，并通过遵守适当的食品安全和卫生规范来防止交叉污染。他们的任务是为所有有特殊饮食需求的学生提供优质的客户服务，并愿意采取额外的措施为每个人提供安全的餐饮。

前台人员需要更多的客户服务培训，以保证与学生和其他用餐者的沟通在整个校园内一致。还应定期进行有关显示过敏原标识和菜单设计要求的政策和程序的培训。前台工作人员应该清楚所有菜单中使用的成分以及后厨工作人员为避免厨房内的交叉污染所采取的措施，以便向用餐者提供准确的食物过敏原信息。

14.2.3.3　紧急应对措施

由于学生最有可能在他们的生活和饮食场所对某种食物发生过敏反应，因此制定紧急应对政策并对员工进行培训是非常重要的。最严重的情况是过敏性休克，需要立即使用肾上腺素。理想情况下，学生会自己携带和使用肾上腺素，但食品过敏政策应该明确规定如果无法做到的应该如何处理。在制定紧急预案时需要考虑以下问题（FARE，2014）：

- 是否有国家法律会影响校园肾上腺素和紧急应对政策的实施？
- 肾上腺素是否存放/应该存放在哪里？
- 谁应该在什么时候使用肾上腺素？
- 最近的医疗机构有多远？
- 谁是校园紧急情况的第一现场人员，他们是否配备肾上腺素？
- 寻求医疗救助的标准流程是什么？
- 如何获取和记录学生紧急联系人信息？

由于过敏反应可能会很快恶化，因此有必要制订一个计划，以便在任何情况下都能及时应对。如果国家和大学的法规允许，应该培训一些工作人员进行紧急应对。一些大学会禁止他们的工作人员使用肾上腺素以免承担责任；必须在紧急计划中考虑这个问题并提供其他方案。

每个报告有食物过敏或乳糜泻的学生的紧急联系人信息应该在报告时收集。该信息可以由负责管理过敏原的部门保存，并且需要在紧急情况下方便查找。

14.3　过敏原控制：标签和预防交叉污染

为学生提供准确的成分和过敏原信息需要在食品服务过程中从采购开始，一直到食品的制作和提供的每一个环节中追踪过敏原。食品过敏政策应该力求在所有餐饮场所使用标准化的食谱，并建立电子数据库，以储存所有项目、配方和成分信息，为校园内的所有食品提供服务。食品服务管理系统可以提供软件，让大学在一个系统中管理他们的库存、采购、服务菜单、项目和食谱数据库以及营养信息。无论使用哪种系统，都必须非常注意细节，以准确标识校园内提供的食品。

大学可以选择是否将食品标记为含有或不含有过敏原，以及是否标记除八大类之外的其他过敏原（FARE，2014），这取决于人口需求。食品还可以被标记为含有或不含有麸质，但是在标记食品为无麸质时必须保证准确性。如前所述，食品过敏政策必须包含关键策略，在食品服务过程的每个环节中提供成分和过敏原信息。以下是每个环节的最佳做法。

14.3.1　采购

这是控制过敏原的第一步，要求所有供应商和大学之间的合同明确规定有关过敏原识别的政策。供应商的责任是（FARE，2014）：

- 为所有订购的产品提供准确的成分列表；所有含有过敏原的成分需要被标明；
- 除非事先得到同意，否则绝对不得更换任何产品；
- 当产品停止供应或已知的成分配方发生变化时，及时通知学校。

大学也可以在供应商合同中规定他们不希望在校园内使用的某些成分。

与食品经销商和生产商建立联系是有益的，因为可以询问产品在生产工厂是如何加工的。区分某些产品是与其他含有过敏原的产品共用设备加工还是在同一工厂但在单独的生产线上加工可能对控制过敏原有所帮助。此外，生产设备的清洁和检测程序可以降低交叉污染，因此应该说明或记录。

14.3.2　接收和储存

在接收货物时，应该仔细检查货物是否有损坏或者交叉污染的迹象。如果发现或者怀疑有交叉污染的情况，应该立即拒收该批货物。此外，食物过敏政策应该明确规定如何处理没有标签或者标签不清楚的产品。最好的做法是联系供应商，要求他们提供完整的成分信息；如果无法获取这些信息，该设施就不应该使用这些产品（FARE，2014）。

为了尽量减少交叉污染的风险，在接收和存储过程中，应该尽可能地将不含8种主要过敏原的食品与含有过敏原的食品分开放置。如果条件允许，应该专门划分货架或者房间，只存放不含过敏原的产品。含有不同过敏原的食品也需要相互隔离，并且应该放在不含过敏原的食品下方。容易散落的产品（例如面粉）应该放在密封的容器中。

无麸质食品也应该采取类似的措施，隔离和储存，并且确保它们放在单独的货架上，并且在含麸质的食品上方。

14.3.3　食品制备

食品生产过程中，如果厨房员工没有经过培训或没有遵循适当的政策和程序，就可能发生交叉污染。最理想的情况是，在单独的区域，使用专用的器具和设备，来制作适合过敏和无麸质的食品。非常重要的一点是，所有设备在使用前后都要进行清洗、漂洗和消毒。如果需要，可以用标签或者不同颜色来区分专用的设备。在制作无过敏原的食品时，应该提醒工作人员要特别小心，避免交叉污染。

不同的设施可能有不同的操作步骤，但是一些防止交叉污染的额外措施如下（FARE，2014）：

- 优先制作无过敏原和无麸质的食品，以降低交叉污染的风险。
- 将不含特定过敏原的食物分批制作（例如，一次性制作所有不含乳制品的食物）。
- 注意蒸汽或者碎屑可能含有过敏性颗粒，如果不分开制作，容易转移到无过敏原的食物上。

- 不要将用于制作含过敏原食物的餐具或者设备移动到用于制作无过敏原食物的区域。颗粒可能会掉落，造成交叉污染。
- 如果不能使用专用的设备，请确保在用于制作无过敏原食物之前，已经彻底清洁以去除过敏原食物的残留物。
- 在烘烤过程中，覆盖所有无过敏原的餐具，以防止与循环的过敏原颗粒接触。加热并不能消除过敏原。
- 除非有特别要求，否则不要在适合过敏和无麸质的食品上添加装饰品。
- 不能清洗、漂洗和消毒的材料不应再次用于制作其他食物（例如，铝箔或者烹饪油），除非它们是用于相同的过敏原。

如果在食品制作过程中出现错误，产品必须被丢弃并重新制作。任何程度的交叉污染都可能引起过敏或者不良反应。

所有餐点应按照标准化食谱制作，所有成分和潜在过敏原都已经确定，避免使用替代品。此外，食品制作者应在整个制作过程中注意检查配料标签，以确保食物中没有隐藏的过敏原。

14.3.4　前台服务

为了让有食物限制的学生享受一个包容性的用餐体验，可以提供多种适合无麸质和过敏体质的菜品，并且明确标明。每道菜都应该有标牌，显示营养、过敏原和 / 或成分信息，以便学生判断是否可以安全食用。标识和标签应该在校园内统一。使用图标和粗体字可以使标识更加清晰，也可以增加学生对食物的信任。成分清单应该向学生公开；如果成分过多，无法在服务点标识上全部显示，则应该在网站、移动应用程序或者餐厅内提供打印版本。

密歇根大学开发了一款移动应用程序，可以向学生展示网上菜单和膳食信息（图 14.2）。图 14.3 和图 14.4 展示了服务点标识的样式，它们提供了营养和过敏原信息，或者在这些信息不确定时提供了免责声明。标识可以通过管理物品和食谱数据库的软件生成。管理人员应该时刻检查标识的准确性，以发现数据库中可能存在的错误。图 14.5 和图 14.6 是密歇根餐厅使用的其他网上资源的示例，它们可以帮助学生找出哪些食物符合他们的饮食需求，并在必要时计算营养含量。

如果成分清单不能在网上获取或者现场打印，应该允许学生要求查看配方和食谱制作方法，并且应该有专门的人员接受培训来回答这些问题。关于食物过敏原或者麸质的问题应该始终由这些人员来处理。回答应该在完全确定的情况下才能给出，绝不能仅凭猜测。如前所述，每道菜都应该有标准化的食谱，记录了成分和过敏原。有时候食谱是为了利用剩余食材而临时制定的，可能没有标准化。在这种情况下，应该在菜品旁边放置免责声明标识，告知学生它没有经过成分准确性的审核（FARE，2014）。有一个说明过敏原信息不可用的标签，比有一个错误的标签要好。有食物过敏或者乳糜泻的学生应该避免食用没有过敏原信息的菜品。

标签	
柠檬烤鳕鱼	**M** gf >
芝麻菜香蒜酱	◑ gf >
意大利翘头蛋黄麦片拌小麦	◑ >
西葫芦和夏南瓜	**M** ◑ gf >
24根胡萝卜	
芝士披萨	**M** ⬛ >
蔬菜杂烩饭	**M** ◑ gf >
欧洲小麦粒配香菜	**M** ◑ >
橄榄枝	
牛肉千层面	>
新鲜蒸花椰菜小朵	**M** ◑ gf >

●●●○○ Verizon 🔋 9:49 AM 88% ▰

牛肉千层面营养信息

糖 3克	7%
蛋白质 31克	42%
维生素A 775国际单位	16%
维生素B 10毫克	2%
维生素B 20毫克	8%
维生素B 60毫克	8%
维生素B₁₂ 1微克	16%
维生素C 3毫克	5%
维生素E 0毫克	1%
钙 500毫克	50%
叶酸 10微克	3%
铁 2毫克	11%
镁 15毫克	4%
烟酸 2毫克	10%
锌 3毫克	17%

含有：鸡蛋、牛奶、小麦/大麦/黑麦

图 14.2　密歇根餐厅使用的移动应用程序示例，可为学生提供营养和过敏原信息
（摘自密歇根大学餐饮，2016）

橄榄枝

鸡肉沙威玛 gf ⬛ **M**

每份3盎司：热量 192千卡 / 脂肪 14克 / 钠 159毫克 / 碳水化合物 0克 / 糖 0克 / 蛋白质 15克

含有：牛奶

炸皮塔薯片 ◑

4片：热量 269千卡 / 脂肪 15克 / 钠 277毫克 / 碳水化合物 28克 / 糖 2克 / 蛋白质 5克

含有：该食品油炸，含小麦/大麦/黑麦

烤红椒鹰嘴豆泥 gf ◑ **M**

每份1盎司：热量 40千卡 / 脂肪 3克 / 钠 126毫克 / 碳水化合物 3克 / 糖 1克 / 蛋白质 1克

含有：芝麻籽

菠菜红洋葱比萨 ⬛

每块：热量 228千卡 / 脂肪 6克 / 钠 501毫克 / 碳水化合物 33克 / 糖 2克 / 蛋白质 10克

含有：鸡蛋、牛奶、芝麻籽、大豆、小麦/大麦/黑麦

意式香肠比萨

每块：热量 243千卡 / 脂肪 8克 / 钠 566毫克 / 碳水化合物 32克 / 糖 2克 / 蛋白质 11克

含有：鸡蛋、牛奶、猪肉、芝麻籽、大豆、小麦/大麦/黑麦

油炸食品可能含有其他过敏原

图 14.3　服务点菜单标志的示例，说明食物中存在的过敏原以及它是否符合某些饮食偏好
（摘自密歇根大学餐饮，2016）

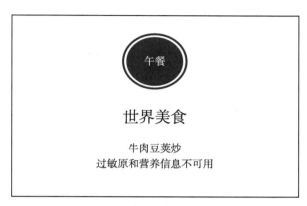

图 14.4　免责声明的示例，让消费者知道该食谱尚未经过营养或过敏原准确性审核
（摘自密歇根大学餐饮，2016）

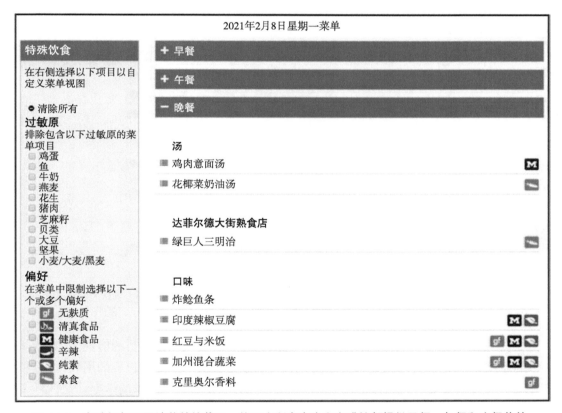

图 14.5　密歇根餐厅网站菜单的截图。校园内所有食堂和咖啡馆都提供早餐、午餐和晚餐菜单。
学生可以通过单击菜品查看营养标签（摘自密歇根大学餐饮，2016）

交叉污染可能发生在学生使用同一餐具取用不同菜肴，或者在自助餐服务场所，如在沙拉吧台食材被弄洒的时候。应该尽量将含有相同过敏原的物品放在一起（例如，将不同种类的奶酪放在沙拉吧台的一端，而不是散布在沙拉吧台中）。最重要的是，应该向学生告知交叉污染的风险，并鼓励他们要求单独制作或者使用没有接触过可能造成交叉污染的食材的备用品。盘装餐点也是减少过敏原交叉污染的一种方法，因为它们是由餐厅工作人员提供，而不是由学生自行取用。

为确保为有食物限制的学生准备的单独餐点符合他们的要求，服务员应该在学生点餐后和上菜前再次确认他们的需求。最好的做法是由烹饪人员直接将食物送到学生面前，但是如果一个菜品是由其他人取走或者由服务员送上，可以使用标记来区分适合过敏体质的餐点（例如，用彩色装饰牙签标明不含哪些成分，或者用贴有学生姓名的标签等）。如果菜品不是在学生面前现做并立即递给他们，则应该将其盖住以防止交叉污染，并且尽量提供单独包装的调料（FARE，2014）。

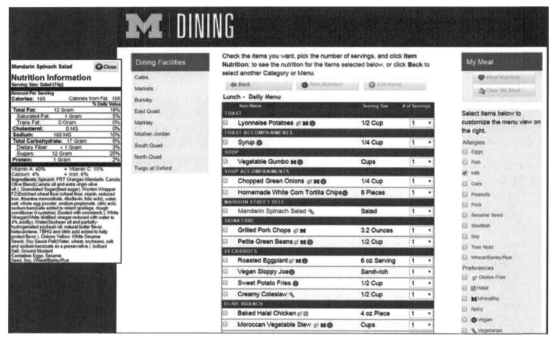

图 14.6　密歇根餐厅中心 MyNutrition 资源的截图。学生可以通过右侧的过敏 / 饮食偏好筛选菜单，并在左侧查看带有完整成分列表的营养标签（摘自密歇根大学餐厅，2016）

虽然食堂不能保证完全没有过敏原，但是通过所有餐饮工作人员的协调努力，可以提供准确的成分信息并降低交叉污染的风险，为学生提供一个安全包容的用餐体验。重要的是，工作人员要有包容性，并了解哪些资源可以帮助有特殊需求的学生。

14.4　学生的责任

通过遵循以上指南，餐饮服务可以向学生提供充足的资源和信息，以帮助他们在校园内用餐时做出明智的选择。同时，我们也可以合理地期望学生承担一些责任，并将这种期望清楚地传达给学生。每所大学或学院可能都有自己的责任清单，以下是一些例子：

- 在第一次到校前向餐饮服务部门披露食物过敏史、乳糜泻史或其他饮食要求。
- 向餐饮服务部门提供紧急联系信息。
- 有责任查看成分列表和阅读标识，以便对吃什么做出明智的决定。
- 在进入餐厅点餐前告知所有饮食要求。
- 始终随身携带肾上腺素和其他急救药品。
- 向餐饮服务部门报告任何食物过敏反应（在开学前提供联系信息）。
- 对于餐厅中安全选择的数量和质量等问题提出关注。

理想情况下，餐厅应该在入口处提供菜单，或者在网上公布菜单，标明哪些食物含有常见的过敏原。如果学生对菜单上没有提供的食物过敏，可以事先联系餐饮服务部门，协商解决方案。

如果学生在校园就餐时发生过敏或不良反应，应该立即向餐厅经理或食物过敏处理部门的负责人报告，并尽快就医。学生也应该知道这些联系人的姓名和电话，并在必要时使用肾上腺素自救。及时报告事故可以帮助餐饮服务部门追踪交叉污染的原因，并采取措施防止对学生造成更大的危害。

14.5　评估

为完善食物过敏政策，应该定期检查其效果。不同的大学可能有不同的评估方法，但都应该有一个由多个专业人员组成的团队，来监督政策的执行情况和改进空间。政策和流程的审查也可以委托给外部机构。此外，餐饮设施也应该对自己的工作进行自查，确保成分标识和交叉污染预防的规定和措施在前台和后台都得到有效落实。

通过评估，可以保证食物过敏政策包含了所有必要的内容，以便在校园内妥善处理过敏和乳糜泻的问题。评估的标准可以参考（FARE，2014）：

- 定期对所有涉及食物过敏管理的工作人员进行培训，以更新他们的知识和技能。
- 制定清晰的后台和前台的政策和程序，以确保食物过敏者的安全和满意度。
- 建立一套准确的标签和标识制度，以帮助顾客做出明智的选择，避免接触过敏原。
- 继续为高年级学生提供膳食计划和过敏原和无麸质食品的选购服务，以展示我们提供的产品的多样性和质量。
- 有效地控制成本，满足您的年度餐饮服务预算。
- 严格遵守卫生规范，预防食物过敏反应的发生。
- 尊重和包容过敏或乳糜泻的学生，为他们提供合适的餐饮服务。
- 提供各种无过敏原或无麸质选择，满足不同学生的需求和偏好。
- 在发生食物过敏或乳糜泻事件时，及时报告并减轻学生的负担。
- 提供易于获取的资源，如食物过敏信息、咨询服务、紧急联系方式等。
- 提高学生在校园用餐时的安全感和信心。

评估学生满意度可以通过对学生进行匿名调查来完成，以收集他们对学校服务的真实反馈和建议。学校认为这样可以获得更真实和全面的数据，而不仅仅是依赖事件报告，因为有些事件可能没有被记录或发生在餐厅以外。

14.6 成功面临的挑战

在管理过程中，某些挑战可能会影响食物过敏政策的成功实施。首先，数据库管理系统的成本高昂，可能不适合规模较小的学院和大学。在没有这些系统的情况下，跟踪所有物品的成分和过敏原信息并生成标签可能是不现实的。此外，制造商可能会在产品配方更改时未能及时通知客户。应该指派专门的工作人员定期检查成分变化风险较高的产品（例如加工食品、调味品），并对物品数据库进行必要的更新。

创建一份有效和全面的食物过敏政策需要大量的前期准备工作。需要花时间培训所有相关的人员，并确保厨房和存储区域能够满足无过敏原和无麸质的膳食制作要求。建立一个物品和食材数据库，用于存储校园内提供的每种产品的信息，需要有训练有素的工作人员仔细地关注细节。虽然最初创建数据库需要投入时间，但后续的输入或修改将会简单得多。

14.7 结论

为了在校园内实施有效的食物过敏政策，各个部门需要进行密切的合作，但最终中央部门应该负责保障有饮食需求的学生的健康。食物过敏政策因学校而异，要根据各自的资源或情况来制定。本章所介绍的最佳实践指南是由营养学、食物过敏、健康和餐饮服务主管、美国教育部等领域的专家共同制定的。许多大学已经采纳了这些建议，并成功地为有不同饮食需求的学生提供安全的餐饮服务。

参考文献

ADA (Americans with Disabilities Act). 1990. Americans with Disabilities Act of 1990 as Amended of 1990 as Amended, 42 U.S.C. § 12102. United States Department of Justice. Available at: http://www.ada.gov/pubs/adastatute08.htm. Accessed 1 January 2016.

AHEAD (Association on Higher Education and Disability). 2012. Supporting accommodation requests: Guidance on documentation practices. Available at: https://www.ahead.org/learn/resources/documentation-guidance. Accessed 1 January 2016.

US Code. 2004. FoodAllergen Labeling and Consumer ProtectionAct of 2004 (Title II of

Public Law 108-282, Title Ⅱ). Available at: https://www.fda.gov/downloads/Food/ GuidanceRegulation/ UCM179394.pdf. Accessed 1 January 2016.

FARE (Food Allergy Research and Education). 2014. Pilot guidelines for managing food allergies in higher education. Available at: http://www.foodallergy.org/file/college-pilot-guidelines.pdf. Accessed 1 January 2016.